文化自信与中医探源

何清湖　陈小平　主编

全国百佳图书出版单位
中国中医药出版社
·北京·

图书在版编目（CIP）数据

文化自信与中医探源 / 何清湖，陈小平主编 . —北京：
中国中医药出版社，2024.2
ISBN 978-7-5132-8541-4

Ⅰ.①文… Ⅱ.①何… ②陈… Ⅲ.①中国医药学—
文化 Ⅳ.① R2-05

中国国家版本馆 CIP 数据核字（2023）第 210313 号

中国中医药出版社出版

北京经济技术开发区科创十三街 31 号院二区 8 号楼
邮政编码 100176
传真 010-64405721
河北联合印务有限公司印刷
各地新华书店经销

开本 710×1000 1/16 印张 19.5 字数 326 千字
2024 年 2 月第 1 版 2024 年 2 月第 1 次印刷
书号 ISBN 978-7-5132-8541-4

定价 88.00 元
网址 www.cptcm.com

服 务 热 线 010-64405510
购 书 热 线 010-89535836
维 权 打 假 010-64405753

微信服务号 zgzyycbs
微商城网址 https://kdt.im/LIdUGr
官 方 微 博 http://e.weibo.com/cptcm
天猫旗舰店网址 https://zgzyycbs.tmall.com

《文化自信与中医探源》编委会

主　　编　何清湖　陈小平
副 主 编　朱珊莹　严暄暄　廖　娟

编　　委（以姓氏笔画为序）

于　勇　马　强　王理槐　毛宇凡　仇子媛
巴玉琛　邓显光　邓婷坡　石文英　卢承印
田　娜　冯恩敏　朱沁泉　刘　祎　刘　相
李　泽　李文术　李巧玲　李光耀　李江伟
李波男　杨仁义　肖　婷　吴　仪　吴　洁
吴淑辉　邱俊峰　邹孟龙　张　伟　张媛婷
罗雯鹏　荀春铮　胡晓妹　施　敏　贺　鹏
夏　云　夏旭婷　唐迎港　展立芬　曹闲雅
彭丽琪　程　宁　傅馨莹　曾　雯　谢　薇
雷慧珺　蔡江红　蔺　婷　谭惠中　黎　柳
潘杰灵　戴思思　戴想荣

学术秘书（兼）

张　伟　于　勇　彭丽琪

习近平总书记在主持中共中央政治局第三十九次集体学习时指出："中华文明源远流长、博大精深，是中华民族独特的精神标识，是当代中国文化的根基，是维系全世界华人的精神纽带，也是中国文化创新的宝藏。"他强调："要深入了解中华文明五千多年发展史，把中国文明历史研究引向深入，推动全党全社会增强历史自觉、坚定文化自信。"这些重要论述，凸显了习近平文化思想的丰富内涵。新时代深入学习贯彻习近平文化思想，必须系统厘清中华文明源远流长的辉煌成就，筑牢当代中国文化的根基。唯有此，才能更加坚定文化自信，更好传承文明薪火。

中医学是中华早期文明的有机组成部分，是承载中华文化、中国精神的价值符号和精神烙印，中医学的理论体系、思维模式、价值观念等均与中华文明一脉相承。习近平总书记指出："中医药学凝聚着深邃的哲学智慧和中华民族几千年的健康养生理念及其实践经验，是中国古代科学的瑰宝，也是打开中华文明宝库的钥匙。"党的二十大报告指出，要"促进中医药传承创新发展"。在新时代新的起点，落实习近平总书记重要讲话精神，推动中医药高质量发展，必须在传承传统中医药文化中，不断推进中医药文化"创造性转化、创新性发展"，进而推动中华文化繁荣、建设文化强国，建设中华民族现代文明。需要思考的是，历经数千年流转，早期中医究竟是怎样产生的、后续中医传承的基本内核是什么、中医究竟经历了怎样的起承转合以致可以成为打开中华文明宝库的钥匙？所有这些问题均牵系根脉，亟待通过探源中医以揭晓谜底。

那么，何谓中医探源，为何要探源中医呢？我们认为，所谓中医探源，就是要探索"中医发生之源、中医产生之根、中医传承之魂和中医发展之流"，即对中医的起源、形成、早期发展的基本图景、内在机制及各地域中医演进路径等重大问题展开研究，在此基础上揭秘"中医何以成为打开中华文明宝库的钥匙"的深层次原因。至于为何要探源中医，则主要是基于以下三方面的原因：一是通过探源中医，能够以无可辩驳的事实力证中医为中华民族的繁衍生息所作出的伟大贡献，从而引领人民增强历史自觉、坚定文化自信；二是通过探源中医发展脉络，能够精准把握中医传承基因、科学揭示中医发展规律，从而引导百姓正知正信，为中医创新发展清除障碍；三是通过探源中医，能够更加精准地传播中医文化、驱动中医药走向世界，从而有力推动世界文明交流互鉴，为全球现代医学体系建设提供新模式和新方案，最终推动构建人类卫生健康共同体，为全人类发展贡献中国智慧和中医力量。

基于此，湖南中医药大学中医文化教学与研究团队在 2022 年博士研究生的课程教学实践中，以"文化自信和中医探源"为主题，开展了又一场轰轰烈烈的"头脑风暴"。之所以说是又一场轰轰烈烈的"头脑风暴"，是由于湖南中医药大学长期致力于运用"头脑风暴"法进行教学实践与改革。多年来，为不断激活中医药传承创新动力，开拓中医药高质量发展新局面，共同探讨中医药高质量发展面临的挑战，谋划新时代中医药高质量发展路径，中医文化教学与研究团队坚持运用"头脑风暴法"进行教学改革，取得了丰硕的教学成果。截至目前，中医文化教学与研究团队共出版相关著作 16 部，发表教育教学论文 40 多篇，获批建设湖南省优质研究生课程 3 门。

这本书，正是 2022 级博士研究生们"头脑风暴"的产物。全书共遴选论文 53 篇，分为"中医探源"与"文化自信"两个版块，每个版块附有编者按，分别收录论文 24 篇和 29 篇。其中，"中医探源"版块主要围绕中医药开展理论溯源与文化追忆，对中医的文化基因、传承机制、发展动因等方面展开深入探讨，通过全面梳理中医药与中华文明的关系，深刻解读中医药为何是打开中华文明宝库的钥匙、如何才能更好地彰显其作为打开中华文明宝库钥匙的作用等。"文化自信"版块则从"坚定中医文化自信"出发，重点探讨为什么要坚定中医文化自信、如何坚定中医文化自信？并通过论述中医药在临床应用、文化传播及构建人类卫生健康共同体和人类命运共同体中的价值意蕴对这两个问题进行回应。同时，"文化自信"版块还凝聚了一大批对中医药文化创造性转化和创新性发展的思考成果，包括中医与互联网、中医与歌唱养生的融合创新等，进一步为人们坚定文化自信提供中医药视角。

　　总的来说，这本书既是我们中医文化教学与研究团队教学研究成果的展示，亦是青年博士们科学研究成果的结晶，具有鲜明的特色。可以预见，这本书的出版将具有多重价值。首先，书稿所呈现的"头脑风暴法"，能够充分激发学生创新思维和批判性思维，对高校教学改革和博士研究生教学实践具有重要启示和借鉴意义。其次，书稿作为博士研究生们在读期间的重要科研成果展示，对于培养学生科研能力和学术基本规范具有重要意义。最后，书稿收集的论文彰显了广大青年学者对中医、对国家、对社会的担当，对于未来中医事业的发展和中医文化的传承创新具有深远意义。本书系湖南省新文科研究与改革实践项目（湘教通〔2021〕94号）、湖南省中医科研项目重点项目（C2022035）、湖南省研究生精品示范课程（湘教通〔2022〕116号）和湖南省学位与研究生教育教学改革研究课题（2022JGSZ057）的阶段性研究成果。本书的付梓不仅能够为中医专业人士提供理论和学术指导，同时，还可供医药卫生事业管理人员和广大中医药爱好者阅读参考，亦可作为高等中医院校培训高层次人才的辅导教材。

　　总之，中医之所以传承千载而不衰，延绵百世而不坠，最重要的是依托薪火传承这条主旋律和主基调。我们真诚期待，本书的出版能够激发同道共同研究、深入思考中医之源、中医之根、中医之魂和中医之流，在此基础上探索未来中医高质量发展之道。通过传承精华、守正创新，引领中医药事业发展迈开新步伐、开启新征程、勇担新使命，使之在未来人类社会发展的长河中永远绽放最耀眼的光芒。

湖南中医药大学教授、博士研究生导师
湖南医药学院院长　　何清湖

2023年9月

上篇　中医探源

下篇　文化自信

上 篇

中医探源

编者按

　　中医学自诞生以来，便深深地根植于中国传统文化的土壤中，其发展与中华文明的发展密不可分。中国传统文化是中医学发展的重要源头，为中医学的发展提供了源源不竭的智慧和动力。同时，作为中国传统文化传承和发展的重要载体，中医学为中国传统文化提供了坚实的实践基础，是中华文明不可或缺的一部分。在这片中华大地上，中医学以其独特的方式传播着五千年华夏文明，以其深厚的文化底蕴和技术力量，与中华文明同呼吸、共成长、共繁荣。

　　习近平总书记在中共中央政治局第三十九次集体学习时强调，"把中国文明历史研究引向深入，推动增强历史自觉、坚定文化自信"，指出要"古为今用，推陈出新，继承和弘扬其中的优秀成分"。中医药文化，当之无愧是中华优秀传统文化的典型代表，在人类文明发展史上书写了浓墨重彩的一笔。经过漫长的历史沉淀和岁月洗礼，中医药文化以其独特的理论体系和丰富的实践经验，传承千年而不衰，历尽磨难而不败，千锤百炼而更强，受到了国内外社会各界的认可。党的十八大以来，党中央高度重视中华文明探源工程。伴随着中华文明探源工程的持续推进，中医探源应时、应地、应运而生。

　　中医探源，顾名思义就是探寻中国传统医学的起源。通过对中医药发展的历史轨迹进行深度挖掘，找寻中国传统医学的源头和脉络，以此来厚植文化自信、铸就民族之魂。这是一项长期、复杂而又艰巨的任务，涉及中国古代医学思想、传统文化、历史渊源、地理环境等方面，研究范围涵盖了医学、哲学、历史、文学等领域，时间跨度之大，视野范围之广，思想深度之深。在本篇中，湖南中医药大学2022级博士研究生们充分肯定了中医探源在中华文明探源工程中的作用与地位，重点探讨了在新时代背景下中医探源的工作思路和中医药传承创新发展的未来路径，以期为中医药事业振兴发展添砖加瓦。

　　挖掘中医药文化的深刻内涵，破译人类疾病之真相，为守护人类健康提供中国方案、中国经验和中国道路，具有十分重要的现实意义和时代价值。在本篇中，有同学基于"知－信－行"模式从探索与传播中医知识、坚定中医文化自信、以实际行动探索中医根源三个方面探讨中医探源的工作重点；更有同学指出中医探源工作不仅要深入探究中医理论体系，做好中医典籍的挖掘研究，更要加强中医探源成果的宣传、推广与转化，提升中医药文化的影响力和感召力。

在新的历史时期，我们要着力打造亮丽的中医药名片，将具有时代价值和世界意义的中医药文化精髓提炼出来、展示出去。在本篇收录的论文中，有同学以"以皮治皮"为例，通过系统地梳理中医古籍，对湖湘皮肤流派进行理论溯源，挖掘"以皮治皮"在现代药理方面的研究与应用价值；还有同学认为，中医溯源要深入研究中医诊疗地域特色，要充分挖掘马王堆医学的学术理论价值，并从"卑湿发病观"角度阐述了马王堆医学文化的传承与应用；更有同学提出，在个人、高等院校、国家三个层面上深化探源工作，并对湖湘中医药文化的本质溯源、理论溯源、精神溯源、文献溯源、中药溯源进行了论述。

世间万象，皆有根源。探本知源，止于至善。如何完整准确地讲述中医故事，更加系统地传承弘扬中华优秀传统文化，更好地发挥以古鉴今、以史育人作用，离不开中医溯源。希望本篇的内容能对中医溯源工作有所启发，能够激励当代中医人坚定中医文化自信，奋力开拓中医药传承创新之路，为发掘华夏文明中蕴藏的中医智慧贡献自己的力量，让千年瑰宝在新时代焕发出更加璀璨的光芒。

（彭丽琪）

探源中医，为打开中华文明宝库打造一把金钥匙

中医学作为一门由中华民族自创的医学体系，发源于远古时期，在几千年的发展过程中，历久弥新，以其厚重的文化底蕴、丰富的临床经验、独特的理论体系、卓越的治疗效果，至今仍应用于现代临床当中，为中华民族的繁衍昌盛与人类健康作出了不可磨灭的贡献。中医药学凝聚着中华民族深邃的哲学智慧与健康养生理念及其实践经验，是中华民族优秀文化的重要组成部分，中医药学是中国古代科学的瑰宝，也是打开中华文明宝库的钥匙[1]！

翻开中医学的发展史，我们可以看到，中医的历史既不是单纯的时间叠加，也不是简单的器物陈列，中医史所承载的思想源流，是中华文化的识别符号，也是中华文明传承的重要保障。国家中医药管理局、中央宣传部、教育部、国家卫生健康委、国家广电总局五部门联合发文《中医药文化传播行动实施方案（2021—2025 年）》[2]指出："深入挖掘中医药文化内涵和时代价值，充分发挥其作为中华文明宝库'钥匙'的传导功能，加大中医药文化保护传承和传播推广力度，推动中医药文化贯穿国民教育，融入生产生活，促进中医药文化创造性转化、创新性发展，为中医药振兴发展、健康中国建设注入源源不断的文化动力。"更是彰显出中医药文化的重要性。

站在历史的今天，探源中医药的深刻内涵，破译疾病真相，为健康中国注入源源不断的动力，为人类健康提供中国方案、中国经验、中国道路，具有重大意义和深远价值。做好中医的探源工作，不仅对中医药的传承与发展有着至关重要的作用，更能够为中华文明多元化添上浓墨重彩的一笔，为打开中华文明宝库打造一把金钥匙。

一、探究中医理论体系的建立与中华传统文化的关系

中医学作为一种流传千年的医学体系，要追溯其源头及发展历程，首先应当明确其理论来源。中医的学术思想根植于中华传统文化的土壤当中，与其他的传统文化关系密切，因此，溯源中医理论，要将中医理论与中华传统文化结合起来，挖掘中国传统文化中蕴含的中医理论，例如：第一，中医药文化涵盖了道家学说"天人合一"的观念来预防、诊断、治疗疾病，中药利用"天人合一"的观念来指导临床用药、中医学利用道家清心寡欲思想来指导临床和养生实践；同时中医养生特别重视精气神三宝，又注意形体锻炼，将道家文化切切实实应用于临床[3]。第二，中医药文化涵盖丰富的天文历法知识，例如天干地支、二十四节气、纪时法等。第三，中医药文化与佛家学说密不可分，例如：中医基础学说与佛教四大观念的水风火密切相关，中医养生学说受到佛教三学"戒、定、慧"的深厚影响，中医饮食养生理论也受到佛教素食观念的影响等[4]。第四，中医药学蕴含了丰富的儒家思想，例如：中医理论思维的核心是中庸之道，《礼记·中庸》中阐述了中和思维，中和既是方法也是境界。中医理论关于人的生理、病理、治法、养生的论述都以中和为关键[5]。第五，中医药学与《周易》密切相关，例如：医与易同出始祖古圣伏羲氏，他既是易学的鼻祖，也是中医学的开山祖，创立了先天八卦，为易学之先行，又创制了九针，为针灸之起源。中医经典著作《黄帝内经》中就蕴含着《周易》"天人合一"的哲学思想。中医组方应用到了丰富的易学原理，同时还可用其解释人体病理、诊治等方面[6]。以上几点都说明了中医理论与中国传统文化密不可分。做好中医溯源工作就是要挖掘中国传统文化有关医学的深层理论含义，而深入理解中国传统文化也有利于探源中医理论的发展脉络。

二、挖掘中医历史文物的遗存以追溯中医发展脉络

古人遗留下来的文物是我们对历史认识的重要来源。作为有形可见的实物，文物能给人们关于历史最直观的感受，而两千多年漫长的中医药发展历程，也给我们留下了大量经典的中医文献典籍与难以计数的文物。因此，溯源中医，我们要挖掘中医历史文物的遗存。

首先，要做好中医典籍的深入挖掘探究。中医学经过两千多年的发展至今，流传下许多著名的医家著作，如《黄帝内经》《伤寒论》《金匮要略》《温病条辨》等，这些经典古籍著作不仅至今仍在指导着临床实践，而且也是中医药能够传承至今的重要原因之一。因此，挖掘中医经典著作，保护、学习好和传承好中医典籍，是溯源中医的重点工作。例如，《黄帝内经》是中国现存最早的医学典籍，为中医基础理论主要来源，奠定了人体生理、病理、诊断及治疗的认识基础，是中国影响极大的一部医学著作，被称为医之始祖。《伤寒杂病论》是汉代名医医圣张仲景所著，书中概括了中医的四诊、八纲、八法，理法方药齐备，确立了辨证论治原则；载方 269 首，基本概括了临床各科的常用方剂，对方剂的君臣佐使及加减变化已有较高要求，所用剂型已有 10 多种，积累了丰富的实践经验和较系统的方剂学理论知识，是中国医学史上影响最大的著作之一。因此，做好中医典籍的深入挖掘探究，不仅能够帮助我们溯源中医，同时也能够让我们更好地继承和发扬中医。

其次，要从中医历史文物中溯源中医。进入 20 世纪以来，随着考古学的兴起，一批涉及医学内容的重要遗迹和文物被发现，如出土于长沙马王堆汉墓的《养生方》是世界上现存最古老的有关养生学的文献之一[7]；举世瞩目的敦煌文书里，存有世界上最早的国家药典《新修本草》，也存有世界上最早的食疗专著《食疗本草》[8]。此外河北满城刘胜墓出土的医药用具；敦煌石窟唐代医卷、医学壁画；陕西西安南郊窖藏金银医药用具和药物；陕西省铜川市耀州区药王山孙思邈遗址；湖北蕲春李时珍陵园，等等，可谓琳琅满目、不胜枚举。中医药文物种类繁多、丰富多彩，包括中医医疗用具、中药炮制工具、建筑、遗迹等。这些中医药文物包含着丰富的古代文化信息，表明了我国传统医学文化的博大精深，为我们展现了一幅幅古代中医药的生动图景。我们要加强多学科联合攻关，运用生物学、分子生物学、化学、地理学、物理学等前沿学科的最新技术分析这些古代遗存，逐步还原中医从涓涓溪流到江河汇流的发展历程。我们要运用现代技术，发掘好、保护好这些历史文物，同时分析这些历史文物所蕴含的历史意义，进一步回答好中医药文化起源、形成、发展的基本途径、内在机制等重大问题。

三、加强中医探源成果的宣传

除了做好中医理论体系的探究和中医历史文物的挖掘之外，探源中医，还要同步加强相关研究成果的宣传、推广、转化工作，对外进行传播，提升中医药文化的影响力和感召力。做好中医溯源成果的宣传不仅有助于广大人民群众科学地认识健康与疾病的关系，弘扬中医学术，充分发挥中医药在健康事业发展中的作用，同时也能够吸引更多的人加入中医队伍中来，使中医药事业的发展和弘扬更加广大！

（卢承印）

参考文献

［1］习近平对中医药工作作出重要指示强调传承精华守正创新为建设健康中国贡献力量李克强作出批示［J］.中医杂志，2019，60（23）：2000.

［2］国家中医药管理局中央宣传部教育部国家卫生健康委国家广电总局关于印发《中医药文化传播行动实施方案（2021—2025年）》的通知［EB/OL］.［2022–03–18］.http：//bgs.satcm.gov.cn/zhengcewenjian/2021–07–07/22232.html.［EB/OL］.

［3］魏孟飞.道学对中医学的影响［J］.中国道教，2021（1）：40–48.

［4］李晓方，李亚军.浅论佛学思想与中医养生的关联［J］.中国中医药现代远程教育，2016，14（17）：119–120.

［5］李良松.论儒家思想对中医药学发展之影响［J］.中国文化研究，2018（2）：10–17.

［6］管遵惠，管薇薇，管傲然，等.从阴阳蒙论《周易》理论在中医学中的运用［J］.中华中医药杂志，2021，36（10）：5719–5723.

［7］刘瑶瑶，邓环.从马王堆汉墓典籍看中医药的发展历史［J］.陕西中医药大学学报，2018，41（6）：109–112.

［8］叶太生，刘萍.中国本草典籍源流考［J］.中华中医药杂志，2018，33（9）：4039–4042.

从中医药发展史看中医药学是打开中华文明宝库的钥匙

中华文明源远流长、博大精深，是中华民族独特的精神标识，是当代中国文化的根基，是维系全世界华人的精神纽带，也是中国文化创新的宝藏。在漫长的历史进程中，中华民族以自强不息的决心和意志，筚路蓝缕，跋山涉水，走过了不同于世界其他文明体的发展历程[1]。中医药学是中华文明的重要载体。它不仅是医学，也是文化，是人文与科学的统一，体现中华文化的底蕴与思维，是中华民族在几千年的中医药事业奋斗发展中创造出来的宝贵财富。"中医药学凝聚着深邃的哲学智慧和中华民族几千年的健康养生理念及实践经验，是中国古代科学的瑰宝，也是打开中华文明宝库的钥匙。[2]"虽然，蕴含体现中华文明特色的瑰宝数不胜数，但能担当"打开中华文明宝库的钥匙"的唯有中医药学[3]。因为只有中医药学全面、系统、完整地保有中华文明的核心理念；只有中医药学在基本观念、实质内容、思路方法、表述方式等方面，能够全面、系统、完整地保有中华文明的基因；只有中医药学在凝聚中国古代哲学智慧、健康养生理念、防病治病的理法方药等方面，能够全面、系统、完整地保有中国古代科学的成果[4]。所以，打开中华文明宝库的钥匙就是这一把：中医药学。换而言之，中医药学是中华文明复兴的开路先锋。

中医药学的发展历程是中华民族追求生命健康、不断认识与抵抗疾病的过程，是中华民族在发展和繁衍过程中形成的医学科学，有着独特的生命观、健康观、疾病观、防治观。自神农尝百草以来，中华民族留下了浩瀚的医学古籍，呈现了医学理论的变迁，见证了五千余年不间断的医疗实践活动，述说着医学理论不断发展的历史。不间断的临床实践是推动医学理论发展的基础动力。在此基础上，哲学思想、宗教思想、科学技术、疾疫、战争、政治及自然气候的变化、不同的风土人情都是医学理论发展的影响因素[5]。中医学诞生并成长于传统文化的环境中，二者有着天然的亲缘关系，因此中医学也被当作传统文化的有机组成部分。文章将从中医药的发展史深入剖析中医药与中国传统文化的关系，从中医药发展历程的重要阶段探讨中医药学是打开中华文明宝库的钥匙。

一、中医药的起源阶段——中医药学植根于中国传统文化

中国是中医药文化发祥最早的国家之一。从文明的曙光初照神州大地之时，中国史前文化的点点星火逐渐形成了燎原之势，从此，中国医药学的文明史开始了[6]。人类在进入原始氏族公社以后，狩猎和捕鱼已成为人们生活的重要来源，发现一些动物具有治疗疾病的作用。这样，人类认识了一些动物药[7]。随着原始农业的进一步发展，人类开始定居下来，在栽培植物的过程中，有条件对农作物和周围植物进行长期细致的观察和尝试，从而认识了更多的植物药。古人所说"神农尝百草""一日而遇七十毒""药食同源"就是对中医药早期的概括。夏商西周时期医巫并存，在卜筮史料中记载了大量医药卫生方面的内容，形成了早期医学的雏形[8]。从原始社会到春秋时期，中医阴阳五行等哲学概念已经萌芽，中医药学在中国古代哲学思想发展基础上，充分吸收和借鉴了古人的气一元论、阴阳五行、形神统一、天人合一、和合致中等哲学思想，实现了医学与哲学、人文科学、自然科学的多元统一[9]。

二、中医理论体系的形成阶段——中国传统文化向中医理论体系渗透

春秋战国时期是中国整个学术界百家争鸣、百花齐放时期，医巫分离，医学具有更鲜明的科学性、实用性，已有记载药物研究的早期文献，中医药理论体系开始形成[8]。秦汉时期，产生了中医学理论、方剂及药物学专著，中医药学理论体系初步建立，以中医的四大经典——《黄帝内经》《难经》《伤寒杂病论》《神农本草经》为代表。中医学理论的经典——《黄帝内经》直接植根于中华文明的源头。它整合了太极阴阳、开阖枢三生万物和五行学说三大基本理论，反映的中华文化原创思维的系统最为完整。《黄帝内经》中的理论受后世封建迷信等思想的掺杂最少，保持了中华传统文化的纯净内涵。《黄帝内经》

从阴阳五行模式推衍总结出来的藏象经络、五运六气等学说，在传统文化中已达最高学术层次[10]。这一时期以伤寒、杂病和外科为最突出的临床医学。张仲景《伤寒杂病论》中提倡的"三因制宜""辨证论治"，体现了中华民族因时而变、立象尽意的特有思维方式。著名医药学家华佗，创制了全身麻醉剂——麻沸散，开创了麻醉药用于外科手术的先河[11]，他编创的五禽戏是中国传统保健体操中极为重要的一种，一直被现代人所传承和效仿。这一时期中医药学不断融入儒、佛、道、法、墨等中华优秀传统文化，积淀深厚的文化内涵，同时也持续汲取各朝各代数学、地理、天文、军事、历史、哲学、文学等自然和人文学科知识，升华成为传统文化和哲学智慧不可分割的重要组成部分和载体，集中体现了中国古代科学文化、人文文化和科学精神[12]。

三、临床经验显著发展阶段——中医药学与中国传统文化相辅相成

三国两晋南北朝时期，中国社会长期处于动乱割据的状态，在民间玄学思想影响下，炼丹术迅速发展，同时也产生了许多新的疾病。中医药学在脉学、针灸学、药物、方剂、伤科、养生保健等方面取得了优秀成绩，为医学的全面发展积累了经验[13]。此时期在总结前代成就的基础上，问世的医书接近500种，诊断学和针灸学的基础理论和实践规范化，出现了著名的著作如王叔和的《脉经》和皇甫谧的《针灸甲乙经》等[14]。虽然此时学术思想领域纷杂，也有许多不利于医药学发展的因素，但医药典籍的注释整理、官办医学教育的出现及中外医学进一步交流，为中医学的全面发展累积了丰富的经验[15]。隋唐时期，国家重归统一，国力强盛，文化繁荣，形成了一种空前恢宏的气势[8]。唐代的民族大融合，国内外文化的交流促进中医药理论日渐丰富。理论方面，"援儒入医""援佛、道入医"；药物方面，诸如乳香、没药、番红花、胡桃、胡瓜等舶来品为我所用，这些有效地汲取和消化不仅促成了中医药理论的丰富成熟，也成为中医丰富临床经验中不可或缺的重要组成部分，同时，也促使医家们在各自的研究领域获得更为显著的成果。以人为本的思想是中国传统文化的重要特点。民本思想、道德礼仪和生命精神是人本思想的重要内涵。葛洪的政治哲学思想把安民当成治国的基础，倡导治国者要关爱民众，体现了对人性的尊重。葛洪的人生哲学继承了传统道教理论中养生、贵生的思想，体现了对人生

终极人伦关怀[16]。孙思邈在《大医精诚》中提道:"博极医源,精勤不倦……先发大慈恻隐之心,誓愿普救含灵之苦……若有疾厄来求救者,不得问其贵贱贫富,长幼妍媸,怨亲善友,华夷愚智,普同一等,皆如至亲之想,亦不得瞻前顾后,自虑吉凶,护惜身命。[17]"《大医精诚》一文开创了论医德之先河,其医德思想多角度、多层次深刻阐述了从医者的精神信仰和人道主义精神,其核心是"精"与"诚"。后人总结其医德思想为"医乃仁术,一心赴救;博极医源,勤勉严谨;为医清廉,淡泊名利;视人如己,待患如亲;谦虚淡泊、态度端庄"等[18-19]。孙思邈"大医精诚"医德思想体现了中国传统医学人文精神的核心价值,其中"大医精诚"的道德伦理、"慎独勤勉"的行医态度、"仁怀天下"的价值观念和"诚信求真"的职业品行,体现了中华民族生命至上、厚德载物的人文精神,在当下仍具有极强的现实意义[20]。

四、中医药理论升华阶段——文化认识的改变促使中医学派成立及学说创新

两宋是中医药学发展的重要时期,政府的重视在医药发展上发挥着重要作用。北宋政府组织人员编纂方书和本草专著,设立校正医书局,铸造针灸铜人,改革医学教育,设立惠民局、和剂局、安剂坊、养济院、福田院等,有力地促进了医药卫生的发展进步[8]。辽、夏、金、元与两宋王朝并立以至元灭宋统一全国,这是北方少数民族与汉族文化大融合时期,是学派争鸣、民族医学交流互鉴时期,为中国传统医学多源一体化注入了新的活力。金元时期是医学发展极为兴盛的百家争鸣时期,产生了在医学史上极具影响力的河间、易水、攻邪、滋阴四大医学流派和金元四大家,各派学术各具特色。金元时期学术发展的多样性侧面反映了时代文化的多样性,其中尤以儒、道和巫术对医学发展影响较大,特别是儒学。"儒之门户分于宋,医之门户分于金元"。金元时期儒医在当时医学发展中占主导地位。儒医出现在宋代。宋以后,医学开始从道医向儒医方向转化[21]。由于医学体制的改变,医学生可以"医而优则仕",大大提高了医生的社会地位。在范仲淹"不为良相,则为良医"的倡导下,大批儒生进入医学行列。最具代表性的要数滋阴学派创始人朱丹溪。因为不同寻常的身份,朱丹溪把医理与儒理进行了高层次的结合[21]。他糅合了宋儒先师的理学基本理论和《黄帝内经》条文,提出"相火论"与"阳有余阴不足论",为

中医理论注入了新鲜血液，使医学理论进入一个极高层次，使医学获得了空前发展。易水学派张元素与朱丹溪一样，都是科举不第，转而习医的典型[21]。张元素的"药物气味厚薄与升降浮沉"理论充分运用了《易》理和《黄帝内经》的相关原理，把药物的四气五味与升降浮沉相结合，为药物研究开拓了新视野[21]。金元医学处在一个学术与文化极为丰富的唐宋后续时代，充分继承了社会的学术文化特征，杂糅巫、道、儒于一身，是一个医学文化繁荣兴盛的时期[21]。这一时期，儒-易-道-医是中医理论的范畴，也可以说是传统文化的范畴。儒家理学作为社会主流的意识形态，伴随大量的儒士习医和行医，对经典的态度、治经的方法等学术风气也自然而然贯穿医学研究当中，塑造了这一时期医学理论的发展特点。

五、中医发展的鼎盛和创新阶段——文化的互摄互融促使中医学丰富成熟

到了明代，中医药经过几千年的积累，不断丰富，产生了《本草纲目》这样的药学专著，使中医药学达到了历史上前所未有的高度，在研究传染病病因、人痘接种预防天花、中药学研究等方面进入新的层次[8]。此时中外医药交流范围已达亚、欧、非许多国家与地区，中学输出、西学东渐，使中外医学文化在交流互鉴中互惠受益[8]。明代是世界历史发生突变的重要时期，也是我国中医药海外交流与贸易的特殊时期。此时，中国经济、社会、文化都在经历深刻变化。明代中医药的海外传播主要靠朝廷、商旅、传教士、移民等人员流动传播信息，再以中药材、医籍的流动为物质载体[22]，在文化意识认知领域形成交流传播。伴随着朝贡贸易体系、郑和下西洋、地理大发现、民间海外贸易等重要交流通路的打开，政治交流与经济贸易带动中外交流，使明代成为中医药近代交流史上互摄互融的巅峰时期[22]。该时期，我国与东亚、南亚、西亚、西欧在药材贸易、医药典籍、医疗技术等方面的交流空前繁荣，中医药得以流传到周边国家与地区提升其医疗卫生水平，也广泛汲取各国医药经验，丰富了中药宝库。直到明代后期实施海禁后，中医药的海外交流才伴随时代趋势逐渐衰落[22]。清代前、中期是中医学趋于普及与升华发展时期。王清任专攻人体解剖，著有《医林改错》，反映了中国医界大胆革新进取精神。清代叶天士的《温热论》提出了温病和时疫的防治原则及方法，形成了中医药防治瘟疫的理

论和实践体系[23]。《清史稿》云"清代医学多重考古"。与宋明理学重视义理之学不同，清代学术经历宋明理学的扬弃、明清实学、乾嘉朴学、今文经学的相继兴起，尤以乾嘉朴学重视考据为特色。清代医学理论的发展以重视经典理论研究，并运用朴学的音韵、训诂、校勘等方法治经为特点。这与朴学尊经崇古的学风和治经方法有密切联系[74]。清儒涉足医学典籍的研究、儒林上达加入医者行列、运用朴学的思想和方法整理医学典籍是清代学术思潮影响中医学理论发展的重要原因[24-25]。自鸦片战争后，西学被主动引入中国，思想文化领域告别了儒家独尊的局面，中医学的发展也随之有了改变。

六、中西医交汇与冲突阶段——中西文化思潮影响中医学思潮

1840 年，鸦片战争打开了中国国门，改变了中国文化的历史进程。中国由此告别了"封建大一统"的时代，告别封建儒家文化独尊的时代，进入一个新的历史时期[26]。自鸦片战争起至而后的各种战争，清军惨败，列强深入，割地赔款，丧权辱国，古老的中国面临亡国灭种的危机。随着危机的加深和国人对西学的认识逐步深入，清末人士对西方文化的学习也由浅到深、由偏到全。当时人们对西学的态度及中西学的关系可用"中体西用"来概括。"中体西用"表明对中西两种文化兼收并取，仍以中学为主，其实际作用在于为引进西学开辟道路兴西学。中西方文化出现碰撞与交融，一些医家们开始探索中西医药学汇通、融合。中医学的理论发展呈现出新旧并存的趋势：一是继续整理和汇总前人的学术成果，如曹炳章的《中国医学大成》——一部集古今中医学大成的巨著；二是以唐宗海、朱沛文、恽铁樵、张锡纯为代表的中西汇通学派，他们提出既要坚持中医学之所长，又要学习西医学先进之处，从理论到临床汇通中西医的观点[27]。近代中国学术思想变迁经历了文学革命运动，实验主义的引进及辩证法、唯物论的引进三个阶段。从鸦片战争到中国科学化运动，随着西学的全面引入，中西学遭遇了西长中消、西升中降的命运。西医学的引入为中医学带来一个参照体系和竞争对手，中西医学势力升降的情形与中西学相一致。中国近代医学史上，中医学经历了中西医参合、废止中医、中西医汇通、中西医融合的新医学、中医科学化等思潮，这些思潮都与当时的社会思潮有密切联系，如中西医参合基于中体西用的中西文化比观，废止中医基于全盘

西化，中西医汇通基于国粹主义，新医学基于中西学融合，中医科学化基于中国科学化等。中西医学与中西文化有其内在的联系和共性，因此，中西文化思潮会影响中医学思潮。但近百年以来，中国受西方列强坚船利炮的攻击，中华文化亦随之受西方文化直接、巨大的冲击，致使中华文明宝库蒙尘受垢[4]。西学东进对中华文化的冲击，使国人失去民族文化的自信与自觉。然而，中医药以包容的胸怀，通过中西汇通、中西医结合吸取西医学的科学理念，但并没有被西医淹没。在现代化时代，中医药理论与实践不断丰富发展，并自觉走向世界，在服务人类健康中逐渐被世界人民认可并发挥重要作用[28]。

综上所述，经过五千多年的发展历程，中医理论共经历了三个"高峰"期和两个"承平"期。三个"高峰"期分别是先秦西汉时期，以《黄帝内经》理论为代表呈现的中医理论是以精气、阴阳、五行为核心范畴、象思维为思维模式；明代时的命门 - 阴阳 - 五脏学说是对《黄帝内经》建立的阴阳 - 五行 - 五脏系统的一个突破和补充；当代以统编教材为代表的中医理论以概念思维为指导，挖掘传统医学理论，构建了以概念为最小单位的理论体系，其中核心范畴的阴阳五行统摄地位有所降低。两个"承平"期分别是魏晋南北朝至隋唐时期和清代前中期。魏晋南北朝至隋唐时期医学发展以经方、本草迅猛发展，临床医学分科发展迅速，养生学形成体系，医经及基础理论探讨较少，"医者意也"的思维方式复兴为特点[29]；清代前中期受朴学影响，医学重视经典理论著作的研究，对医学典籍的搜集、整理、审校、刊刻为典籍的传承作出了不可磨灭的贡献，但对医学理论核心范畴和思维模式无影响。中医发展的六个阶段、五个时期，中医药与中国传统文化互融互透，相辅相成、互摄互促。

从中国古代医药文明的历史进程看，中医药文明绵延数千年未曾中断，一脉相承，多源一体，是世界几大文明古国仅有的，它是中华文明保持几千年不中断的重要原因[8]。在数千年的发展历程中，中医药学在中华优秀传统文化和哲学智慧的影响下创造并积淀形成了丰富的医学理论与实践经验，其天人合一、藏象合一、形神合一的整体观念，司外揣内、见微知著的诊断思维，阴平阳秘、和合致中的调理特色，勿待渴而穿井、斗而铸锥的"治未病"理念等，无不是将源远流长的中华优秀传统文化中的哲学智慧融会转化为自身特色鲜明的理论体系，成为传承中华优秀传统文化的重要载体，更成为推动当代中华文化复兴的重要支撑[30]。

进入21世纪，"东方之狮"觉醒，中国和平崛起，中华文化亦随之洗尘涤垢而生辉。世界各国和地区正在重新认识、积极探索、日益认同、增进交流曾被他们曲解、贬低、排斥的中华文化，世界正在寻求打开中华文明宝库的钥匙[31]。习近平总书记指出："历史是人民创造的，文明也是人民创造的。对绵延5000多年的中华文明，我们应该多一份尊重，多一份思考。对古代的成功经验，我们要本着择其善者而从之、其不善者而去之的科学态度。"在数千年的历史发展中，中医药不断吸收和融合各个时期先进的科学技术和人文思想，不断创新发展，理论体系日趋完善，技术方法更加丰富，形成了自己独特的理论体系和治疗优势[32]。从中国和平崛起、中华文化伟大复兴的大局出发，我国应将发展中医药事业纳入国家战略，用好中医药学这把"钥匙"，打开中华文明的"窗口"，搭起国际友好交流的"桥梁"，让中华文明走向世界，为人类健康事业和国际文化交流与合作作出更大、更新的贡献[33]。

（夏旭婷）

参考文献

[1] 习近平.把中国文明历史研究引向深入 增强历史自觉坚定文化自信[J].求是，2022（14）：4-8.

[2] 孙光荣.共谋大中医战略 走上大发展轨道[J].中国中医药现代远程教育，2014，12（3）：1-4.

[3] 孙光荣.把祖先留的宝贵财富传承发扬好[N].中国中医药报，2015-12-25（001）.

[4] 孙光荣.中医药学是打开中华文明宝库的钥匙[Z].中国中医药报，2014.

[5] 刘哲.中医理论的发展特点及其思想文化基础研究[D].北京：北京中医药大学，2017.

[6] 李世昌.浅谈中医药在社区应用中的特色优势[J].甘肃中医，2011，24（2）：64-65.

[7] 欧阳继林，丁梅君.试论第二课堂的传统文化教育在中医学生培养中的重要作用[C]//.社会主义核心价值体系与教育——德育论丛（第二辑），2012：247-252.

[8] 李孝纯.深入学习习近平总书记关于中医药文化发展的思想[J].理

论建设，2018（1）：91–97.

［9］李雪晶.中医药是中国古代科学的瑰宝［N］.新湖南，2021–12–21（008）.

［10］《黄帝内经》的文化定位思考——学习中医药学是"打开中华文明宝库的钥匙"体会［C］//.世界中医药学会联合会中医药传统知识保护研究专业委员会第一届学术年会暨中国中医科学院第二届中医药文化论坛论文集.2013：159–161.

［11］郭慧杰，王宗殿.华佗文化与中医精神相关问题探讨［J］.中医学报，2013，28（1）：37–40.

［12］王键，周亚东.交融渗透 相得益彰——论中医学与中国传统文化的互动关系［J］.中医药文化，2014，9（3）：43–47.

［13］刘辉光.拯救中医［J］.知识经济，2007（2）：44–50.

［14］相光鑫.宋金元脉学典籍考［D］.济南：山东中医药大学，2021.

［15］陈士奎主编.中西医结合医学导论［M］.北京：中国中医药出版社，2005.

［16］梁懿.论葛洪《抱朴子》中的人本追求［D］.重庆：西南政法大学，2015.

［17］郑永福著.中华民族传统美德［M］.郑州：河南人民出版社，2005.

［18］李昆临，王敏，李睿春，等.传统医德视角下医学生社会主义核心价值观的培育［J］.中国医学伦理学，2020，33（5）：632–636.

［19］孙思邈医德思想对当代医学生道德教育的启示［D］.郑州：河南中医药大学，2017.

［20］史敏，魏琪，李倩，等.孙思邈医德思想融入医学生人文精神路径探析［J］.中国医学伦理学，2022，35（3）：322–325+349.

［21］谷建军，赵艳.试论金元医学的文化多样性［J］.江苏中医药，2011，43（4）：79–80.

［22］侯滢，李亚军.明代中医药海外交流中的互融互通［J］.现代中医药，2021，41（5）：117–122.

［23］张雷声著.张雷声论文选［M］.北京：中华书局，2009.

［24］张树剑.复古与开新：清代医学的朴学化及其精神变革［J］.中国社会科学院研究生院学报，2021（4）：109–118+2.

［25］黄智远，樊效鸿.经学思维对中医学发展的影响［J］.世界最新医学信息文摘，2018，18（65）：146.

［26］李经纬，张志斌主编.中医学思想史［M］.长沙：湖南教育出版社，2006.

［27］王键，张同霞，李延俊主编.中医基础学［M］.北京：海洋出版社，2011.

［28］曹洪欣.坚定文化自信 弘扬中医药文化［J］.中国政协，2018（18）：32-33.

［29］董竞成."中医"作为学科概念的变迁过程及意义［J］.人民论坛·学术前沿，2018（17）：62-68.

［30］刘秦民.在健康中国建设中充分发挥中医药独特优势［N］.南方日报，2022-08-22（012）.

［31］朱庆文，郭海燕，杨建宇主编.国医大师孙光荣临证学验集萃［M］.郑州：中原农民出版社，2017.

［32］王国强.发展中医药 造福全人类［N］.中国中医药报，2010-12-23（003）.

［33］孙光荣.习近平总书记重要讲话熔铸中医观之辑释（续）——关于中医药学在中华文化复兴和国际交流合作中的重要地位、意义与作用［J］.中医药通报，2014，13（6）：1-3.

以中医药文化探源推动中国文明历史研究

中华文明源远流长、博大精深，是中华民族独特的精神标识，是当代我国文化的根基，是维系全世界华人的精神纽带，也是中国文化创新的宝藏。所有华夏子孙都应当为我们自己的文明感到骄傲自豪，也应当以传承发展中国文化、发展中华文明为己任。习近平总书记多次就中国文明历史研究发表讲话，2022年《求是》杂志第14期刊发了《把中国文明历史研究引向深入 增强历史自觉坚定文化自信》，这是总书记在十九届中央政治局第三十九次集体学习上的重要讲话，讲话强调了深化中华文明探源工程的重要性，充分肯定了目前探源工程取得的重要阶段性成效，同时回答了关于中国文明历史研究的一系列根本问题，并提出继续推进、深化中华文明探源工程部署五项重点工作。

一、深化中医药文化研究之必要性

中医中药、祖国医学伴随中国自古以来人民卫生健康问题而产生，是根基于我国历史，由我们这片土地上包括少数民族在内的所有人民在医学健康问题上的不断尝试与总结而形成的独立且有效的理论和临床技术方法体系。中医药文化历史悠久，与中华文化密不可分，是中国文明的重要组成部分[1]。总书记对中医药事业的传承与发展非常重视，早在2015年致中国中医科学院成立60周年贺信中就明确提出"中医药学是中国古代科学的瑰宝，也是打开中华文明宝库的钥匙"，精准地指出了中医药文化与中华文明的密切关系。因此，中医药文化和中华文明息息相关，中医中药的探源及历史研究也是中华文明的探源工程的一部分，要想最终完成中华文明探源的历史研究，就需要科学、积极地同步推进中医药文化的相关历史探究工作。

总的来说，我们伟大的中华文明的历史研究工作需要也正在不断地推进，习近平总书记已经为我们提出了总的部署方针，目前也已经取得了重大成果。我国现在已经进入中华文明探源研究项目第五阶段，开展了系统的田野考古与研究工作，取得了重大进展[2]。积土成山，风雨兴焉；积水成渊，蛟龙生焉。湖北郧阳学堂梁子遗址通过文物考古研究院的发掘已经发现了保存完好的古人类头骨化石1具，这是当代在欧亚板块内发现的可以说最完整的直立古人类头骨化石，可以作为重要证据支撑直立人演化，以及其在中国地区起源与发展的论点；周代至秦汉时期的大型遗址——河泊所遗址近两年的考古发现为寻找西汉郡治提供了重要线索；河南开封州桥遗址、浙江温州古港遗址等考古工作的重大进展都在为探源工程的推进添砖加瓦，中华文明探源的工作已经获得了重要阶段性成效[3]。

二、如何推进中医药文化研究

古人学问无遗力，少壮工夫老始成。在取得了重要成效的同时，我们更要思索怎样进一步推进、深化中华文明历史研究，总书记强调要深入研究中华文明历史，增强全党全社会的历史自觉和文化自信，必须抓好五项重点工作。对我们中国共产党人来说，中国革命历史是最好的营养剂；对我们中医药文化的传承者来说，中医药历史就是最需要理解的课本。那么，究竟应该如何做好中医药文化探源工作呢？

1. 多学科联合深入研究

要加强多学科联合攻关，推动中医药文化探源取得更多成果[4]。中医药文化的探源工作不仅需要我们中医药临床专业学子的努力，更需要与古代医学典籍及中医文献研究人员、考古专业团队及对出土文物包括古代典籍、古代药材、医用器械等历史分析的专家等，甚至语言学家进行密切充实的合作、联合出力，做到多学科、多角度、多层次、全方位协作。单纯的临床人才尽管与中医药学的接触最为深入，但缺乏对其他学科的理解，很难产生科学的、准确而全面的结论。术业有专攻，在探源工作上，各高素质人才应当各司其职，发挥其在自己专业上的优势，把考古探索和文献研究同自然科学技术手段有机结合起来，如考古团队及历史学家将取得相关遗址及某些古代医家墓葬中的文物并将其保护完好，做好初步的分类和分析，同时古代医学典籍及中医文献研究人员则对相关的文物进行深入的研究，临床学者配合对其中的结论在实践中加以验证或探讨其结论的现实科学性[5]。这样才能高效、科学、准确地获得相关成果。

2. 紧密联系中华传统文化

要深入研究中医药文化的特质和形态，为中华文明的历史研究提供理论支撑。中医药文化作为我国土地上经过数千年历史演化、无数人民和医家的经验总结，是我国不可或缺的优秀传统文化，具有其独特的本质和形态，她的发生、发展都与中华文明、中国古代人民的起源和进步密不可分。其中蕴含着"仁医""大医精诚"等医学内核及思想就是汲取自中华文明中仁爱、友善、热情等品质，正是这样蕴含着深厚内涵的中华文明才孕育出伟大的中医药传统文化[6]。中医药文化溯源工作最终应为中华文化的探源服务，为中华文明探源提供方法，为中华文明历史研究提供理论支撑。

3. 创新驱动发展推进文化建设

要推动中医文化的创造性转化与创新性发展，努力实现中医药振兴，传统的中医文化需要与当前的中国具体实际相结合，作为中华优秀传统文化的"分子"推动中华优秀传统文化与中国特色社会主义相适应。历史上中医医家星光璀璨，行之有效的中药及中医技术更是数不胜数，为无数的中华儿女健康保驾护航，但不是所有的中医药文化都是正确的、科学的，我们要辩证地看待中医文化，对于其中可以发扬的治疗体系、经典、方药等有利于社会主义现代化发展的部分，要加强现代科学研究与论证，使其合理性让大众能够更好地接受，取其精华，去其糟粕，不要刻舟求剑、缘木求鱼地生搬硬套，而要坚持古为今用、推陈出新，结合新的实践和时代要求进行正确取舍和增加新的内容。尽量贴合加强文化自信的需要，找到中医药文化源头中优秀的、正确的、符合当今我国社会主义核心的、具有我国特色的内核[7]。

4. 中西文明互鉴互补

要推动中西文化交流互鉴，人类是一个命运共同体，医学亦是如此，无论中医或是西方现代医学，起源、发展都必定有其相似之处。西医的脉络相对清晰可溯，较早地形成了相对科学的理论和传播体系，值得学习。将分析、整理出来的中医药古代和近现代的中医文献及治疗经验，运用科学的办法检验和论证其有效性与合理性，有助于弄清君臣佐使和现代药理关系，理解中医藏象、阴阳五行等学说和现代解剖与人体构造的关系，推动中医文化的现代化、系统化，反过来促进中医溯源工作的研究[8]。从西医文化的起源、发展中找到为中医药文化溯源的可能性还可以促进中西医相互补充、协调发展，实现中医药文化的创造性转化、创新性发展；同时，总书记在澳大利业的"中医孔子学院"授牌仪式上提到深入研究和科学总结中医药学对丰富世界医学事业、推进生命科学研究具有积极意义，因此还进一步有利于中西文明的交流互鉴，推动构建人类知识及命运共同体[9]。

5. 社会环境及政策支持

要创建良好的中医文化溯源氛围，给予更多的政策支持。要营造良好的社会对中医优秀传统文化研究的氛围，对中医文化溯源已经取得的成果要予以广泛的宣传，使广大人民群众关注溯源工作的进行，热情提供帮助；促进多学科对中医的理解，融合相关学科、行业人才的专业技能为中医历史研究助力；党和政府、相关机构应当积极配合溯源工作的进行，提供政策上的支持，对中医文化历史研究的研讨、交流和实地考古、文献文物分析等做好保驾护航。

很久以来，总书记多次强调要推动中医药事业和产业高质量发展，党和政府在关于推进中医药传统文化建设上给予了各种政策支持，国家正在积极加强中医药服务机构建设、筑牢基层中医药服务阵地、推进实施"互联网＋中医药健康服务"的以信息化支撑的服务体系建设、加强宣传和彰显中医药在疾病预防与治疗和康复中的特色作用、加强中药及相关饮片中成药等质量控制和提升、完善中药注册管理和质量安全监管、加强中医药人才培养建设、促进中医药传承与开放创新发展、改革完善中医药管理体制机制等政策的推进[10]。这一点笔者作为中医临床工作者深有体会，中医药价格和医保政策不断健全，医保支付、疾病编码体系、技术规范等这些都在渐渐地更符合中国特色，一系列行之有效的举措深入人心，是对中医药专业临床医生及其他从业人员工作的支持，大大激发了临床工作者们的工作热情，也为中医药科研及中医文化历史研究创造了条件。

三、未来展望

中医文化探源工作任重而道远，协助做好中医探源工作、投身和发展中医是我们所有中医药学子和我国医疗从业人员应有的责任与义务。目前我们的中医文化探源工作也已经取得了一定的成果，在某种程度上这些成果也推动了中国文明历史研究的进行，有利于传承我国优秀传统文化，有利于充分发挥中医药传统文化在弘扬中华文化、增进中华文化国际影响力中的重要作用。在将来的中医中药文化探源工作中，我们要继续坚定不移地以习近平新时代中国特色社会主义思想为指导，遵循中医药发展规律，传承精华，守正创新，为中医文化历史研究和中华优秀传统文化传承添砖加瓦，进一步推动中国文明历史研究，增强历史自觉、坚定文化自信[11]。

（罗雯鹏）

参考文献

[1]吴勉华，黄亚博，文庠，等.学习总书记重要论述坚定中医药发展自信[J].江苏中医药，2019，51（7）：1-9.

[2]王巍.中华文明探源工程——揭示中华文明起源、形成、发展的历史脉络[J].人民周刊，2022（13）：60-62.

[3]宋镇豪，李雪山，李运富，等."殷商文化研究现状与未来发展"研讨会（笔谈）[J].河南社会科学，2022，30（03）：29-42.

[4]尚丽丽，陈明.中医药学科交叉建设路径探讨[J].中医杂志，2021，62（13）：1105-1108.

[5]陈仁寿.中医药古籍整理现状与关键问题探析[J].南京中医药大学学报（社会科学版），2022，23（03）：165-170.

[6]王彬彬，张其成.中医药文化是助推中华文化伟大复兴的重要力量[J].理论界，2022（4）：80-87.

[7]马松，楼招欢，刘雨诗，等.新时代中医药文化传承创新策略[J].中医药管理杂志，2022，30（20）：242-244.

[8]陶永鹏，刘朝霞，顼聪.大数据背景下有关中医药现代化思路的探讨

［J］．中华中医药杂志，2019，34（2）：470-473．

　　［9］苗沈超．澳大利亚高等教育与中医的传播［J］．文化软实力研究，2021，6（1）：86-94．

　　［10］黄明，杨丰文，张俊华，等．新时代中药传承创新发展呼唤科学监管［J］中国中药杂志，2023，48（1）：1-4．

　　［11］丁浩冉，洪烁，武东霞．新时代提升中医药文化自信的路径探析［J］．中国医药导报，2021，18（33）：189-192．

新时代背景下对中医药探源与发展的思考

上下五千年的中华文化源远流长，留下了数不尽的文化瑰宝。而中医药文化，就是打开中华文明宝库的钥匙。张其成[1]曾提出"一源三流，两支五经"的观点生动形象地解释了这个问题。"一源三流"指中华文化以《周易》为基础衍生出了以孔子为代表的儒家文化、以老子为代表的道家文化，以及自外传入并在中国本土化的佛教文化。而"两支五经"的两支指"国医"与"国艺"——两大最能代表中国文化的学科，"五经"则是指其中的经典著作。中医文化不仅从"三流"中吸收其思想精华，也在历史的长河中广泛地吸收了各种科学技术之所长。所以中医药不是一门单一的科学，而是集我国文化之大成的科学。在其漫长的发展历程中，如同百科全书一般地传承和记载了中华优秀传统文化，更向外延伸、拓展，不断地自我更新、完善，与时俱进，不拘泥于过去。学习和了解中医药学，就如同浸润在中华优秀传统文化的长河之中，不仅仅是对我国优秀传统文化的传承与发扬，更为世界医学的发展，自然生命科学的进一步研究提供了新的思路。自党的十八大以来，习近平总书记多次强调要全面推进中医药文化的传承发展工作。如何在新时代做好中医文化的传承与发展，以下若干问题值得我们思考。

一、多学科联合攻关，全面推进文化探源工作

传承和学习好中医文化，探源工作是其中的重中之重。习近平总书记[2]于2022年7月16日在《求是》杂志上刊登的《把中国文明历史研究引向深入 增强历史自觉坚定文化自信》一文指出，加强多学科联合攻关，从多角度、多层次、全方位探源中华文明。中医文化作为中华文化中重要的组成部分，其溯源工作显得尤为重要。做好中医文化的溯源，关键在于多方联合。中医文化

的溯源是一个既复杂又漫长的系统性工程，并非一朝一夕就能完成，而且中医文化融会贯通错综复杂，不仅仅只局限于医学，而是多种传统文化的集大成者。所以中医文化的探源不能只依靠一门学科，而应该多个学科联合。正如习近平总书记于文章中提出的，需要把考古探索和文献研究同自然科学技术手段有机地结合起来，综合把握多种因素。对于考古探索发现的文献与文物，应在各相关学科学者的共同研究下对其进行探索及深化。对考古发现的与中医药相关的文物，应联系其所在年代及历史背景，多角度思考其创造及应用的原因。对于流传至今的经典文献，应将文献记载内容与现代自然科学、生命科学最新研究成果有机结合，争取推陈出新。青蒿素的制备灵感就是在古籍《肘后备急方》中获得的。由此我们可以看出，做好中医文化的探源，要加强统筹规划和科学布局，全方位推进溯源工作取得更多成果。

二、把握中医文化特质，坚定中医文化自信

传承和发扬好中医文化，我们必须坚定中医文化自信。要坚定好中医文化自信，首先应当明确中医文化的特质是什么。

夏登杰[3]曾指出：中医文化与西医文化相比，具有学术层次性、对人体认识的整体观和治疗手段的丰富性三大特点。相较于西医单纯的医学科学，而中医文化则是有哲学思想加持的医学科学和医疗技艺。中医对于疾病的诊疗需要考虑多种因素，并非单纯机械的治疗。方证对照的辨证论治原则在中医治疗中尤为重要，其中包括中医理、法、方、药的内在统一，为人类诊断和治疗疾病提出了宝贵的指导思想。中医治疗更讲究整体观，而并非简单的"头痛医头，脚痛医脚"。在治疗某一部位疾病时，并不强调单纯的对症下药，而讲究整个机体的调理，这是西医诊疗思想中没有的。中药配伍具有全面性，具有独特的意象思维[4]，蕴含着浓厚的哲学思想。将人体与自然万物相沟通，将哲学思想运用在治疗上，体现出了中医文化中独一无二的创造性和想象力。治疗手段的多种多样，也是中医文化的特质之一。不同于西医单调的治疗手段，中医在几千年的发展中创造出了如针、灸、推拿、贴敷、火罐、拔、刮等特色性的治疗手段，具有操作方便、疗效显著等特点。综上所述，中医文化有着不同于西医文化的特质与特点，是中华优秀传统文化的结晶，因此，坚定中医文化自信，就是坚定中华文明自信。2020 年，习近平总书记在深入部署爱国卫生运动

的专家学者座谈会上强调：强化中医药特色人才建设、要立足更精准更有效地预防、推动从环境卫生治理向全面社会健康管理的转变。我们身处于 21 世纪这样一个信息化的时代，从不同方面多管齐下，效果才会更显著。冯凯[5]认为，要提高中医文化自信，要加强中医药文化的传承、创新中医药文化现代发展模式。同西医文化不同，中医文化中的"师承文化"尤为重要，传承好老一辈中医专家的辨证思维和临床经验是其中的重要组成部分。老一辈中医专家是中医文化的传承者与发扬者，他们在继承传统的基础上不断地完善、改进、创造出适合现代生活的中医治疗方法，为我们留下了宝贵的实践经验。

运用互联网传播和发展好中医药文化同样是坚定中医文化自信的有效方法之一。身处信息时代，我们应运用好互联网的记忆与传播功能，对珍贵的古籍进行数字化处理。运用网络媒体平台宣传与中医药文化相关的知识，在不同群体中，特别是青少年儿童中积极开展中医药文化科普活动。让中医文化走进校园、走进课堂。丰富教科书中有关中医药文化的内容，让学生从小就认识中医，理解中医，接受中医，最终拥护中医，成为对我国中医文化具有高度自信的中医传承人。

三、与时俱进，推动中医文化创造性发展转化

习近平总书记在 2016 年召开的全国卫生与健康大会上指出，要坚持古为今用，将古人思想智慧的宝藏用于现今的新时代舞台，努力实现中医药健康养生文化的创造性转化、创新性发展，使之与现代健康理念相融相通，服务人民健康[6]。中医药健康养生文化的转化与发展是中医文化创造性转化、发展的重点。何清湖[7]等提出，在实现与时俱进的道路上，必须着力于中医养生文化创造性转化，要实现中医养生文化的创造性转化，必须坚持马克思主义的根本指导思想，在转化的过程中保持其原有的特色，才能更符合人民群众的实际需要，才能更迅速、更有力地转化。只有完善了中医药文化的创造性转化，才能更好地推动中医药文化的创新性发展。

四、加强交流借鉴，构建人类卫生健康共同体

中医文化与西医文化的交流借鉴，为推动人类卫生健康共同体作出了重大

的贡献。从 14 世纪前单纯以药材作为媒介，到后来传教士、商旅等的流动使中西医相互传播变得频繁密切起来。自 2019 年新冠疫情以来，我国采取的中西医结合治疗方案为其他国家抗击新冠疫情提供了宝贵的实践经验。未来我们应立足于中国大地，讲好中华文明故事，展现中医药文化的悠久历史和人文底蕴，加强对外交流互鉴，广泛吸收西医之所长，积极推动中医药国际化，在国际上树立公认的中医药标准，以更高质量、更深层次融入国际卫生健康体系，为人类卫生健康共同体的建设与发展提供坚实的基础。

中医对外的文化交流借鉴，传统医学著作为之提供了坚实的理论基础。通过考古等方式发现的古代医学相关文物为我们探索古代医学文化起到了重要的作用。如位于长沙芙蓉区的马王堆汉墓便出土过《五十二病方》等一系列珍贵的医学典籍。我们应运用好互联网等方式，用通俗易懂的方式向大众传播马王堆医学文化，如通过自媒体传播其中的养生保健知识、博物馆展出文物等，拉近民众与古代医学精华的距离，增强民众的文化自豪感，使马王堆医学文化重新鲜活起来。

目前，我国正处于实现中华民族伟大复兴的关键阶段。贯穿于中华民族几千年历史中的中华文明，是中华民族独特的精神标识。习近平总书记于《把中国文明历史研究引向深入 增强历史自觉坚定文化自信》一文中就不断推动和深化中华文明探源工程提出了指导方针，为做好新时代中国文明历史研究提供了根本遵循。中医药学作为中华文明中不可或缺的重要组成部分，传承和发扬好中医药学是文明探源工程和坚定文化自信的重中之重。作为一名中医药学从业者，应以习近平总书记重要讲话精神为行动指南，应牢记使命，不忘初心，传播"中医好声音"，使中医文化走向世界，为人类卫生健康共同体的建设作出贡献，为中医药事业的探源与发展做出不懈的努力，为实现中华民族伟大复兴而奋斗。

（巴玉琛）

参考文献

［1］张其成. 中医文化是中华文明伟大复兴的先行者——纪念习近平中医孔子学院讲话十周年［J］. 南京中医药大学学报（社会科学版），2020，21（2）：78-82+139.

［2］习近平.把中国文明历史研究引向深入 增强历史自觉坚定文化自信［J］.求是，2022（14）：4-8.

［3］夏登杰.中医学的文化特质及其发展策略［J］.江淮论坛，2010（6）：85-88.

［4］谢朝丹，何世民.意象思维对传统中药理论的影响［J］.医学与哲学，2019，40（11）：68-70+81.

［5］冯凯.坚定中医文化自信推动中医药事业繁荣兴盛［J］.中国中医药科技，2018，25（1）：63+68.

［6］习近平出席全国卫生与健康大会并发表重要讲话［J］.医学信息学杂志，2016，37（9）：95-96.

［7］何清湖，曹淼.中医养生文化创造性转化要突出四大特色［N］.中国中医药报，2017-07-26（003）.

关于推动中医探源和现代化发展的若干思考

习近平总书记说"中医药学是打开中华文明宝库的钥匙",中医文化是中华文明伟大复兴的先行者。中医文化可以看成一种我国古往今来智慧大成的文化复合体,包含了儒家思想、道家思想、阴阳五行学说、天人合一、养生保健和中医药理论等经验类、精神类和民俗类文化[1-2]。如何继承传承中医,与现代医学事业发展相结合,并使这项历经千年的医家临证经验指南在现代医学发展中依旧熠熠生辉,使中医文化永远保持鲜活的生命力[3],是我们当今每一位中医人的时代任务和毕生奋斗目标。在深度挖掘中医内涵,传承和发扬中医文化的道路上,一辈辈中医人在不断摸索和奋斗中也找到了自己的方法和道路,也发现了目前存在的难题和瓶颈,需要我们进一步创新探索,攻克难关。

一、突破时代和语言限制

细数中医文化的起源、发展和繁荣的历史,能够发现中医理论体系的形成与社会和文化的发展繁荣分不开,经历了动荡的朝代更迭,人们对于自然与社会的思考逐渐清晰,各家思潮崛起,并在民族统一、国家安定、民生富强的社会环境中,中医的知识和理论才被综合总结整理而形成中医理论体系,中医文化得到空前的发展,并在其后的历史发展中不断完善,根据每个时代的特性,衍生出具有临证实用价值的经方,一直传承至今,为我们现今的医学难题提供治疗思路和方法。

当代学者学习中医的方式主要是古书籍、传记,以及老一辈的中医口耳相传的经验。而在漫长的历史演变过程中,我们身处的自然环境、社会环境与人文环境,都已与历史时期大大不同。我们现在的语言、生活方式、思维思想等都有了很大变革。因此我们理解和领悟中医内涵时有点像窗外看屋内,总有一层窗户纸，让人有些模糊不清和抓不住头脑的感觉。我们学习中医不可能穿越时空回到古代切身经历和感受，因而首要解决的就是时代隔阂和语言障碍，对于古书籍中文言文的表述理解是否准确，是否能够还原历史语境和作者原意是很重要的。精准解读古代医家的临证思想和用方、用药规律后，更需要我们联系现代社会的疑难杂症，在理解疾病的发生原因、机制和发展过程后，依据古代医家的临证经验，找到中医适宜的优势病种，发挥中医药的治疗优势和特色，对当代的特发疾病产生更深层和体系性的中医理解和中医诊疗思路。

二、因地制宜，挖掘地域特色

因地制宜是中医学理论体系的指导思想——整体观念中的理论之一。地域环境主要指地势高低、地域气候、水土、物产及人文地理、风俗习惯等。地域气候的差异，地理环境和生活习惯的不同，在一定程度上影响着人体的生理功能和体质的形成。而人体的生理病理变化也受到地域环境的影响，故在养生防病中，要根据地理环境的不同，采用适宜的防病治病的原则和方法。

由于古代医家在整理编撰医书的时候，是集众家所长，并随着临证的异同不断沿用和改进。在这个过程中就会发现有些病症和治疗具有明显的地域特点。例如中药的使用，中药是中医主要的治疗手段，其产地具有地域性[4]，其有效成分与生长条件和环境气候等密切相关[5]，道地药材的标准和要求也应运而生，只有在特定的地域，特定的环境下种植出的药材才会有特定的功效。有些病症也具有地域性特点[6]，病症和用药相对应。《素问·异法方宜论》曰："黄帝问曰：医之治病也，一病而治各不同，皆愈何也？岐伯对曰：地势使然也。"例如清代医家吴鞠通之《温病条辨》中温病初起之风温论治，原书注用银翘散。吴氏地处江南，而北京张先生所治风温，主张在京地区温病初起卫分，不需拘泥原方，只需遵循吴氏辛凉治则。张先生分治表里，不使外邪温热与内在伏热交织，避免病情绵延，让病情快速扭转而取得奇效[7]。又有巴蜀张氏所治风温，与江南吴氏、北京张先生所治名目虽同，但巴蜀风性必偏寒凉，温热之性较轻，患者体内少有伏热，因而巴蜀张氏，加以麻黄，增加原方的辛温发散力量，在疾病早期就阻断病势，获得奇效。

三、加强多学科交叉融合

长期医疗经验的积累，为中医学理论的形成奠定了丰富的临床实践基础，而天文、地理、气象、历法、数学等古代自然科学的发展和成就，也为中医基础理论的形成提供了重要参考和借鉴[8]。中医是一门自然科学和人文科学相结合的学科，中国古代的哲学思想构成了中医学理论形成的基础，多种思想理论学说和自然科学规律交融，为中医学理论体系构建和发展提供了方法论支撑[9]。理解中医，不单单是理解中医理论，还要多学科融合。例如可以结合古代和现代气象学研究，尝试预测大型传染性疾病的流行趋势[8]。结合现代发展网络药理学、表观遗传学对中医中药的应用和病症治疗进行现代化的分子机制探讨。

人与自然为一整体，自然环境和社会环境中的某一个微小的环节的改变都会产生蝴蝶效应，影响人的身心健康。探求人与自然和谐，人与社会和谐，人自身和谐也需要多学科共同努力，系统交融，共同探讨和促进现代中医理论体系完整。

四、完善和促进现代中医体系发展

现代化是中医发展的必由之路[10]。中医现代化，是指按照中医自身的发展规律，满足时代发展的需求，充分利用现代科学技术，使中医药学从理论到实践，都产生新的变革与升华，成为具有现代科学技术水平的医学理论体系的一个发展过程。现代化中医发展需要"今为中用"和"中为今用"[11]，利用现代自然科学和社会科学成果，与中医特色融合，利用人类一切文明成果推陈出新、实现蜕变飞跃；同时，中医为现代社会所用，维护和促进现代人类健康，结合不同时代背景对比分析，对当代和古代的疑难杂症、中医特效疾病进行剖析，找到中医治疗切实有效的疾病类型，并寻求现代疑难杂症的有效治疗方法，找到对特发疾病的治疗方法和规律，是我们建立现代中医自信的着力点，更是中医现代化的关键步骤。例如现今的新冠病毒感染，中医药的切实疗效，迅速提升了中医的影响力，扭转了中医在人们心中的形象。另外，还要注重中医人才的培养，培育更加有内涵、有医德、有能力的好中医，中医基础知识的传授和临床诊疗经验相结合，多学习名老中医和某些家传中医的诊疗思路。让现代中医学子和新晋临床中医师们能够在日常的诊疗过程中，提升患者的信服和认同感，也是让中医深入国民心中的重要方法。找到中医的优势和特色，传承和发扬创新，是我们弘扬民族文化、民族精神和民族自信的重拳出击。

总之，做好中医溯源和推进中医现代化是当代中医人的奋斗目标，也是实现中华文明伟大复兴、发扬发展中医文化的根本途径。做好中医溯源，首先要打破时代、地域和语言的限制，深层体悟理解中医文化的内涵，并结合古今多学科的优秀知识成果，发掘中医的优势特色，因地制宜，因病制宜。"今为医用""医为今用"，取众家之长，开创中医现代化之路，使中医内涵、中医文化继续保持鲜活的生命力，为民族复兴立根铸魂。

（李　泽）

参考文献

［1］许静荣，王朝阳，姚群峰．中医药文化国际传播人才培养模式研究［J］．时珍国医国药，2022，33（09）：2246-2248．

［2］周佳仪，张双珍，刘鑫昕，等．关于中国文化和中医文化二者关系的研究［J］．文化创新比较研究，2022，6（24）：92-96．

［3］刘文平，冯全生，吴文军，等．关于中医活态传承建设的思考［J］．中医杂志，2022，63（9）：806-810．

［4］张小波，兰萍，张卫，等．中国传统医药中的地理观［J］．中国中药杂志，2022，47（23）：6287-6296．

［5］张倩倩．清代霍山县中药材地理探析［D］．郑州：郑州大学，2018．

［6］蔡明财，吕伟凤，于晓，等．因地制宜思想对中医治疗学的影响［J］．吉林中医药，2017，37（11）：1085-1088．

［7］屈庆，刘旭，郑胜明，等．银翘散"因地制宜"名家临证举隅［J］．浙江中医杂志，2017，52（3）：217．

［8］邹纯朴．论中医多学科融合的发展路径——从《黄帝内经》谈起［J］．中医药文化，2020，15（2）：31-35．

［9］张宇鹏，佟旭，王国为，等．中医学理论的文化内涵探析［J］．中国

中医基础医学杂志，2022，28（12）：1921–1924+1927.

　　［10］郑国庆. 科学发展观下的中医现代化［J］. 中华中医药学刊，2009，27（7）：1525–1528.

　　［11］王院春，惠建荣，朱叶萍，等. 中医现代化的策略和方法新议［J］. 中华中医药杂志，2021，36（11）：6551–6556.

基于"知－信－行"探讨中医溯源工作重点

溯源，往上游寻找发源地，比喻向上寻求历史根源。中医溯源即寻找中医的历史根源。知－信－行模式是由英国健康教育学家柯斯特提出，强调知识、信念、行为在促进个人健康行为改变方面的关联作用[1]。该模式通过向人们传播健康的知识和信息使人们形成正确的态度和健康的信念，正确的态度和健康的信念是健康行为改变的动力基础[1]。本文基于知－信－行模式主要从知识、信念、行为三个方面探讨中医溯源的工作重点。

一、知－信－行模式之"知"

知，即知识、学习，知－信－行模式第一环节，是人类行为改变的基础和先行条件。要做好中医溯源工作，探寻中医的历史根源，首先要知道什么叫中医，什么叫中医文化？

"史者，所以明夫治天下之道也。"要寻找中医的历史根源，首先要做到明史，明中医之意，明中医之史，明中医之界。只有把握了中医的内涵外延，摸清了中医涵盖的内容，掌握了中医溯源的"知"，才能更好地完成中医溯源。正所谓"出乎史，入乎道。欲知大道，必先为史"。党的十八大以来，习近平总书记反复强调，要尊崇历史、研究历史、确立历史思维、传承中华优秀传统文化[2]。而"中华文明探源工程"的意义则在于此，为了更好地完成中医溯源，首先就要做好中医文化探源。

中医文化，通俗来讲，是指中国传统文化中与医学相关的内容，即中医专业应具备的行为规范、道德观念及人文习惯[3]，包括中医的思维方式、传统习俗、行为规范、生活方式、文学艺术，甚至一些影响深远的事件等[4]。"仁、和、精、诚"四字则可高度概括其核心价值观[5]。在探索中医文化的根源过程中，了解中医文化的知识则可以从以上内容进行进一步探索，以求更全面地认识中医，认识中医文化，探索中医文化"知"的根源。

典籍作为人类学习知识的最基础、最重要途径，古籍、医书、文献的传播也是中医文化溯源的重点，要做好中医文化溯源的"知"，古籍的挖掘也是重点内容。《黄帝内经》作为中国最早的医学典籍，是中医家观察和研究人体生命活动规律后得出的一套完整理论，是中医基础理论确立的标志，同样也是探索中医文化"知"根源的重点内容。当然，要做到全面了解中医文化的知识，不仅是单一典籍需要深度挖掘，如：中国第一部系统论述外感疾病辨证论治的书籍——《伤寒论》，现存最早的针灸学专著——《针灸甲乙经》，我国现存第一部论述病因证候学的专书——《诸病源候论》，等等，都是我们需要进一步挖掘、探索的中医文化"知"的根源。

知识来源的可靠性和传播的有效性都能促进态度转变，以便更好地转换为行动。要做好中医溯源工作，首先要做好中医知识的探索，广泛收集中医知识，获得全面、可靠的中医知识，并充分发挥现代技术先进的优势，运用互联网等方式使中医知识得到有效、优良的传播。

中医溯源，知之探之，知史知意。

二、知－信－行模式之"信"

信，即信念、态度，作为知－信－行模式中承前启后的环节，既是知识传播的重要条件，也是行动的动力来源。要做好中医溯源工作，探寻中医的历史根源，在把握了中医的内涵外延，摸清了中医涵盖的内容，领悟并把握其医学内涵、文化内涵及精神内涵，做到了中医溯源的"知"之后，则是树立正确的信念和积极的态度。

关于树立正确的信念和积极的态度，就要谈到中医自信，中医文化自信。要做好中医溯源，不仅要有来源可靠、传播有效的中医知识，坚定中医文化自信也是其重点内容。需要强调的是坚定中医文化自信不应该只是口头倡议，而当作为中医药事业发展的重点工程，这不仅有利于传统文化的传播、科学自信的建立，而且有利于国民素质的提升和中医事业的发展[6]。作为中医传承与发展的主体，中医人对中医文化的自信是确保中医传承的脚步不停、发展的步伐不乱的主要精神力量，是中医传承与发展的精神保障[7]。

文化是一个国家、民族的灵魂。文化自信是一个国家、民族、政党对自身历史发展精髓的深刻领悟，对自身文化禀赋的充分尊重，对自身价值的高度肯定，并在此基础上自觉地传承、弘扬、践行，进而拥有实现创造性转化和创新性发展的能力[8]。做好中医溯源的"信"，就是要明白"为什么要坚定中医文化自信？如何坚定中医文化自信？"而谈到坚定文化自信则不得不提到我们那些唠唠叨叨的长辈们，中国传统文化在她（他）们身上有明显的烙印，因而她（他）们也是中国传统文化的优秀传播者、继承者，中医作为中国传统文化中的一块瑰宝，自然也是刻在她（他）们基因里的遗传序列。而关于她（他）们坚定中医文化自信的例子也随处可见，例如：当你刚运动完，站在风口，你的父母总会提醒你，不行……可是为什么呢？因为她（他）们的父母就是这样告诉她（他）们的，并且她（他）们也坚定不移地相信并践行。除此以外，嗓子发炎可以揪痧，感冒发热可以放指尖血……这些都能在中医知识中找到源头。长辈们在生活中时刻都为我们展示着怎么坚定中医文化自信，并且用实际行动告诉我们为什么要坚定自信，所以为什么不坚定中医文化自信呢？

行动的动力是来源于人们内心的信念，而这种信念必须是根深蒂固的。要做好中医溯源工作，不仅要有可靠的知识来源及有效的知识传播，还要坚定信念，坚持中医文化知识，做好中医溯源工作的"信"。

中医溯源，知之信之，身行践之。

三、知–信–行模式之"行"

行，即行为、行动，是知识传播的结果，是坚定信念的结果。"知""信"是"行"的前期基础，只有"知"与"信"的量变积累到一定的程度时，才能引起"行"的质变，这一过程需要一定的时间，知识从接受到内化，形成信念到输出为行为，都需要时间的累积，经历"知识转化为信念，信念付诸实际行动"的过程。中医溯源，知之、信之、行之。

中医溯源，领悟并把握其医学内涵、文化内涵及精神内涵，树立正确的信念和积极的态度，而后则是以实际行动探索中医根源。掌握中医内涵外延，坚定中医文化自信，要做好中医溯源，不能仅着眼于文化却疏忽其根本，而坚定中医文化自信的基础在于医学服务，即其主要内涵便是医学。习近平总书记《把中国文明历史研究引向深入 增强历史自觉坚定文化自信》讲话中也提到

"古为今用，推陈出新，继承和弘扬其中的优秀成分"，告诉我们中医溯源，溯的是优秀的源。而"中医文化的创造性转化与创新性发展"，"加强中医文化交流互鉴，推动构建人类卫生健康共同体"就是我们中医溯源"行"的方向。

加强中医文化交流互鉴，推动构建人类卫生健康共同体，做好中医溯源工作，首先要增加中医的传播度及流行度，让世界都接受中医，喜爱中医。众所周知，近年来中医获得了较大的传播及流行，也取得了很多成果，以中医外治技术为重点，如针灸、推拿、拔罐渐渐获得了世界范围的认可和推行。同时，中医方药也慢慢走向世界，但仍然存在一定的局限性。原因可能有以下两点：一是中医药临床验证方式与西方医学为主导的循证医学模式有较大差异[9]；二是中医药学的现代科研方式起步较晚，还没有探索出符合自身规律、契合学科特质的科研路径与方法[9]。

另一方面，中医文化的创造性转化与创新性发展也是中医溯源的重点工作。2019年全国中医药大会上，习近平总书记对中医药工作作出批示，提到中医人要在不断传承精华、守正创新中，展现现代中医药文化的独特魅力[10]。加强中医药科技支撑，创新中医文化现代发展模式，中医药传承发展既要坚持原创思维的根本和灵魂，又要利用现代科技作为方法和手段[11]。中医药服务通过传统中医药理、法、方、药维护和增进人民健康，在医疗、养生、保健、康复、养老、产业、中医药文化和健康旅游等领域充分发挥着中医药特色优势[12]。做好中医溯源工作，要努力做好中医文化的创造及创新，加快推进中医药现代化、产业化。与此同时，中西医并重，中西医互相补充、协调发展在推进中医药创造性转化与创新性发展中占有重要地位。另外，中医药事业的高质量发展也是中医溯源工作"行"之重点，可为建设健康中国、实现中华民族伟大复兴的中国梦贡献力量[13]。

中医溯源，信之行之，取精用宏。

综上所述，要做好中医溯源，首先要知道中医的内涵外延，保证知识来源的可靠性和传播的有效性；其次则要树立正确的信念和积极的态度，在内心深处根深蒂固地坚定中医文化自信；最后是以实际行动探索中医根源，加强中医文化交流互鉴，促进中医文化的创造性转化与创新性发展，推动构建人类卫生健康共同体。

（李巧玲）

参考文献

[1] 朱金宁 . 知信行模式下青少年健康生活方式的研究 [J] . 当代体育科技，2022，12（28）：181-184.

[2] 习近平 . 把中国文明历史研究引向深入 增强历史自觉坚定文化自信 [J] . 求是，2022（14）：4-8.

[3] 梅巳，曾辉，李峰，等 . 中医院校生理学课程思政引入中医文化的可行性分析 [J] . 中国中医药现代远程教育，2022，20（14）：170-172.

[4] 肖红梅，叶利军 . 试论中医药文化的创造性转化和创新性发展 [J] . 湖南省社会主义学院学报，2019，20（6）：80-82.

[5] 王亚心，杨巧菊，杜江艳 . 中医理论与中医文化"课程思政"的实践探索 [J] . 中华护理教育，2020，17（7）：630-633.

[6] 何清湖 . 论坚定中医文化自信 [J] . 湖南中医药大学学报，2020，40（10）：1189-1192.

[7] 何清湖，曹淼 . 坚持文化自信促进中医药"三好" [N] . 中国中医药报，2018-01-10（003）.

[8] 何清湖，陈小平 . 坚定中医文化自信 [M] . 北京：中医古籍出版社，2020.

[9] 何清湖 . 中医药行业需要"中医＋"思维 [N] . 中国中医药报，2015-10-19（003）.

[10] 王守富 . 从新冠肺炎疫情防控谈增强中医文化自信 [J] . 当代党员，2020（S1）：61-63.

[11] 冯凯 . 坚定中医文化自信 推动中医药事业繁荣兴盛 [J] . 中国中医药科技，2018，25（1）：63+68.

[12] 何泽民，何勇强 . 坚定中医文化自信 践行健康中国行动 [J] . 健康中国观察，2019（11）：28-31.

[13] 何泽民，何勇强 . 坚定中医文化自信，建设健康中国 [J] . 邵阳学院学报（自然科学版），2019，16（5）：103-106.

基于"升降出入"辩证思维的中医药文化探源研究

中医药学历史悠久，凝聚着深邃的哲学智慧和中华民族两千多年的健康养生理念及其实践经验，蕴含着极为丰富的医学与历史文化资源，是中国古代科学技术的优秀代表和传统文化的集中体现者，也是打开中华文明宝库的钥匙。1958年10月11日，毛泽东主席作出重要批示：中国医药学是一个伟大的宝库，应当努力发掘，加以提高[1]。2022年5月27日，习近平总书记同样强调：中华文明探源工程必须继续推进、不断深化[2]。在国家"一带一路"倡议下，推进中医药高质量融入共建"一带一路"，是推进健康丝绸之路建设的重要内容，也是推动构建人类卫生健康共同体的重要平台。因此，做好中医药文化溯源工作对于传承和弘扬中华优秀传统文化及推动中医药事业高质量创新发展具有重要意义。

先秦、两汉时期古代先贤原创的朴素的唯物主义观"气一元论"学说，被广泛地用来阐释当时所不能理解、不能观察到的细微物质及事物的精微变化，是当时所能采取的相对客观科学的认知方法，是一种认识世界万物的高度概括学说[3]。"气一元论"学说中描绘了"气"的运动形式"升降出入"，这个朴素的唯物认识观不仅可以用来解释人体生老病死及大自然生长收藏等生命现象，也可以指导我们探索一个事物的发展演化过程。中医药文化具有历史、哲学、学术、文学等宝贵特质[4]，故笔者基于"升降出入"辩证思维对开展中医药文化探源工作事项进行简单探讨。

一、"升"：升华提炼，揭秘瑰宝

升，在气的运动形式中是指自下而上的运行。"升"字始见于商代甲骨文，后引申为"升高、升级"之义。在开展中医药文化探源工作时可取其"升华"

之义，即借助现代科学研究手段将古朴的中医药理论进行升华提炼，用神经科学、基因遗传学、细胞生物学、分子生物学等前沿学科的理论和技术来揭示中医药发挥作用的本质。

事实上，在"升"这个方向上开展中医药文化探源工作从 1955 年国家批准成立中医研究院时即已启动，至今已有 60 余年。1997 年，《中共中央、国务院关于卫生改革与发展的决定》明确提出了实现中医药现代化的战略目标，至今也有 20 余年的历史。经过数十年的发展，我国已取得了一系列中医药科研成果，如对某种中药和某一方剂有效成分的提取、分离及对于中药的作用靶点和信号通路等研究开展了大量工作，其中新型抗疟药青蒿素及治疗急性早幼粒细胞白血病的砒霜就是升华提炼后的中医药瑰宝中的杰出代表，解析了中医典籍中的奥秘。在这个科技日新月异的时代，我们需要继续大力发扬"青蒿素"精神，结合大数据、人工智能、云计算等先进技术推动中医药现代化建设高质量发展[5]。

当然，对于西方建立的现代科学研究体系，我们只能加以借鉴，绝不能照抄照搬。中西医理论体系与哲学思想不同，用西医学理论取代中医传统理论的这条路走不通，无论是基于机械论、还原论，还是基于系统论，现代科学都无法完全解释中医的整体观等哲学思想及该语境下的"气"等概念。故中医药现代化研究过程中始终要遵从中医学文化属性，再借鉴现代科学技术加以提高。

二、"降"：降临民间，寻宝探秘

降，在气的运动形式中是指自上而下的运行。降的本义是从高处向低处的变动，有"下降、降临"之义。在开展中医药文化溯源工作时不仅仅把目光聚焦在实验室里，还要把资源力量下降到民间去[6]，即通过调研民风习俗及收集整理民间中医药验方、秘方、老药工技艺等医技资源来传承好、发展好、利用好中医药宝库。

中医药学本身就发祥于民间，从古代先民的纯粹医药经验积累，再与自然科学、社会科学、哲学等多学科知识相交融而逐渐形成独特的体系。我国幅员辽阔，风土人情及民族文化丰富多样，许多古朴的中医药文化通过融入居民饮食、文化习俗中得以保留下来。另外，受科学技术的局限性和传统保守观念的影响，很多宝贵的中医药技术分散在民间，以个体、家族式、师承式等模式存在，缺少专业的团队来进行系统整理、发掘和推广。当然，民间医药存在精华与糟粕混杂的局面，这需要专业人士进行甄别，去其糟粕，取其精华。

因此，民间医药是中医药不断发展的重要资源，整理开发民间医药技术，这也是中医药文化溯源的工作方向之一。随着人们对中医药服务的需求不断提高，民间医药工作受到了国家、行业及民众的高度重视，民间医药生存环境不断改善，相信民间医药会更深入更广泛的服务于人类健康[7]。

三、"出"：走出国门，扩大交流

出，在气的运动形式中是指由内向外的运行。"出"可引申为离开、发出、支出等义。在开展中医药文化溯源工作时可取其"走出"之义，即通过走出国门，扩大中医药学术交流，吸收借鉴国外的中医药研究成果，来传承和弘扬好中医药文化。

中华民族是文明最早的民族之一，在悠久的历史长河中曾长期扮演文化引领者的角色，中国的影响力辐射东亚乃至全球，中医学的传播对当地民族医学的诞生和发展，产生了极为重要的促进作用。中医学在世界传统医学中占有非常重要的地位，明清时期以前，日本、朝鲜等国家有大量的医生来中国学习中医药知识，这些留学医生回国后为中医药学在本国的建立、发展作出了重大贡献[8]。由于历史的原因，虽然目前全球以西医体系占主导，但日本、韩国、马来西亚、新加坡等国家仍有非常活跃的中医药文化身影[9]。这些国家都保留有大量的中医典籍，其中有不少是我国已佚的珍贵文献资料。

新中国成立以来，随着对中医药认识的不断加深和学术交流的持续扩大，许多欧美国家也掀起了中医药的研究热潮，建立了中医药学术团体。如美国、法国在经络实质、针灸疗法等方面进行了大量研究[10]，德国在中药药理方面进行了卓有成效的研究，研制出了平喘药物"碧桃仙"等。

因此，我们需要加强与世界各国建立更密切的联系，推动中医药的国际学术交流。随着"一带一路"倡议的推进，也必将加快中医药现代化和国际化的进程，中医药文化溯源必将取得更多的成果。

四、"入"：深入文献，传承创新

入，在气的运动形式中是指自外向内的运行。此字本义指进入。在开展中医药文化溯源工作时可取其"深入"之义，即通过联合历史学、考古学、哲学等多学科协作，深入挖掘中医药宝库，做好中医药文献整理和研究工作。

中医药学的发展过程，始终伴随着中医药文献不断积累、整理、总结和提炼的过程。中医药古籍，这是一座庞大而丰富的文献宝库，上起周秦，下至清代。历史上众多的中医文献至今仍在对中医理论的发掘和医疗实践中发挥着指导作用，而与中医文献的开发性研究相关的，比如藏象学说、经脉本体、新药开发等现代中医药研究成果更是不胜枚举。

文献整理研究是中医药溯源工作必不可少的部分。如马王堆汉墓出土的众多医学文献著作，填补了我国早期医药学史的一大空白，对于研究我国古代医药学的发展概况和水平具有极高的学术价值[11]。但由于目前的自然环境、社会环境及生活方式等与古代有着很大的差别，现代自然和社会科学与中医药的哲学基础截然不同，因此决定了中医药文献研究必定是一个漫长的过程，也是当前和今后中医药传承创新发展的工作重点之一。

五、结语

中医药学是打开中华文明宝库的钥匙，中医药文化探源是一项艰巨且意义重大的工作。正如《素问·六微旨大论》中所说："故非出入，则无以生长壮老已；非升降，则无以生长化收藏。"我们要从"升降出入"四个方向入手，才能真正做好中医药文化探源工作，促进中医药传承创新发展，提升中医药文化的影响力和感召力。未来，相信在中国共产党的强力支持与领导下，中医药事业必定得以乘风破浪，持续高质量发展，中医药文化探源成果必将造福全人类。

（邱俊峰）

参考文献

［1］秦宇龙."西学中"挖掘中医药伟大宝库［J］.中国中西医结合杂志，2021，41（4）：389-390.

［2］习近平.把中国文明历史研究引向深入 增强历史自觉坚定文化自信［J］.求是，2022（14）：4-8.

［3］何清湖，孙相如，陈小平，等."气一元论"学说对藏象理论形成的影响［J］.中医杂志，2015，56（17）：1445-1448.

［4］陈小平，江娜，严暄暄.中医药文化软实力特质分析［J］.湖南中医药大学学报，2017，37（4）：450-452.

［5］张雅娟，姜云耀."十四五"时期中医药现代化主要研究方向的探讨［J］.世界科学技术—中医药现代化，2022，24（3）：1309-1314.

［6］陈军.加强民间中医药保护发展和传承［J］.北京观察，2022（3）：20.

［7］王丽颖，陈仁波，赵学尧，等.近十年民间中医药发展现状分析［J］.中国民族民间医药，2021，30（12）：123-126.

［8］邵沁，宋欣阳.明清中日医学交流对汉方医流派形成的影响［J］.医学与哲学，2019，40（1）：77-80.

［9］蔡高茂，张其成.海外中医制度文化探索之马来西亚中西医结合概况与发展战略初探［J］.世界中医药，2018，13（11）：2927-2931.

［10］宋凯，王亚婷，熊凡捷，等.近十年海外针灸机制研究的现状和规律分析［J］.中国中医基础医学杂志，2022，28（5）：780-784+795.

［11］刘瑶瑶，邓环.从马王堆汉墓典籍看中医药的发展历史［J］.陕西中医药大学学报，2018，41（6）：109-112+127.

中医文化特质与活态传承方略研究

中医文化凝聚了众多传统文化的精华，在中华璀璨的历史文化中发挥着重要作用，为中华民族的生存繁衍作出了不可磨灭的功绩，它主导着中医的基本特征和方向，是中医内在价值观念、思维方式和外在行为规范的总和，是中华民族几千年来积淀发展形成的具有民族性、历史性、哲学性、科学性、人文性、活态性的文化精髓。中医文化的基本特质决定了其传承不是静止、凝固的，而是鲜活、发展的[1]，我们应从多方面、多途径构建多维度的中医活态传承体系，推动中医文化的传承与发展。笔者就中医文化的基本特质及活态传承方略浅析如下。

一、中医文化基本特质

1. 民族性

中华传统文化源远流长，其形成和发展的理论体系与中华优秀传统文化一脉相承[2]，是中华优秀传统文化的重要组成部分之一。中医文化根植于中华优秀传统文化的肥沃土壤，是中华优秀传统文化孕育和滋养而产生的，中医文化与中华优秀传统文化同根同源，它的文化根源、哲学思想、思维特点等都可以在中华传统文化中找到根基，中华传统文化的精神内核在中华医学的各个方面都动态地渗透着，因此，中医能很好地反映本民族的文化特质，具有鲜明的民族性[3]。

2. 历史性

中医是中国古代人民与疾病斗争的过程中，通过长期的医疗实践逐步形成和发展起来的医学理论体系。中医文化经历了几千年的发展，伴随着中国传统文化在漫长的历史长河中起起落落[4]，其历史脉络清晰可见：①形成期：中医产生于原始社会，《黄帝内经》是中国传统医学四大经典著作之一，也是中国医学宝库中最早成书的一部医学典籍。②昌盛期：唐代以后，高丽、日本、中亚、西亚等地流传着大量的中国医学理论和著作。③衰落期：金元以降，中医开始没落。明清以后出现了逐渐取代中医经方的温病派和时方派。同期受中医影响的还有蒙医和藏医。④复兴期：2003年开始中医学开始复苏，至今仍是我国常用的治病手段之一。

3. 哲学性

中国古代朴素唯物辩证观的哲理，是在生产力水平低、科学技术落后的古代社会中产生的，是以朴素唯物论和自发辩证法为指导，以自然哲学的医学模式为代表，属于经验性医学。中医将自然、社会、生物、心理等多学科的知识和理论融会贯通，以实践为基础，形成了独特的中医理论体系，指导了几千年的医学实践活动。中医哲学的思想内容十分丰富，对认识人生、社会、自然、宇宙及其相互关系都起到了积极的作用，是我国传统中医哲学思想的重要组成部分。认真学习和理解这些思想，懂得取舍，才能更深刻地认识中医，使中医哲学在中医领域发挥它应有的作用。

4. 科学性

中医药学有独特的理论体系和科学的思维方法。它提出天人合一、道法自然的生命观；坚持辨病与辨证施治相结合，强调个体化防治；强调人的整体观，强调人与自然、人与社会的整体观，这与马克思主义哲学和辩证唯物主义是不谋而合的。中医创造了多项世界之最，华佗创"麻沸散"行世界首例麻醉药——外科手术；唐代王焘治疗白内障用的是金针；明代发明的人痘接种术，首创人工特异免疫疗法，至今仍在全国推广应用；屠呦呦教授发明了治疗疟疾的青蒿素等。中医药学借助人文科学分析和把握疾病的变化规律，呈现出多学科融合的现代科学发展趋势，为人类认识健康、认识疾病提供了独特的思维方式，具有明显的科学性。

5. 人文性

中医不仅是治病的医术，也是治人的医道。《大医精诚》记载："凡大医治病，必当安神定志，无欲无求，先发大慈恻隐之心，誓愿普救含灵之苦。若有疾厄来求救者，不得问其贵贱贫富，长幼妍蚩，怨亲善友，华夷愚智，普同一等，皆如至亲之想。"可见，作为一名优秀的医者，不仅要有精湛的医术，更要有高尚的医德。大医体现的是儒家伦理道德要求，仁爱之心、忠恕之道才是最核心的。"夫以一理之术，治其身，治其政也。"医人之病与医国之病，道理相通，所以范仲淹有"不为良相，愿为良医"的感慨。中医文化中蕴含着极为丰富的人文精神，具有人文性。

6. 活态性

中国传统医学历经数千年发展，其历史脉络清晰可见，其内涵与外延在不同历史时期的中医学概念随着时间的前移而日益丰富发展，显示出中国传统医学的生命延伸性；中医学文化融汇中华传统文化之精华，兼容儒、释、道三家之核心；同时，中医强调整体观和辨证论治，对疾病的诊断、治疗和预防都具有活态性，体现了中医学与中国传统文化在活态上的兼容并蓄，使中医学与传统医学文化相互融合、相互促进。中医药文化的传承不是静止、凝固的，而是鲜活、发展的。

二、中医文化活态传承方略

中医药文化的基本特质决定了中医药文化的传承不应是静止的、凝固的，而应是鲜活的、发展的，积极推动中医药文化的活态传承，从多方面、多途径构建多维度的中医药活态传承体系，对于完善中医药文化传承体系，促进中医药文化的传承与发展，具有十分重要的意义，笔者就中医文化活态传承方略浅析如下。

1. 加强中医文化宣传，激发中医文化自信

中医药文化自信是中医药发展的内在动力和必然要求，是增强中华民族文化软实力的源泉[5]，要加强中医药文化宣传，扎实推进中医药文化宣传工作，满足群众对中医药健康知识日益增长的需求，激发中医药文化自信[6]：①开展中医药健康服务大行动，为各地群众提供专家义诊、中医药科普宣传及健康咨询等服务，传播中医药健康理念。②办好思政教育，培养中医"铁粉"学习中

医，不仅要学习中医技法，更要学习中医精神，把中医培养人才的思想政治教育的共性、特殊性结合起来，把中医所倡导的"大医精诚"的理念渗透到教学环节中，既可以提高学生的积极性和参与度，又可以增强学生对中医文化的认同感，从而达到培养中医"铁粉"。③开展中医文化进中小学校园活动，帮助学生在实践探索中认识中医、了解中医，通过开展形式多样的实践活动，开启人家中医文化之旅的第一站，提高青少年中医文化和健康素养。可建中医药文化墙、中医药展柜等，营造校园中医药文化氛围，增强青少年传统文化自信。④积极利用互联网、电视广播、电台、微信公众号、图书等方式宣传中医药文化，激发中医文化自信。

2. 正视中医文化内涵，尊重中医发展规律

中医药文化内涵丰富，中华中医药学会中医药文化分会于 2005 年 8 月将中医药文化定义为精神文明和物质文明的总和，体现了中医药文化的本质和特色，是中华民族优秀传统文化的总称[7]。把科学文化和人文文化有机地结合起来，以人文文化的形式体现中医文化的内容。中医是在稳定的基本理论基础上不断地通过个性化治疗途径创新临床理论，中医自身的发展规律本是通过与西医发展的历时性比较，由其内在的理论框架、思维方式、研究方法及研究对象总结出来的。我们只有遵循中医自身的发展规律，才能有效地促进中医的进步和发展，无论中医所处的时代是古代、现在还是未来[8]。

3. 加强中医经典传承，强化中医思维构建

中医经典是中医学的灵魂，是中医理论的基石，是中医文化活态传承的基础，可通过以下途径实现中医经典传承：①营造中医经典学习氛围，化整为零，加强片段化学习，注重点滴积累，将经典学习作为一种习惯，传播中医思想，传承经典文化。②开展以"赛"促学的经典知识竞赛活动，通过对经典诵读、感悟、临证应用等能力的考查，激发中医临床工作者"学经典，做临床"学习热潮。③开设中医经典系列讲座，采用线上线下相结合的学习模式，通过线上名师授课、线下测试，深入学习中医经典，夯实理论基础，拓宽中医经典对临床的指导作用。传承中医经典，有助于增强中医核心理论的理解力，提高临床思辨能力，构建正确的中医临床思维[9]。

4. 改革临床跟诊模式，实现临床口传心授

名老中医药学术思想和临床经验是中医药传承创新的源泉和动力，要积极改进临床跟诊模式，高效实现名老中医药学术经验传承：①开展"师带徒"传承模式，使传人更快地掌握老中医药专家独特的学术经验和诊疗技巧，在传承中医药学术思想、临床经验和技术专长方面发挥重要作用。通过跟名师，师者言传身教，学生耳濡目染，潜移默化，才能成长为一个德才兼备的中医人。②建设名老中医工作室诊疗流程，建立特色专病病历诊疗模板，患者就诊时学生初诊，采集病历；诊疗过程中规范收集患者的临证资料和名老中医的辨证细节；对诊疗后的医案进行整理，记录名老中医的资料，如病证诊治思路等，对总结推广名老中医的诊疗经验有一定的帮助。③开展临床情景模拟教学，通过现场教学，教师边讲解边诊治，将中医临证运用的理、法、方、药的全过程真实直观地展现在为"病人"精心诊治的过程中，做到现场演绎中医临床口传心授。④在原有的中医基础和特色上，融入现代科技手段，要求学生在培养中医人才的过程中，要以中医理论为核心，以现代科学技术为指导，从现代科技的一切方法、思想、理论中源源不断地吸取滋养材料，使之在临证实践中充分发挥现代科技所带来的优势[10]。未来的中医人才应该是在现代系统科学和实验科学的指导下，在熟知中医理论和实践的同时，能够运用高科技的检测手段，运用高精度的治疗仪器和药物，完成对疾病的准确认识和对症治疗。

5. 搭建传承信息平台，助推学术智能传承

随着信息产业的不断发展，大数据时代为中医药文化的活态传承提供了新的方法，我们要充分结合现代信息技术，全面推动中医药传承工作的信息化、互联网化：①将大数据信息技术与传统中医药临床科研相结合，构建临床科研信息共享系统，通过信息技术智能分析，揭示名老中医诊疗规律，评价临床疗效，形成临床诊疗方案等，通过大数据信息技术的智慧分析，促进中医药传承工作[11]。②搭建传承信息平台，将不同诊疗信息形成结构化形式，推动数据和知识的流动，实现临床知识库的共建共享、持续更新，从而更好地助推学术智能传承[12-13]。③发起名医学术传承云计划，基于互联网搭建名医经验传播平台。

6. 中医文化博大精深，传承精华守正创新

中医药文化博大精深，中医药事业源远流长，从古至今，中医药文化是一部传承与创新的发展史，文化创新是中医药事业发展的不竭动力[14]，我们要在传承中不断发展创新：①遵循中医自身特点，促进中医理论突破，注重中医药学术创新，在发扬中医药传统特色优势的基础上，进行理论创新[15 16]。②优化中医药人才培养模式，传承是中医药事业发展的核心，名老中医扎实的中医理论和精湛的临床技术，积累了几十年独特的诊疗经验，这一宝贵财富需要有人来传承、整理、挖掘和提高，传承离不开名师名学，中医药文化的传承要注重医德、医理、医术的传承，通过以老带新的模式，让这些宝贵经验薪火相传，坚定中医药文化自信。③充分利用现代科学技术发展中医，加快推进中医药科研创新，积极推进高校、研究所、医院等机构的研发合作，充分依托外部优势资源开展课题研究，勇于创新，为未来发展赋予新动能。

综上，中医文化是我国传统文化中最具有原创力和吸引力的内容之一，是中华优秀传统文化的重要组成部分和杰出代表，承载着中华文化复兴的重要历史使命。中医文化不仅决定着中医药学的精髓和特色，也决定着它的历史形成和今后的发展，是中医药学的根基和灵魂。了解中医文化的基本特质多方面、多途径构建多维度的中医活态传承体系，有助于更好地用中医、爱中医、信中医，将中医文化价值发扬光大。

（石文英）

参考文献

［1］刘文平，冯全生，吴文军，等.关于中医活态传承建设的思考［J］.中医杂志，2022，63（9）：806-809.

［2］朱必法.论中医文化的当代价值［J］.广西中医药大学学报，2014，17：18-20.

［3］张秀荣，季旭明，刘国伟.中医与中医文化的动态特征［J］.西部中医药，2014，27（10）：39-41.

［4］魏一苇，何清湖，陈小平.试论中医文化传播的困境与出路［J］.湖南中医药大学学报，2013，33（3）：98-101.

［5］刘林涛．文化自信的概念、本质特征及其当代价值［J］．思想教育研究，2016，28（4）：21-24．

［6］刘国伟，徐萍．基于文化自信的中医跨文化传播体系构建设想［J］．中医临床研究，2021，13（3）：129-130．

［7］于学芬．论中医文化的概念内涵及其核心内容［J］．江西中医药，2012，43（354）：3-4．

［8］宋耀新，常存库，李忠原．正视中医的文化与哲学内涵发展现代中医教育［J］．中医药学报，2012，40（2）：4-6．

［9］冯全生．探索院校教育与师承教育融合发展新途径［N］．中国中医药报，2021-10-29（003）．

［10］陈瑶，蓝旭，赵俊男，等．人工智能在名老中医学术传承中的应用探讨［J］．世界科学技术—中医药现代化，2021，23（1）：165-169．

［11］符宇，范冠杰，黄皓月，等．基于大数据名老中医学术经验传承研究方法的思考［J］．中华中医药杂志，2017，32（4）：1644-1646．

［12］周常恩，赵文，许鸿本，等．基于状态辨识原理的名老中医经验智能传承共性技术研究［J］．天津中医药，2020，37（12）：1321-1326．

［13］周常恩，周惠敏，赵文，等．大数据背景下的名老中医诊疗经验智能化传承研究［J］．福建中医药，2021，52（7）：1-3+9．

［14］付可尘．近十年来中医文化发展研究述略［J］.广西中医药大学学报，2016，19（2）：116-118．

［15］艾万里，李梅．浅谈中医文化的传承与创新［J］．新疆中医药，2016，34（2）：52-53．

［16］李峰，郭艳幸，何清湖．中国传统文化现状与中医发展策略［J］．中华中医药杂志，2014，29（5）：1499-1501．

中医探源为创新带来生命力

习近平在《求是》杂志发表《把中国文明历史研究引向深入 增强历史自觉 坚定文化自信》文章中明确提出，要深化研究中华文明特质和形态，为人类文明新形态建设提供理论支撑。中医自起源开始，便深深根植于中国传统文化的土壤中，与中华文明同样有悠长的历史。中医学包含着中华民族近五千年的健康养生理念及实践经验，是中华民族的伟大创造和中国古代科学的瑰宝，其中许多理论也是中华文明的重要组成部分。所以，紧密结合历史、文化，追本溯源，传承中医、创新中医，与中华文明相互促进，是为建设人类文明新形态提供支撑的道路。习近平在党的二十大报告中再次指出"要促进中医药传承创新发展"，这是中医人艰巨的责任。中医学在创新发展之路上，离不开探源的稳固根基与推动力。

一、中医探源需要训诂学、历史学、文献学方法结合

1. 训诂以正其名

中医对事物或现象的命名与我们的传统文化发展密切相关，但许多名词在历经上千年后，或其中单个字义发生了变化，或因通假而变成另一个字、有另一个读音，或在缺少文字记载、文献丢失的情况下，口口相传而产生错误，对后世理解其原本含义有阻碍。训诂学是我们解读文献古籍需要的重要工具，是沟通古今的必要桥梁。正如唐代的孔颖达在《毛诗正义》中提出："诂者，古也，古今异言，通之使人知也。训者，道也，道物之貌，以告人也……然则训诂学，通古今之异辞，辨物之形貌，则解释之义，尽归于此。"

接触中医名词时，结合训诂的方法，一则能充分、深刻理解其含义，有助

于临床应用；一则明了古籍中字词形态、含义的变化，勘正传承过程中产生的错误。孙思邈在《备急千金要方》中言："凡诸孔穴，名不徒设，皆有深意……穴名所主，皆有所况，以推百方，度事皆然。"如针灸腧穴共运用了九类取象思维，包括取象房屋建筑、水、天象、道路、物件、鸟禽、神灵、地势、动作[1]。我们学习"冲脉"一词时，常常不理解为何冲脉为血海，只有知道古人命名时使用的本来含义，才能理解为何采用"冲"字。冲最早的意义为交通要道，由此才引申出快速向前、撞击等含义。因冲脉为人体气血运行的宽阔通道，需要足量阴血充盈才能运行通畅，故又名血海，若理解为现今常见的冲撞、冲洗等含义，则无法解释冲脉的作用。

王育林[2]提出：现今中医名词训诂的工作在词语考证、辞书编撰、医籍注释等方面存在较多粗疏，甚至空白之处，首要任务在于解释词语的意义，其次才是考证词际关系、语源等。且中医训诂的工作对象不仅包括医籍词，还包括描述病症、脉象等用到的非医学词。如《伤寒杂病论》中"嘿嘿不欲饮食""项背强几几"等，需要分别运用因声求义、因文求义的训诂方法[3]。重新梳理古代医籍词语的释义是中医人的重要任务，可以利用现代互联网技术，建立中医词汇的数据库，对大众共享，不断增补更新并勘误，为后世学习、研究中医留下宝贵财富。

2. 历史学探源以明其理

历代中医发展中，涌现了诸多优秀医家，各自提出了其独特的观点或学说，流传于世，在中医学理论的大框架下又各自成为一个学派的小体系，然而其中不乏相互批驳的观点，如朱丹溪提出"阳常有余、阴常不足"的观点，而张景岳在他的著作中时常提到朱丹溪此言不妥之处。不同学派之间百家争鸣，何以分对错？易水学派、河间学派、孟河学派等，应当着重选择何种学派作为自己的学习、研究方向？我们需要结合历史学的方法，通过研究历代正史、野史、医史专著、人物传记、地方志等，结合医家所处时代背景、当地的疾病谱、师承关系等，厘清学派的理论特点、发展源流，掌握在学派的传承过程中，具体何种治法被舍弃，何种被继承并完成了演变创新，才能充分认识中医的学术观点在时代的洪流中诞生并传承的合理性与局限性。从时间、空间两方面对不同学派进行对比，有自己的取舍判断，博采众长，信手拈来，才能提高临床诊疗水平，而中医正是在这种对比、批判、革新中焕发新的生命力。

王永炎等[4]提出在目前中医研究的两种方法中，尤其在科研立项时，运用现代科技的实验科学方法被重视，但传统的历史学、文献学研究及对中医宝贵的临床经验的总结和升华被淡化，事实上，后者应该是基础和源头，不应该本末倒置。正如文化学和语言学的转变给了历史研究新的维度，中医学作为和历史学一样兼具人文性和科学性的学科，同样值得探索，现代中医发展的核心推动力是传统理论与临床诊疗实践之间的矛盾[5]。中医学是一个伟大的宝库，但不是所有临床问题都能解决，因此需要进一步创新发展。从金元时期开始，中医学进入了百家争鸣的繁荣时期，中医理论得到了很好的发展，是传承与创新关系合理平衡的典范，也是值得现代的我们重塑的一种中医发展模式。

3. 中医文献学应该更多地应用于临床、科研

中医文献学与中医各家学说有许多相通之处，但许多中医院校仅将中医文献学作为选修课开放，且选课率较低[6]。中医学各科教材是中医学生入门的敲门砖，但绝不是达到高水平中医人才的铺路石。学习中医文献学的知识是提高中医药专业研究生综合素质的重要环节[7]。中医学术体系是在融会贯通古今中医文献的基础上建立的，所以要传承、发扬中医学，必须基于对中医文献的研究，包括校勘学、目录学、版本学等，对历代中医文献进行系统研究整理与学习。中医文献学不仅仅是对历史的单纯回顾与总结，而应该更积极地参与临床应用、科研与教学[8]。

掌握中医文献学的方法后，我们会从整理历代文献的过程中发现矛盾与问题，尤其是古籍文献与现代中医学教材、工具书之间的矛盾。比如"白茅根"一药，《中国药典》（2020 版）述其功效与主治："凉血止血，清热利尿。用于血热吐血，衄血，尿血，热病烦渴，湿热黄疸，水肿尿少，热淋涩痛[9]。"无治疗慢性病劳伤虚羸之说。但从《神农本草经》开始便有记载："茅根，味甘寒，主劳伤虚羸，补中益气，除瘀血，血闭寒热，利小便。其苗主下水[10]。"《本草经集注》增补"下五淋，除客热在肠胃，止渴，坚筋，妇人崩中，久服利人"的功效[11]，《新修本草》《证类本草》等历代有影响力的官修本草均延用《神农本草经》《本草经集注》中的描述，至明代《本草纲目》仍述白茅根功效为："劳伤虚羸，补中益气，除瘀血血闭寒热，利小便。本经下五淋，除客热在肠胃，止渴坚筋，妇人崩中。久服利人。别录，主妇人月经不匀，通血脉淋沥。大明，止吐衄诸血，伤寒哕逆，肺热喘急，水肿黄疸，解酒毒[12]。"现代药理学研究表明：白茅根富含糖类、三萜类、有机酸类、黄酮类、甾醇类等多种化学成分[13]，其中糖类、黄酮类、三萜类等是地黄、黄精、黄芪等多种补益类中药的主要有效成分[14-17]，从药理学角度可佐证白茅根确有主治劳伤虚赢的功效。但现代学者编撰《药典》《中药大辞典》《中药学》教材等时，未遵本草典籍，将白茅根主劳伤虚赢的功效去除，其合理性有待商榷。

类似的问题在中医知识体系中屡见不鲜，无论在编撰教材，或是进行课题立项研究、最后转化为临床成果时，均需要保证全面收集文献，甄别真伪，确保引用的文献准确、真实。

二、从探源到创新

1. 应对新的疾病谱

人类疾病谱在不断变化，如明清时期瘟疫大行，而世人皆以《伤寒论》为治外感之妙法，仍使用辛温发散药物，用后则大抵已成坏病，遗患无穷，在这个背景下温病学说异军突起，迅速发展完善，在中医防治传染病方面作出了巨大贡献。此非仲景不知温病，而是东汉年代的疾病谱不同，如天花病毒在当时并未传入中国，仲景当然无法记载天花为何物。在新的疾病谱出现时，温病学派虽然有理论创新，但其根本仍宗于《黄帝内经》，部分借鉴于《伤寒论》等两千余年前的经典著作。《黄帝内经》等典籍是我们的理论基石，其对人体生理、病理的阐释历经两千余年仍然具有超前性，可见中医的理论基础自成体系，有着源源不断的创造力与生命力，可以应对新的变化与挑战。

2. 重大疾病论治创新

应对新的疾病之外，在解决现代人类重大疾病及健康问题方面，中医同样需要不断创新，进一步提高临床疗效。中医药类的国家级成果奖大多属于临床研究成果，即使国家重点基础研究发展计划中的中医理论基础研究专项也多与临床研究密切联系。其研究的基本路径：首先，从名医的大量临床病案中总结，提炼科学假说；其次，考镜源流，寻找文献依据；再次，通过临床研究验证创新理论的实践意义；最后，通过实验研究揭示中医理论的科学内涵。

综上所述，中医学的创新发展应当以临床问题为起点，必经的路径是结合训诂学、历史学、文献学等探源方法的、基于文献梳理总结的理论研究与创新，最后落脚点仍在临床，提高临床疗效是中医人的根本任务与追求。

（刘　相）

参考文献

［1］刘家豪，王晗笑，卜凡微，等.浅析取象思维在腧穴命名中的应用［J］.光明中医，2018，33（15）：2144-2146.

［2］王育林.论古籍医词训诂的对象与任务［J］.北京中医药大学学报，2019，42（3）：185-189.

［3］宁静.中医古籍涉医性状词研究运用的训诂方法［J］.吉林中医药，2018，38（12）：1472-1476.

［4］王永炎，张志斌，张志强，等.关于加强中医学派研究的建议［J］.中医杂志，2011，52（14）：1171-1172.

［5］朱玲，杨峰.透过历史学的尘埃看中医［J］.中国中医药图书情报杂志，2016，40（2）：14-17.

［6］秦宇宁，王美尧，葛鸿瑶，等.中医专业本科生对中医文献学的认知度分析［J］.国际中医中药杂志，2019（9）：1027-1030.

［7］李柳骥，严季澜.论中医文献学教学是提高研究生综合素质的重要环节［J］.中国中医药现代远程教育，2011，9（9）：23-24.

［8］王明强.中医文献学的内涵及其在行业继续教育中的重要作用［J］.中华中医药学刊，2013，31（6）：1339-1341.

［9］国家药典委员会编.中华人民共和国药典：2020年版.一部［M］.北京：中国医药科技出版社，2020.

［10］魏·吴普等述；清·孙星衍，孙冯翼辑.神农本草经［M］.上海：商务印书馆，1955.

［11］（梁）陶弘景编；尚志钧，尚元胜辑校.本草经集注［M］.北京：人民卫生出版社，1994.

［12］（明）李时珍.本草纲目（校点本上册）［M］.北京：人民卫生出版社，2004.

［13］姜鸿宇.白茅根化学成分及其体外抗炎活性研究［D］.天津：天津

中医药大学，2021.

［14］BIAN Z, ZHANG R, ZHANG X, et al. Extraction, structure and bioactivities of polysaccharides from Rehmannia glutinosa: A review ［J］. J Ethnopharmacol, 2023, 305: 116132.

［15］伍超，韦佳慧，陈涵，等 . 补肾益精中药治疗肾精亏虚证相关疾病的生物学物质基础及作用机制的预测与验证［J］. 药学学报，2020，55（3）：463-472.

［16］万瑶瑶，宋慧婷，李长印，等 . 黄芪制剂中黄酮类成分的筛选和鉴定［J］. 中成药，2022，44（12）：3973-3983.

［17］孔瑕，刘娇娇，李慧，等 . 黄精多糖对高脂血症小鼠脂代谢相关基因 mRNA 及蛋白表达的影响［J］. 中国中药杂志，2018，43（18）：3740-3747.

探源中医，助力健康

广博而精深的中国传统文化是中医的理论根基，是支撑中医理论的哲学底蕴，也为中医药文化奠定了理论基础，中医药文化灌注了中医立人济世的伦理血脉和医者的责任情怀。党的二十大报告再次提及中医药将迎来最好的时代，然而疫情席卷过后的中医药在面临机遇的同时也面临着巨大的挑战，提醒我们需立足实际，溯源中医，才能更好地传承中医。"探源"即寻求历史的根源，随着现代科技的发展，中医的探源不仅需从历史方面出发，也要从西医学中汲取精华传承发展中医学。

一、探源中医哲学思想

中医与中国古代哲学血肉相连，密不可分。中医哲学思想可以完善现代中医学的科学观、认识论和方法论，提供正确的指导思想和逻辑思维方法，对现代中医药的发展具有很大的帮助和指导意义[1]。中医学研究人体生理、病理规律，为古代哲学理论提供了丰富的具体证明材料；与此同时古代哲学是研究世界一般规律，为中医药学提供了思想理论基础，两者相辅相成，互相成就。道法自然的生命观，形神兼顾的健康观，整体平衡的思维观，辨证论治的诊疗观和大医精诚的道德观等核心价值观是传承中医药的文化框架，可根据当代的中医传承与创新特点对其进行创新。从《周易》、先秦诸子到宋明理学等历代重要的哲学流派、哲人及其著作均对中医药文化有着不同程度的影响。理学开山周敦颐及其著作《太极图》和《太极图·易说》对赵献可命门学说的形成具有深刻影响，同时也对明末清初养火派的形成起到了促进作用，对现代中医药理论的发展与运用具有重要的临床实践意义[2]。此外，中医尚"和"的思想包含着"道"在其中，注重"道法自然"，讲究"天人合一"，因此中医的"和"是生生运动之"和"，对中医理论发展及治疗和养生保健方面有重要的指导意义[3]。"医圣"张仲景梳理并吸收汉代思想家的思想，形成了使人体达到"阴阳自和"之境而独具"气贯三才"为核心，以"辨证施治"为临床实践的理论与实践相统一的哲学体系[4]。作为"百世大儒"的陆九渊认为"医国、医人、医病"三位一体，与中医整体观具有异曲同工之妙，陆老把自己的人生智慧甚至治国理政的设想，打破普通医者的身份，都通过对医学研究而阐发出来[5]。以上中国哲学和中医之间的互动，相互促进，相互汲取精华，于两者而言都是大有裨益且不可阙如。溯源中医哲学思想，指导中医理论的学习，才能更好地传承中医思想。

二、探源中医理论

在古代哲学思想指导下，中医理论以阴阳五行为理论基础，以整体观念、辨证论治为基本原则，指导中医学实践，推动整个医学学术的发展。习近平总书记强调"要加强古典医籍精华的梳理和挖掘"，学习中医药经典知识并运用于实践，不仅是中医医者的基本要求，更要将中医药理论科普到老百姓中，实现"中医药教育从娃娃抓起"的实践。如中医治未病思想，习近平总书记强调"预防是最经济最有效的健康策略，要坚决贯彻预防为主的卫生与健康工作方针，坚持常备不懈，将预防关口前移，避免小病酿成大疫"。对于中医四大经典的学习各中医院校越来越重视，广大中医学子应以"中医经典"为锚，停泊在中国传统文明的港湾；以"中医思维"为帆，航行在现代科学文明的汪洋[6]。杨绍春等[7]溯源中医"气"，发现在《黄帝内经》中"气"共出现2957次，深入理解中医之"气"；王文华对于中医"治未病"思想的溯源，认为未病之义，大致有五，即"平人""未病之病""欲病之病""病虽未发，征兆已先"和"病而未传"五种阶段[8]。此外现代医家也不断在中医疾病[9]、理[10-11]、法[12]、方、药等多方面进行溯源，才能有利于"寻根究底、正本溯源"，方能"传承精华，守正创新"。

三、探源中医精神

习近平总书记提出"要强化中医药特色人才建设，打造一支高水平的国家中医疫病防治队伍"。儒家、道家思想提供的认识论和方法论不仅为中医学提供了逻辑思维，也奠定了道德规范。长期以来，在医学实践的推动下，历代中医药人学习着共同的经典，遵守着相同的思想，形成了中医药学一脉相承的思维方式和价值观。孟令涛等[13]认为"以人为本"的价值观、"大医精诚"的道德观和"悬壶济世"的使命观，是中医文化视野下的职业精神内涵。"天人合一""辨证施治""形神兼养""治未病"等中医思想都体现着"以人为本"的人文精神。作为传统中医药的传承人在具备精湛的医术同时，还应加强自我修养，本着人文精神，具备仁爱之心，将医德规范落实到具体的医疗行为之中，构建更为和谐的医患关系、医医关系和更为有序的医疗环境。"大医精诚"无论是中医还是西医，都是对医者医德的高度概括，"医者不得恃己所长，专心经略财务，但作救苦之心"是药王孙思邈在《备急千金要方》中所强调的。在2022年新冠疫情这场没有硝烟的战役中，冲在一线的抗疫人员，白衣为甲，不分昼夜，筑起了一道道守护生命的防线，从钟南山、张伯礼到每一位默默奋战在一线的医务人员，始终将居民的安全和健康放在首位，践行着医者的初心使命，体现着悬壶济世的使命观。据报道也有不少学校，包括小学都在开设中国传统文化的选修课和中医药科普课，先知儒理，方知医理，在潜移默化中促进中医药精神的传承。中医学子们务必牢记青年使命，不忘医者初心，勇担时代责任，在中医药传承创新发展的春天里绽放青春之花。

四、探源中医实践

从微观来看，中医实践的溯源主要包括对病案的学习和临床的实践。中医医案是中医医家对于临床实践的记录，反映了医家的学术特色和临证经验，是历代医家留下来的宝贵财富，是传承和发展中医药理论的重要途径，并可直接指导临床和科研[14]，实现从"经验"到"证据"的转变。清代著名大家章太炎先生提到"中医之成绩，医案最著"。易巍[15]等通过古今医案云平台软件对中医药治疗胆汁淤积数据进行统计分析，显示中医药治疗胆汁淤积多用清热利湿、利胆退黄之药，其核心处方为桃红四物汤基础加减。孙光荣教授强调典型医案的整理与学习是经典与实践相联系的很好桥梁[16]。作为中医学子，需要从古今医案中有目的地学习各家的医学实践经验，从病案中获得辨证思路，学习中医最终还是要回归于临床，因为中医的生命力在于临床[16]。中医的实践性很强，高于临床同时又指导临床实践，只有加强临床实践，多向临床医生学习，积累临床经验，才能对中医有更深入的认识和理解[17]。

从宏观上看，随着古代医疗制度、法律制度及医学的考核制度的逐步完善，结合当今医疗现状，习近平总书记强调"要加强中医药服务体系建设，提高中医院应急和救治能力""要加强对中医药工作的组织领导""建设一批科研支撑平台，改革完善中药审评审批机制，促进中药新药研发和产业发展"。正如习近平总书记所说"改革也要辨证论治，既要养血润燥，化瘀行血，又要固本培元，壮筋续骨"，跟随现代社会的发展和科技进步的步伐，推动中医药事业和产业高质量发展，在治病预防中发挥重要作用，推动实现建设健康中国和中华民族伟大复兴的中国梦。人才是中医药发展的第一资源，目前不能忽视的是中医药人才还存在着总体规模不大、领军人才不足、基层人才缺乏、体制机制不活等问题，《"十四五"中医药发展规划》中着重强调需要建设高素质中医药特色人才队伍。中国的医学教育具有悠久的传统，随着现代中医教育模式的转变，院校教育和师承教育相结合成为中医教育的主流模式，私塾学习（即自学与师承相结合）逐渐被人们淡忘，然而这三者的结合可以打破时空等局限，有利于学生更全面地接受中医教育，李远等[18]提出更好地将三者有机结合，对于完善现有的中医教育模式及教育教学评价机制具有促进作用，也能推动我国中医药教育事业实现质的飞跃[19]。2022年由国家中医药管理局、教育部、人力资源社会保障部、国家卫生健康委联合印发的《关于加强新时代中医药人才工作的意见》围绕人才队伍建设，提出了相关政策措施，有力地推动新时代中医药人才工作高质量发展，为中医药振兴发展提供坚强的人才支撑和智力保障，解决中医药人才问题[20]。

中药行业在中医药发展中也是重点关注对象，随着现代社会经济的发展和一些中药材品种老产区土壤退化及病虫害滋生严重，很多药材很难继续重茬种植，如今的"道地药材"也不再道地，直接关系到中药品质，做不到来源可查证、去向可追溯，其疗效作用也会大打折扣。由此看来，中药溯源工作就当前中医药行业而言，虽已在做出改变，但前行阻力依然不小且任重道远，未来仍需要政府相关部门、行业协会、专家、企业、市场、产地源头种植基地联盟及社会相关各方为此共同努力。

中医探源才能真正了解中医，而中医溯源当从实际出发，才能弘扬中医文化，进而是中国文化。疫情下中医药积极参与，成为中国方案防控的高光时刻，在健康危机下，中医药被全世界所聚焦。2021 年 7 月，中央五部委联合发文，指出要"深入挖掘中医药文化内涵和时代价值，充分发挥其作为中华文明宝库钥匙的传导功能"[21]。因此，探源中医，探求疾病真相，为人类健康提供中国方案、中国经验和中国道路。

（刘 祎）

参考文献

［1］常存库.中医科学性论析［J］.医学与哲学：人文社会医学版，2007，28（4）：3-5.

［2］程雅君.援"理"入医，医"理"圆融——以朱熹等中医哲学思想为例［J］.四川大学学报（哲学社会科学版），2010（4）：51-56.

［3］王伟松，刘富林，夏旭婷，等.浅论中医"和"的哲学思想［J］.中医药导报，2019，25（2）：16-20.

［4］AN SUNGHO.张仲景中医哲学思想研究［D］.杭州：浙江大学，2019.

［5］徐仪明.试论陆九渊的中医哲学思想［J］.社会科学战线，2021（12）：1-9.

［6］梁冰雪，黄思琴，樊文彬.浅谈中医经典与中医思维在教学中的应用［J］.中国中医药现代远程教育，2022，20（8）：34-36.

［7］杨绍春，杨琴.中医气之溯源［J］.云南中医中药杂志，2021，42（11）：99-101.

［8］王文华.中医"治未病"理论溯源［J］.内蒙古中医药，2012，31（4）：133-134.

［9］韩涛，展嘉文，冯敏山，等.腰椎退行性病变中医历史溯源与传承发展［J］.辽宁中医药大学学报，2019，21（9）：115-117.

［10］任廷浩，李翔宇，王寅，等.中医儿科温阳学术理论溯源［J］.中医药导报，2019，25（21）：4-6+10.

［11］王兴，杜晓刚.中医外感热病理论溯源［J］.中医学报，2020，35（2）：232-235.

［12］陈远彬，吴蕾，于旭华，等."培土生金"中医理论溯源及治疗慢性阻塞性肺疾病的古籍文献研究［J］.辽宁中医杂志，2019，46（6）：1193-1196.

［13］孟令涛，闫冰，曾奇，等.论中医文化视野下的医学生人文精神培养［J］.中国医学伦理学，2013，26（2）：226-227.

［14］施逸凡，范志朔，陈腾飞，等.中医医案临床证据应用与疗效评价体系探索［J］.中国中医药信息杂志，2022，29（12）：9-15.

［15］易巍，王宁宁，张秀媛，等.基于古今医案云平台的中医药治疗胆汁淤积用药规律研究［J］.时珍国医国药，2022，33（8）：2042-2044.

［16］肖碧跃，何清湖，孙贵香，等.国医大师孙光荣谈如何将经典理论与临床实际相结合［J］.湖南中医药大学学报，2018，38（3）：235-237.

［17］徐超伍，何清湖，肖碧跃，等.国医大师孙光荣教授论"新一代中医临床骨干必须做到四精"［J］.中医药导报，2017，23（12）：13-15.

［18］李远，呼佳苗，韩伟钰，等.私淑与师承协同的中医人才培养模式探究［J/OL］*.中医教育，1-7.

［19］张培富，郑言.缄默知识视域下近代中医教育模式的思考［J］.晋阳学刊，2018（5）：99-104.

［20］首个系统部署新时代中医药人才工作文件出台［J］.中医杂志，2022，63（14）：1380.

［21］宋春生.推动中医药文化国际传播 构建人类卫生健康共同体［J］.传媒，2022（15）：23-24.

追本溯源，高屋建瓴，推陈出新

从湖湘中医文化中探寻中华民族文明源流

中华文明是中华民族的底蕴和灵魂，是中华人民共和国的独特文化优势，彰显出中国共产党的鲜明品格和政治魅力。中华文明根植于华夏大地，在全球跨文化交流中体现出较强的兼容性、包容性和开放性。2022年5月，中共中央政治局就"深化中华文明探源工程"进行第三十九次集体学习。习近平总书记强调必须继续推进、不断深化中华文明探源工程，通过追寻中华文明起源来增强历史自觉、坚定文化自信[1]。中华文明探源工程是迄今为止世界上规模最大的综合性科研项目，旨在通过鉴古考证的手段，运用现代科学技术来获取华夏民族五千年文明起源与早期形成发展的人文资料[2]。当前，关于中华文明溯源的专题讨论持续在全党全社会范围内如火如荼地开展。中华文明探源工程在考古学方面取得的重大进展[3]，展现了中华文明"多元交融、兼收并蓄、层出不穷"的整体特性。

在众多世界文明进程之中，中医药是中华民族文化的优秀代表，亦是中华文化复兴的先驱者和助推器。湖湘中医药是中医学的重要组成部分，亦是湖湘文化的深邃思想、治学方式、精神风范、临证实践在中医药领域内的集中体现[4]，具有鲜明的地域性、民族性和多元性等特点。如何以湖湘中医文化为切入点，深化研究中华文明的特质和形态，探寻中华民族文明源流，在新时代新征程中赋予湖湘中医文化更强的生命力、感召力和创造力，为传承创新中医药事业营造良好的社会氛围，便成为中华文明溯源工作的重要突破口。本文旨在探讨湖湘中医溯源过程中应牢牢把握的工作层次和重点内容，进一步强化中华文明探源工程的政治担当，以期能够追本溯源，探索湖湘中医文化溯源的新思路；高屋建瓴，思考湖湘中医振兴发展的新对策；推陈出新，研究中华文明探源工程的新起点。

一、探寻湖湘中医文化源流的重要性

1. 探索湖湘中医文化起源是新时代的要求

习总书记在联合国教科文组织总部的演讲[5]中指出："每一种文明都延续着一个国家和民族的精神血脉，既需要薪火相传、代代守护，更需要与时俱进、勇于创新。"随着国家对区域中医药发展及文化溯源工作的日益重视，湖湘中医文化受到愈来愈多的关注，全社会对其认知度、认同性显著提高。湖湘中医文化是一笔宝贵的精神财富，不仅具有深厚的人文底蕴，还有极为深刻的现实指导意义。湖湘中医文化起源于"钟灵毓秀，人文湘楚，名医荟萃"的湖湘大地。湖湘中医文化在思想政治教育、文化传播体系、湖湘名医塑造等[6-8]方面取得了显著的成绩，为湖湘文明的蓬勃发展注入了一股浓郁的中医药文化气息。

近年来，国人对于博大精深的湖湘中医文化的探索，大多停留于现代科学技术层面。湖湘中医文化特色优势淡化，服务领域较为局限。开展的"海外传播文化"行动只是简单的走马观花、浮光掠影式的浅尝辄止。国际社会对湖湘中医药的需求量停滞不前，忽略了文化溯源工作的重要性和急迫性。因此，湖湘中医文化迫切需要进行重构，其背后的时代价值和文化内涵也值得被深入探讨。"促进中医药传承创新发展"是党的二十大报告提出的新任务，也是新时代、新征程的必然要求。这对湖湘中医文化的科学研究和传播手段具有重要的指导意义。

2. 弘扬湖湘中医文化展现医者初心与使命

国家中医药管理局印发的《"十四五"中医药人才发展规划》提出，到2025年我国中医医疗机构卫生技术人员总数将突破100万人[9]。其中本科以上学历约14万人，研究生以上学历3.52万人[10]。全国中医药健康服务人才数量稳步增长，基本满足我国中医药健康服务需求。国家主席习近平同志非常关心和重视中医药的传承与发展，在多次重要讲话中引经据典，高度评价中医药文化的历史地位和现实价值。习总书记发表的重要讲话和指示精神不仅为发展湖湘中医药事业指明了方向，同时也为讲好湖湘中医药故事提供了根本遵循。

溯本以求源，明史以近道，观往以知来。新时代属于每一位奋斗者，新时代亦是每一位湖湘中医人的征程路。作为湖湘中医人，弘扬湖湘中医精髓、解码湖湘中医文化、传播湖湘学术思想便是我们义不容辞的责任。站在时代、历史和人民的高度，湖湘中医药理论体系的阐释，需要广大湖湘中医人坚定学科理想，牢记中医人的初心与使命，不断将湖湘中医药溯源工作做实、做细、做好，以文化自信之心，行奋发有为之举，筑宏伟蓝图之业，走好新时代长征路。当前，湖湘中医文化在我国经济社会发展中发挥出无可替代的作用。与此同时，湖湘中医药也在积极践行初心使命，为促进全球人类健康作出更大的贡献！

3. 传承创新发展湖湘中医文化是必然结果

党的二十大报告[11]中提出，踔厉奋进，促进中医药传承创新发展。二十大的胜利召开，为新时代新征程上进一步推进湖湘中医药传承创新指明了前进方向。目前文化自信已成为中国共产党推动中医药事业全面发展的核心力量，提高文化自信必须重视中医药传承创新发展。这是习总书记为中医药事业划定的新时代坐标。湖湘中医文化是中国传统文化的招牌和医学精髓之一，具有鲜明的中华民族特色，见证了湖湘大地近20年的历史脉络与发展特点。在新冠疫情暴发和复燃之际，湖湘中医药充分发挥其自身优势，主动作为，结合湖湘地域特色和气候特点，为疫情防控提供了《湖南省新冠肺炎中医药防治方案》[12]，制定出新冠病毒感染成人预防方和儿童预防方，投入到全省定点救治医院临床使用。中医药治愈率的稳步增长，让人们深刻认识到湖湘中医药发挥出的"主力军"优势。

中医无言，智慧自显，疗效可观。固本培元找中医，正气存内寻中医，扶正祛邪看中医。时至今日，纵观世界四大文明，唯有华夏文明依然屹立在东方。作为华夏文明中一颗耀眼的明珠，璀璨的中医药文化站在中国传统文化的制高点上，遥遥领先于西方科学技术，从未因时代变更而断层，从未被历史洪流所湮没。我们有理由坚信，世界上没有任何一种科学技术有资格对中医药文化进行认证和批判。深入挖掘湖湘中医药宝库中蕴含的精华，弘扬历久弥新的湖湘中医文化，向世界塑造立体丰满的湖湘中医形象，努力实现其创造性转化、创新性发展，推动中华文明探源工程取得更多成果，具有十分重要的现实意义与时代价值。

二、基于中华文明探源的湖湘中医文化溯源工作

全党全社会持续推进多学科联合攻关的中华文明探源工程，旨在进一步揭示湖湘中医药大量生动、鲜活的文明细节，彰显湖湘中医文化独特的精神标识，以此来获取中华民族创造的宝藏财富。从中华文明探源角度出发，湖湘中医文化溯源的工作层次包括个人、高等院校和国家。扩展湖湘中医文化溯源的形式涵盖本质溯源、理论溯源、精神溯源、文献溯源和中药溯源。

1. 深化工作层次

（1）个人

中医学博士是一批具有高学问、高素质、高水平等为实现中医药繁荣发展目标而重点培养的高级专业知识人才。作为湖南中医药大学 2022 级博士研究生，我们深感历史赋予我们探源中医文化的责任与义务。如何深入挖掘湖湘中医药的时代价值，充分发挥中华文明宝库钥匙的传导功能，离不开探源湖湘中医文化的深刻内涵。我们要培养开阔的学术视野和敏锐的洞察力，拓宽学术舒适区，利用专业知识推动中医药知识传播及湖湘中医药文化普及，做中医药事业传承创新发展的坚实后备力量，为提升湖湘中医文化的社会影响力贡献智慧和力量。

（2）高等院校

自迈入新时代以来，中医药事业的传承及其高等教育的发展同党和国家的使命更加紧密地联系在一起。作为培养未来中医药建设者和接班人的重要平台，高等院校为中医药事业高质量发展提供了坚强的人才支撑。但院校教育普遍存在中医特色退化、中医教育西化、中医思维弱化、文化自信淡化等[13-14]问题。单纯地照搬西方医学人才的培养模式，在某种程度上制约和影响了湖湘中医药事业的传承创新发展。在党的伟大新征程上，中医药高等院校应回归教育本真，牢固树立人才意识，加快引进、培养和打造一支专注于湖湘中医药文化传播的高水平师资队伍，开设湖湘中医药文化溯源的专业课程，制定有益于学生全面发展的人才培养和考察方式，营造有利于中医学专业学生成长成才的校园文化和学术氛围，充分发挥湖湘中医文化在思想引领、文化传承、文明建设中的优势作用。

（3）国家

湖湘中医文化溯源工作离不开国家政策的大力扶持和中医药法的制度保障。党的十八大以来，中医药战略地位在全国范围内显著提高。下一阶段，要继续扩大溯源工作的宣传力度，建设成立国家级协调领导小组，增加国家级强势媒体对湖湘中医文化的报道，积极引导湖湘中医健康产业良性竞争，加强湖湘中医药科技成果成功转化，以此推动湖湘中医药振兴发展[15]。中共中央、国务院发布《关于促进中医药传承创新发展的意见》[16]明确要求，"实施中医药文化传播行动，把中医药文化贯穿国民教育始终，中小学进一步丰富中医药文化教育，使中医药成为群众促进健康的文化自觉"。历史和经验告诉我们，必须要把湖湘中医研究和湖湘文化普及摆在首位。2017年11月，中国中医药出版社正式启动《全国中小学中医药文化知识读本》计划，由湖南医药学院校长何清湖教授担任执行主编。此后，由湖南省名中医陈新宇教授牵头，中医药专家、长沙知名中小学教育学者和教师团队联合编写《中医药文化知识》工作计划正式启动，并于2021年9月印刷出版。诸多中医药文化教材、著作等的应用，旨在让中小学生理解生动、有趣的故事里蕴含的湖湘文化精华和智慧，以便更好地探源湖湘中医。

2. 扩展溯源形式

（1）本质溯源

湖湘中医的本质是什么？如何定义"湖湘中医文化"？如何确定湖湘中医文化的内涵？解决这些问题是溯源湖湘中医最原始、最根本的途径。关于湖湘中医药是不是科学的争论由来已久。目前存在着玄学、准科学、超现代化的科学等观点，归根结底是因为人们难以从现代科学技术角度去理解中医和验证其科学性。以湖南中医药大学、湖南省中西医结合医院为首，对湖湘中医本质的探索大多是从哲学角度展开讨论的。湖湘中医文化是中国传统中医药文化的支脉，它体现了湘楚民族"以人为本、以自然为本、以生命为本"的医学特征，涵盖了物质、制度、精神等方面的地域文化[17]。从自然、社会和心理状态的多重角度来看，可以说湖湘中医理论大致是科学的、抽象的，且其科学与否带有强烈的经验色彩。

（2）理论溯源

湖湘中医理论源远流长，博大精深。其起源和发展深受中国古代哲学思想、三湘地域文化和人文精神共同影响。探索湖湘中医理论的源流对于中华文明探源来说至关重要。湖湘中医理论不仅是一套以整体观念为主导思想、以藏象经络为理论核心、以辨证论治为诊疗特点的医学理论体系，更像是一部湖湘中医的"百科全书"。从马王堆汉墓出土的古代医书，到炎帝的《神农本草经》、张仲景的《伤寒杂病论》、孙思邈的《备急千金要方》《千金翼方》等，诸多著作囊括了中医学和中药学两大板块，涵盖了中医理论和临床实践的方方面面，将湖湘中医理论展现得淋漓尽致，著述浩繁，应有尽有。湖湘中医理论来源于中国古代阴阳五行思想，也是湖南人民长期医疗经验的总结，具有极其重要的历史意义和文化价值。

（3）精神溯源

湖湘医德精神一直与医术紧密相连，从古至今维系着每一位湖湘中医人。"医德为先，心忧天下"是湖湘中医文化的至高道德准则。湖湘医德精神最早可以追溯到上古时期。诸多医家怀救死扶伤之心，抱大医精诚之德，施妙手回春之术。湖湘中医医家的成才之路、学术思想仍值得我们借鉴。古有神农氏"遍尝百草，一日而遇七十毒"；"坐堂医生"张仲景常念百姓生老病死之疾苦，于长沙衙门大堂公开看诊；药王孙思邈结湖湘中医之缘于涟源龙山，穷毕生精力著成流芳千古的《备急千金要方·大医精诚》堪称"千古绝唱"[18]。更有20世纪湖湘大地五大名老中医[8]声名鹊起。寻找湖湘中医精神的源头，了解不同时期湖湘中医医德精神，掌握医德精神的内在发展规律，是构建新时代湖湘中医精神的必由之路。

（4）文献溯源

湖湘中医典籍中蕴含着历代医家深邃丰厚的文化内涵和知识体系，是湖湘中医学之精髓也，今人不可不识！作为中医博士研究生，我们必须要学会从瀚如烟海的历代文献中深入了解湖湘中医文化的起源，探寻湖湘中医的本质。只有深刻理解和掌握历代文献，才能在临床实践中运用湖湘中医诊疗思维对患者进行诊治，以便充分发挥湖湘中医药应有的疗效。作为湖湘中医文献的重要载体，医古文有着数千年的历史文化积淀，处处渗透着医家的学术思想、辨证思路和精神世界。通过医古文来解读湖湘中医文化，是文献溯源最直接的方式。追溯湖湘中医典籍中的文字起源和含义，为中医探源增添"文化元素"翻译，体会湖湘中医文化趣味，打破时空界限，重返历史现场，隔空对话古人，引发内心共鸣。

（5）中药溯源

对于湖湘中医药事业的未来发展而言，"疗效作用"自始至终是中医药传承千年的重点任务，而道地药材便是提高医疗品质保障的脊梁。湖湘大地境内三面围山，中部丘壑起伏，湖泊平原密布。湖南省地属亚热带季风湿润气候，具有气候温和、四季分明、雨水集中、光照充足等特点。优越的地势和气候因素非常适合大量的药用中草药生长。据统计，湖湘有药用动、植物种类 2384种，矿物药 51 种，药材年产量居全国前列[19]。其中包括枳壳、玉竹、杜仲、湘莲、栀子、白芷、鳖甲、雄黄等 41 种道地药材[20]，疗效显著，声名远扬。探源道地药材产地、生长周期、采收时间、煎煮方式等，对于湖湘中医文化溯源具有重要意义。在党和国家的领导下，完善湖湘道地药材的质量溯源体系，规范其种植技术与田间管理，统一采收、切片、炮制等流程，真正做到药材和饮片去向可查证、责任可追究、全程可管控，避免出现异地种植令溯源失真、降低药材质量等情况。

三、结语

在新时期大力打造民族品牌，保护中华传统文化，促进中医药文化大发展、大繁荣的浪潮下，湖湘中医文化溯源应该充分利用党和政府的重大方针政策，积极调动社会各界积极因素。在党的二十大精神指引下，加强对湖湘中医文化的研究，如湖湘中医文献的整理与校勘、湖湘道地药材的开发与利用、历代湖湘名中医的学术思想总结等，有助于探寻湖湘中医药悠久且独特的自然、人文、历史发展轨迹，赋予湖湘中医文化新的时代内涵，为切实增强国人的中医药文化自信、积极推动中医药走向世界、早日实现湖湘中医文化繁荣发展带来积极的助益，为中医药的"双创"工作和弘扬中华优秀传统文化贡献出应有的力量。

（彭丽琪）

参考文献

[1] 习近平. 把中国文明历史研究引向深入 增强历史自觉坚定文化自信[J]. 求是，2022（14）：4-8.

［2］王巍.中华文明探源工程及其主要收获［J］.中国民族，2022（6）：18.

［3］张影.探源中华文明 辉映复兴之路［N］.中国文化报，2022-06-09（001）.

［4］何清湖.湖湘中医文化［M］.北京：中国中医药出版社，2011：47.

［5］习近平.文明交流互鉴是推动人类文明进步和世界和平发展的重要动力［J］.共产党员，2019（11）：4-6.

［6］刘莉.发挥湖湘中医文化的思政教育作用［J］.新湘评论，2022（15）：44.

［7］李文泰，何清湖.建立健全电视传播体系——弘扬湖湘中医文化［J］.湖南中医药大学学报，2013，33（2）：22-23+38.

［8］何清湖，万胜.三论湖湘中医文化——打造现代湖湘名医［J］.湖南中医药大学学报，2010，30（9）：5-7.

［9］国务院办公厅关于印发"十四五"中医药发展规划的通知［J］.中华人民共和国国务院公报，2022（11）：8-21.

［10］赵阳，胡艳敏，李宗友，等.中医医疗机构中医药人员结构统计分析［J］.中国中医药图书情报杂志，2019，43（6）：21-25.

［11］十九届中央纪律检查委员会向中国共产党第二十次全国代表大会的工作报告［N］.人民日报，2022-10-28（001）.

［12］陈新宇.《湖南省新冠肺炎疫情防控中医药诊疗方案（2021年第二版）》解读［J］.湖南中医药大学学报，2021，41（11）：1745-1748.

［13］于远望.传承创新是新时代中医药人才培养的根本遵循［J］.陕西教育（高教），2022（11）：1.

［14］傅文第.建设高质量中医药高等教育存在的困境与对策研究［J］.医学与哲学，2021，42（15）：51-54.

［15］何清湖.探索湘医源流，发展现代湖湘中医文化［J］.湖南中医药大学学报，2007（5）：1-4.

［16］中共中央、国务院关于促进中医药传承创新发展的意见［N］.人民日报，2019-10-27（001）.

［17］朱珊莹，朱红英.湖湘中医文化融入医学生思想政治教育的研究［J］.智库时代，2019（35）：105-106.

［18］何清湖．再论湖湘中医文化［J］．湖南中医药大学学报，2009，29（5）：10-13.

［19］蔡光先，秦裕辉．发展中医中药 促进富民强省——关于加快湖南中医药发展的思考与建议［J］．湖南中医杂志，2007（4）：1-4.

［20］蔡光先．湖南药物志［M］．长沙：湖南科学技术出版社，2004：37.

湖湘流派"以皮治皮"理论溯源

习近平总书记在《把中国文明历史研究引向深入 增强历史自觉坚定文化自信》中指出:"中华文明源远流长、博大精深,是中华民族独特的精神标识,是当代中国文化的根基,是维系全世界华人的精神纽带,也是中国文化创新的宝藏。""深入了解中华文明五千多年发展史,把中国文明历史研究引向深入文明溯源。"[1]通过文明溯源工程,深入了解中华文明发展历史脉络,以史育人,以史明志。中华民族优秀传统文化是中华文明智慧的结晶,是中华文明的精华部分,通过文明溯源工程,促进中华民族优秀传统文化继承与创新,推动中华优秀传统文化创造性转化、创新性发展[2]。中医药文化是中华民族优秀传统文化的重要组成部分和载体,凝聚着深邃的哲学智慧和中华民族几千年的健康养生理念及其实践经验,是打开中华文明的钥匙[2-3]。"直观论治"法为湖南省名老中医欧阳恒教授在中医"天人相应"整体观的指导下,根据司外揣内或司内揣外的逻辑思维规律,以自然界事物与人体皮损相类比来探索皮肤病的诊疗,即针对皮肤病的表现,在特定条件下完全可以借助于视诊或闻诊等直观感受、直接观察方法,根据皮肤上表现出来的红斑、丘疹、结节、风团、肿瘤等病变的不同形态,模拟其皮损外形酷似或近似某些药材之外观,在辨证或辨病准确的基础之上,选用这类药物来治疗相应的疾病,包括以色治色法、以皮治皮法、以形治形法、寓搔止瘙法及以毒攻毒法[4]。"以皮治皮"指以植物或动物的皮部入药来治疗某些皮肤病的治疗方法,本文以"以皮治皮"为例对湖湘皮肤流派理论溯源,阐述"以皮治皮"理论形成渊源,以期为"以皮治皮"应用于临床提供科学依据,丰富湖湘皮肤流派理论内涵。

一、"以皮治皮"的历史溯源

1. 上古及先秦时期

《周易·乾·文言》记载"同声相应,同气相求",寓为不同事物之间在某些方面或某一时间点具有相似性或同质性,这种同质性促使他们相互感应、相互通引。《易传·系辞》云:"圣人有以见天下之赜而拟诸其形容,象其物宜,是故谓之象。"象,"象也者,像此者也","人希见生象也,而得死象之骨,按其图以想其生也,故诸人之所以意想者,皆谓之象也",故象既是客观事物的外在具象,也是"同气相求"下事物内在本质联系的意象。《帝王世纪》记载:"画八卦以通神明之德,以类万物之情。所以六气、六腑、五脏、五行、阴阳、水火、升降得以有象,百病之理得以类推。"以八卦之象类推五运六气、人体的五脏六腑、阴阳五行、水火的运动状态,象形思维在中医理论发展中萌芽,奠定了象形思维在中医学中独特的地位,是中医思维的核心和理论起源的重要依据。《左传·僖公十四年》曰:"皮之不存,毛将安傅。""皮"说文解字云"剥取兽革者谓之皮,引申凡物之表皆曰皮,凡去物之表亦皆曰皮",比喻表面,浅薄,从一定程度上反映了事物之间的内在联系,从外在具象引申事物之间内在发展规律之意象,在"同气相求"理论下,"以皮治皮"是象形思维在中医皮肤科中的具体应用,是一种取于表象,回归抽象,再取于形象并辅以临床的方法论[5]。

2. 秦汉时期

在《周易》的影响及渗透下,易学之象形思维与医学结合,形成了《黄帝内经》,《黄帝内经》经诸多医家整理而成,历时七八个世纪,成书于春秋战国至西汉末年,作为"大道之源"的《周易》成为其汲取营养的重要资源。《黄帝内经》运用易学同气相求、援物比类等象形思维方式,将人体与宇宙、气象、物候等关联,构建了中医象形理论体系——四时五脏阴阳整体医学模式。《灵枢·本脏》记载:"视其外应,以知其内脏,则知所病矣。"是通过望闻问切所见之外在具象,揣测疾病病理内在之象,是象形思维应用的过程体现。《黄帝内经》里也首次记载多种皮肤相关病,《素问·生气通天论》云:"开阖不得，寒气从之，乃生大偻；陷脉为瘘，留连肉腠；俞气化薄，传为善畏，及为惊骇；营气不从，逆于肉理，乃生痈肿。"，《灵枢·五变》云："粗理而肉不坚者，善病痹。"《黄帝内经·素问》专设《皮部论》，"皮者，脉之部也"，记载了十二经脉在皮肤上的分布及作用。《灵枢·痈疽》中"疽者，上之皮夭以坚，上如牛领之皮。痈者，其皮上薄以泽。此其候也"，以动物之皮类比人病理状态下皮肤之状态。《黄帝内经》多集中阐释生理、病理，人和自然的关系及基本的治疗原则，涉及医方较少。基于此，张仲景博采众长，继承《黄帝内经》中的基础理论，将医经与医方结合，创立理法方药结合的系统辨证论治理论体系，著有《伤寒杂病论》，其中的方也被誉为经方。仲景云"观其脉证，知犯何逆，随证治之"与"视其外应，以知其内脏，则知所病矣"，有异曲同工之处，亦是所见之外在具象，揣测疾病病理内在之象，是认识事物从现象到本质、从感性到理性的过程；"见肝之病，知肝传脾，当先实脾"，是认识事物发展观、联系观的体现[6]。在临证医学的快速发展下，用药经验逐渐积累，对药物的知识逐步形成系统，在《黄帝内经》阴阳五行学说的影响下，药物学得到发展，《神农本草经》是我国现存最早的药物学专著，是对战国到东汉时期药物学发展的全面总结，记载 365 种药物，药物又分为上中下三品，其中记载皮类药物 10 余种，包含皮类药物皮肤病记载，如猬皮"主五痔阴蚀下血，赤白五色，血汁不止，阴肿痛引要背，酒煮杀之"，五加皮"主心腹疝气，腹痛，益气疗躄，小儿不能行，疽创阴蚀"，牡丹皮"疗痈疮"，香加皮"疗疽疮、治阴蚀"，桂皮"和颜色、通血脉"，开创皮类药物治疗皮肤病先例。

3. 唐宋金元时期

至唐代，孙思邈鉴于古代诸家医方散乱浩博，博采众长，全面系统总结自《黄帝内经》之后至唐代初期的医论、医方，结合其长期临床经验，汇总著有《备急千金要方》，《备急千金要方》被誉为中国最早的综合性临床百科全书。《备急千金要方·皮虚实》记载"夫五脏六腑者，内应骨髓，外合皮毛肤肉。若病从外生，则皮毛肤肉关格强急"，并设卷六《面药第九》，其中应用白鲜皮、木兰皮、白杨皮、橘皮、秦皮、桑白皮等皮类药物"治面与手足黑，令光泽洁白"。《备急千金要方·痈肿毒方》中齐州荣姥丸、赵娆方均用枸杞根皮治疗疔肿，又记载"取蛇蜕皮如鸡子大，以水四升，煮三四沸，去滓，顿服，立瘥"治疗疔疮、榆白皮"治痈疽发背已溃、未溃及诸肿毒"、李根皮"治痈疽发背及小小瘰",取"槲皮烧为末,饮服方寸匕"或"新剥鼠皮如钱孔大,贴肿上,即脓出"治疗附骨疽。宋金元时期,学术百家争鸣,刘完素的"火热论"、李东垣的"补土论"、朱丹溪的"相火论"和张从正的"攻邪论"等学说都是在这一时期形成的。《黄帝素问宣明论方·疮疹总论》言"痛痒、疮疡、痛疽、疡疹、瘤气、结核,怫郁甚者,皆热",《丹溪心法·痔疮》记载"痔者,皆因脏腑本虚,外伤风湿,内蕴热毒",选用贯众皮清热凉血治疗"诸痔出,里急疼痛",橘皮汤治疗气痔。《汤液本草》在总结东垣用药规律时提出"大凡药根有上中下,人身半以上,天之阳也,用头;在中焦用身;在身半以下,地之阴也,用梢,述类象形者也",皮类药取材于动植物器官的外表,与人之皮肤一样,是身体之藩篱、卫外之屏障,动植物体表之皮亦多数归于肺经,肺在体合皮,其华在毛,经内服或外用后药力直接达于人体之表皮,多具祛风散邪、固卫肌表的功效。《太平惠民和剂局方》创立五皮散"五加皮、地骨皮、生姜皮、大腹皮、茯苓各等份"治"头面虚浮,四肢腹膨胀";秦皮散治"治大人、小儿风毒,赤眼肿痛,痒涩眵泪,昏暗羞明";桦皮散治"遍身疮疥,及瘾疹瘙痒,搔之成疮,又治面上风刺,及妇人粉刺",为"皆用皮者,因病在皮,以皮行皮之意"。综上,唐宋金元时期,随着临证医学及药物学的发展,植物或动物的皮部入药在皮肤病中的应用得到一定程度的推广和应用。

4. 明清至近现代时期

明清以后,"以皮治皮"理论及临床应用研究进一步丰富,对"以皮治皮"认识逐步深入,累积了丰富的临床实践经验,为"以皮治皮"系统理论形成奠定了基础。"以皮治皮"首见于李时珍《本草纲目》"以胃治胃,以心归心,以血当血,以骨入骨,以髓补髓,以皮治皮"。《本草便读·用药法程》"药之为枝者达四肢,为皮者达皮肤"。《侣山堂类辨·药性形名论》"皮以治皮……枝条达四肢,各从其类也"进一步阐述了"以皮治皮"的作用机理。《本草纲目》记载蝉蜕"治小儿疮疹出不快,甚良风及疔肿毒疮",言"治皮肤疮疡风热,当用蝉蜕,各从其类也"。《痘疹心法》加味五皮汤治疗"痘靥之后,或面目虚浮,四肢肿满者";清代汪昂《医方集解·痈疡之剂》记载"用芙蓉花,或叶、或根皮,捣烂,或干研末"治疗一切痈肿;张锡纯《医学衷中参西录》清疹汤治疗小儿出疹,使用蝉蜕、僵蚕等表散之药,解表清热,则"火消毒净,疹愈之后亦断无他患矣"。明清时期,"以皮治皮"理论进一步丰富,得到较好的传承及发展。当代医家赵炳南教授创立多皮饮，由《太平惠民和剂局方》五皮散去陈皮，加川槿皮、冬瓜皮、白鲜皮、扁豆皮、牡丹皮组成，用以治疗脾虚湿蕴兼感风邪的皮肤病，疗效显著[7]。欧阳恒教授基于象形思维在临床实践中，摸索出皮肤科特色治疗五法，其中"以皮治皮"即根据不同的皮损形态提取皮损的"象"，寻象求机，取药材之皮部入药以治疗某些皮肤病，达到以皮达皮、交互感应之效。在"以皮治皮"理论指导下，艾儒棣教授在多年临床经验总结下创立五皮饮（桑白皮、地骨皮、紫荆皮、白鲜皮、牡丹皮），诸药合用，治疗荨麻疹、湿疹、神经性皮炎等瘙痒性皮肤病[8]；韩世荣教授遵从"凡药有形性气质，其入诸经，有因形相类者，有因性相从者，有因质相同者，自然之理以意相得也"诊疗思路，在赵炳南教授多皮饮的基础上加入合欢皮、蝉蜕等治疗慢性荨麻疹[9]。肖敏等[10]运用皮粘散等动物皮肤血肉有情之品治疗慢性皮肤溃疡，其治愈率达到81.82%高于对照组；国医大师李佃贵教授治疗皮肤病常用桑白皮、地骨皮、牡丹皮、白鲜皮等皮类药物以皮达皮，清热凉血，解毒止痒，有效减轻患者瘙痒感[11]。

二、皮类药物现代药理研究

陈曙光等[12]对《中华本草》进行逐条梳理，共筛选出植物皮类中药604味，可用治疮疡、跌打肿痛、水肿等"皮病"者有450味，占比74.5%；刘本玺等[13]通过"中药指南"数据库筛选皮类植物药共83种，被广泛用于疮疡、风疹、湿疹、瘙痒、瘾疹、皮炎等常见皮肤病。研究表明白鲜皮可抑制TNF-α、IL-4等炎症因子表达，抑制肥大细胞脱颗粒，从而降低血清IgE和组胺水平，发挥抗炎、抗过敏效应，用于治疗荨麻疹、银屑病等具有较好的有效性及安全性[14]；桑白皮含有黄酮类、甾醇类，可抑制血管扩张，降低血管通透性，抑制肥大细胞脱颗粒，提示桑白皮具有良好的抗炎抗过敏功效[15]；土荆皮提取物多酚类抑制黄嘌呤氧化酶活性，发挥抗氧化作用[16]；石榴皮提取物多酚类化合物可有效抑制痤疮丙酸杆菌[17-18]、金黄色葡萄球菌、大肠杆菌等增殖[19]，抑制皮脂分泌[20]，有效改善皮脂代谢紊乱作用。植物皮类中药多含有黄酮、酚类、萜类、生物碱类等成分，具有抗炎、抗过敏、抗氧化、免疫调节、调控皮脂分泌等药理作用，这提示皮类药物在治疗皮肤病的可行性及科学性。

动物来源的皮类药物大多含有丰富的蛋白质、氨基酸及微量元素，蝉蜕为蝉科昆虫黑蚱羽化后的蜕壳，"善解外感风热，为温病初得之要药。又善托隐疹外出，有皮以达皮之力"，张普照等研究蝉蜕对金黄色葡菌球菌和结核杆菌有较明显的抑菌活性，其中对金黄色葡萄球菌作用极强[21]；其蛋白质化合物可抑制清除 DPPH 自由基，发挥抗氧化作用[22]。阿胶，为驴皮熬制而成，为滋阴养血之上品，阿胶发挥主要功效的组分以多肽和蛋白质为主，可刺激血小板再生，提高骨髓造血功能[23]，促进创面修复，延缓衰老[24]。陈儒康等[25]研究发现水牛皮、象皮可促进胶原蛋白 I、IV 表达，减少分泌物，促进创面愈合。动物来源的皮类药物多为血肉有情之品，除具有一定的抗菌抗炎作用外，还具有促进创面修复、抗衰老等作用，达到以皮养皮之功效。

三、小结

综上所述，"以皮治皮"起源于《周易》象形思维，是象形思维在中医治疗中的具体应用，其辨证论治的过程就是取象辨象、诸象合参、以象诊象、以象治象的辨象论治过程。"以皮治皮"理论历史源远流长，起源于先秦时期，萌芽于秦汉时期，成长于唐宋金元时期，发展于明清时期以后，近现代"以皮治皮"理论体系不断完善丰富，临床应用逐渐拓展，其理论内涵丰厚，意义深远，值得进一步探索，促进中医原创性思维的创新与发展。

（吴淑辉）

参考文献

［1］习近平.把中国文明历史研究引向深入 增强历史自觉坚定文化自信［J］.求是，2022（14）：4-8.

［2］于浩冉，洪烁，武东霞.新时代提升中医药文化自信的路径探析［J］.中国医药导报，2021，18（33）：189-192.

［3］杨美美.习近平总书记关于中医药重要论述的重大意义［J］.安阳工学院学报，2022，21（3）：6-8.

［4］欧阳恒.中医皮肤科中的直观论治法［J］.湖南中医药导报，2001（4）：143-144.

［5］龙声志，吴贤波."以皮治皮"理论源流及研究进展［J］.中医杂志，2017，58（24）：2147-2150.

［6］黄璐琦.对中医药发展规律及特点的传承与创新认识［J］.中医杂志，2022，63（17）：1601-1606.

［7］韩雪，郝燕梅，徐丽丽.赵炳南中医皮科流派名家治疗慢性荨麻疹经验［J］.中国中医药图书情报杂志，2021，45（4）：53-56.

［8］肖敏，雷晴，陈明岭，等.艾儒棣教授以皮治皮法治疗皮肤病经验浅析［J］.四川中医，2016，34（1）：3-4.

［9］杨雪圆，闫小宁，蔡宛灵，等.韩世荣"以皮治皮"法治疗慢性荨麻疹［J］.长春中医药大学学报，2019，35（5）：865-868.

［10］肖敏，罗祥，杨婷，等以皮治皮法治疗老年人慢性皮肤溃疡临床疗效观察［J］.四川中医，2021，39（5）：144-146.

［11］姜茜，周平平，李佃贵，等.国医大师李佃贵教授从浊毒论治顽固性痤疮经验浅析［J］.成都中医药大学学报，2019，42（1）：5-8.

［12］陈曙光，王加锋.从植物皮类中药药性特点探析"以皮治皮"理论［J］.山东中医药大学学报，2019，43（3）：230-234.

［13］刘本玺，董广平，刘海洋，等.皮类植物药在皮肤病中的传统应用与现代研究开发［J］.中华中医药杂志，2018，33（12）：5654-5659.

［14］CHEN Y, XIAN Y F, LOO S, et al. Anti-atopic dermatitis effects of dictamni cortex：Studies on in vitro and in vivo experimental models［J］. Phytomedicine, 2021, 82：153453.

［15］蒋海生，王佳丽.桑白皮的药理作用及临床应用研究进展［J］.中药与临床，2021，12（2）：79-82.

［16］杜洪芳，贾献慧，赵焕新，等.土荆皮化学成分及其抗黄嘌呤氧化酶活性研究［J］.食品与药品，2019，21（6）：444-450.

［17］吴淑辉，朱明芳，魏露，等.石榴皮多酚对大鼠耳郭痤疮模型 $mTOR/HIF-1\alpha/ROR\gamma t$ 信号通路的影响［J］.中华皮肤科杂志，2022，55（6）：511-516.

［18］高凡，朱明芳，杨逸璇，等.石榴皮多酚乳膏抑制 NLRP3 炎性小体抗炎抗痤疮的机制研究［J］.湖南中医药大学学报，2021，41（7）：1003-1009.

［19］许汝，王珊珊，谷舞，等 . 石榴皮多酚提取工艺优化及抑菌活性研究［J］. 粮油食品科技，2016，24（6）：87-92.

［20］吴淑辉，朱明芳，魏露，等 . 石榴皮多酚对金黄地鼠皮脂腺斑及 AKT/Sox9 信号通路的影响［J］. 中华皮肤科杂志，2021，54（8）：705-708.

［21］张普照，靳亮，方红娇，等 . 11 种昆虫提取物的抑菌活性研究［J］. 中国实验方剂学杂志，2016，22（7）：161-164.

［22］李涛，程雪娇，胡美变，等 . 蝉蜕蛋白的提取工艺优化及体外抗氧化活性研究［J］. 中国药房，2018，29（7）：968-972.

［23］LIU M, TAN H, ZHANG X, et al. Hematopoietic effects and mechanisms of Fufang e'jiao jiang on radiotherapy and chemotherapy-induced myelosuppressed mice［J］. J Ethnopharmacol, 2014, 152（3）：575-584.

［24］SHEN L, CHEN H, ZHU Q, et al. Identification of bioactive ingredients with immuno-enhancement and anti-oxidative effects from Fufang-Ejiao-Syrup by LC-MS（n）combined with bioassays［J］. J Pharm Biomed Anal, 2016, 117：363-371.

［25］陈儒康，陈倩倩，秦悦思，等 . 皮粘散对慢性皮肤溃疡大鼠创面组织中胶原蛋白 I、IV 表达及促进创面愈合的影响［J］. 中国皮肤性病学杂志，2022，36（1）：37-41.

从卑湿发病观阐述马王堆医学文化的传承与应用

马王堆医学是涉及方剂、经络、脉学、气功等多学科的以医学实践为基础的现存最早的医学巨作[1]。马王堆医学起源于西汉，医学著作14部，丰富了中医医学文献的空白，为我们了解中医文化、传承中医、应用中医具有重要的意义[2]。马王堆医学瞰立于西汉视角，着眼于社会医学发展实际，发源于湖湘卑湿之地，具有丰富的地域文化特色。中医文化传承千年，经久不衰亘古绵长，在传承中创新，在创新中应用，在应用中谋发展，时刻彰显着中医文化的鲜明性及独特性。《五十二病方》是马王堆医学的代表作之一[3]，是中医理论体系形成前的关键方书，以南楚道地药材为要药，初步建立中医"辨病＋辨证＋方药"的临床模式，是中医临床的开山之作。马王堆医学历史悠久，文化底蕴深厚，涵盖了西楚地域特色，升华了中医用药实践经验，既是医学的传承，也是文化的传承。

一、马王堆医学文化起源及传承发展

先秦两汉诸子百家博采众长，荆楚之地文化斐然，马王堆医学集百家之长，融地域社会文化特色，从方剂、诊断、治疗、养生等多门类综合详尽阐述了中医治疗、中医养生[4]、中医预防的理论和实践经验，凝练了中医养生的聚精、养气、存神之说，开启了中医针灸临床基础之门[5]，开发了中医用药之新视角，因此，马王堆医学是中医的奠基之作，不仅在历史文化研究上具有重要价值，并且在中医传承方面具有重要的参考意义。

1.马王堆医学是珍贵的文化传承之作

诸子百家，修身齐家治国平天下，马王堆医学合儒、道两家修身思想，凝练深化医学思想，提出顺天地阴阳之发展规律，补阴养气之养身理论，"人法地、地法天、道法自然"，人与自然和谐共生，运动、医疗、养生等人类活动要因时因地制宜，从自然社会中来，反馈到自然社会中去，顺应天时地利人和，和谐共生延年益寿。马王堆医学文化具有鲜明的南楚地域文化特色，是自然生态与南楚社会的有机结合体。卑湿之地，湖湘傍水，水乡泽国，南楚以水为万物之源，"水"者，上善也，亦为虚无也，故马王堆医学沉淀卑湿之理，以水之阴柔为文化特色，重水崇阴以彰养生之道。卑湿之地，雨水连绵，香草驱疫，柳篁、艾叶焚熏治疗"朐痒"（《五十二病方》），故马王堆医学延楚地香草习俗彰驱邪除疫之法。

马王堆医学文化作为先秦两汉之际中医学文化之代表，是当时荆楚地域民俗文化的真实写照[6]，通过这种地域民俗，重塑了荆楚社会文化，探究了南楚盛行的文化心态，同时也是区域民间医药经验的积累、民间医药知识文化进步的表现，标记着中医药的体系开始形成，而且为中国医学理论的形成和理论与实践的演变过程提供了有力佐证[7]。几千年以来，中医学经历过辉煌时期，也经历过低谷，却始终与人们的生活、社会的发展息息相关，早已融入人们社会实践之中，通过长期医疗实践的反复验证，逐步形成完备的理论体系，为中国人民的卫生保障事业及中华民族伟大复兴作出了重要贡献。新冠疫情肆虐全球，中医药在诊治疾病及预防疾病中越来越受到人们的重视，也发挥出了其独特的优势。

2. 马王堆医学是经典的中医传承之籍

马王堆医学中《五十二病方》《养生方》《杂疗方》《胎产方》分别记载283、88、38、21个可辨识的方药，是中医临床实践传承的典籍，初步形成了"理法方药"思维模式，反映了中医"辨病 + 辨证 + 方药"的诊疗特点[8]。

《五十二病方》中记载了敷贴法、蒸气熏法、烟熏、熨法、按摩疗法、砭法、灸法、角法等多样化的治疗方法，现代临床仍广泛使用[9]。《五十二病方》收录药物247种，有约一百多种药不见录于中药经典《神农本草经》中[10]。摘录如下：①矿物药：封殖土、井上甕鼈处土、□土、久溺中泥、冻土、金铫、铫末。②草木类：囊莫、合卢、蒿、堇（堇叶）、葵、葵子、葵茎、陈葵、白衡、郁、鱼衣、犬尾、苦、蓝夷、菽（菽汁、良菽）、黑菽、蜀菽、□豆、藿（小豆叶）。③菜类药：颧葵、兔头。④木类药：美桂、椒、椒汁、荆、朴、大皮桐、干莓、莓茎、搬（杀）本。⑤果类药：枣种。⑥待考类药：独□、逸华、隐夫木、骆阮（白苦、苦浸）、采根。⑦人部药：头脂、燔死人头、人泥。⑧鱼类药：鳢鱼血、龇鱼。⑨虫类药：赤蝎、蚯蚓矢、蠪、蟾。⑩器物、物品类药：枭颈、女子布、女子初有布、死者襊、敝褐、藉之、荆箕、臬絮、陈橐、产豚薪、蒉之荣荑、菽酱之滓、谷汁、泽泔、黍潘、饭焦、焦、黍朡、肪膏、脂膏、久膏、久脂、车故脂、薛。⑪泛称类药：百草末、屋荣葵、五谷、禾、米、鲜产鱼、野兽肉食者之毛、瓣、块。⑫待考药名：□衍、产齐赤、垱、搏、阳□、量簧、罢合、□居、攻□、白□、灶□、夹□、灌曾、灌青。此外还有部分不见于《本经》，但见于《别录》的药，如：灶末灰、灶黄土（伏龙肝）、井中泥（井中沙）、盐（食盐）、湮汲水（地浆）、艾、白附、麦（大麦或小麦）、大菽（生大豆）、稷、黍（美黍、陈黍）、糵米、青粱米、庶（蔗、甘蔗）、芥（芥荬荑）、荠熟干实（荠）、陵菝（芰实）、桂、柳覃（参见柳华条）、小童溺、婴溺、溺、头垢、乳汁、雉（雉肉）、兔皮、兔毛、兔产脑（兔头骨）、狸皮（狸骨）、鼢鼠（鼹鼠）、牡鼠、牡鼠矢、鲋鱼（鲫鱼）、蠃牛（蜗牛）、长足（蜘蛛）、蛇（参见蚺蛇胆条）、故蒲席、敝蒲席（败蒲席）、醯、戴、苦酒（醋）、酒、清（酒）、豹膏（参见豹肉条）、蛇膏（参见蚺蛇胆条）、鸟卵（雀卵）。上述一百多种药，都是《神农本草经》未收载的药，这些药在《五十二病方》中又是经常用的药。两者收录药物的不同，主要可能在于成书年代、医方来源、用药特点等而有所不同。《五十二病方》和《神农本草经》具有一定的历史渊源及传承，代表我国早期中医学、中药学理论水平与辨治思维高度，展现了方剂学萌芽时期及发展时期药物使用经验及相关理论水平，使中医学逐渐趋向科学化、理论化。

马王堆医学以医学典籍为载体，对我国早期用药经验和药物学知识作了系统而全面的总结，其丰富中药理论内容至今仍具有极高的学术理论价值。现代学者从药物分类、药性、药物配伍、药物使用等诸多方面对其进行研究，成果颇丰。

二、马王堆医学卑湿发病观与应用

江南之地，湖湘之畔，卑湿之地，湿邪纵生，乃丈夫早夭，寿不得长（《史记·货殖列传》）。马王堆医学起源于湖湘，湖湘多湿邪，久居卑湿之地，湿邪缠绵而病生。卑湿之湿有内外之分，湖湘夏令多梅雨，空气雾露潮湿，湿邪从体表肌肤袭人；脾虚为本，运化失职，水湿内生，发为内湿。卑湿之邪属阴而伤阳，易趋下，以重浊、黏滞为特征。

卑湿属阴易损阳，易趋下。湖湘卑湿属阴邪，阴阳抗争阳气损，湿胜则阳微；而脾主运化喜燥恶湿，湿困脾阳运化无权，湿胜则濡泄，水湿停聚发为泄泻，甚而水肿，卑湿留脏腑经络，滞阻气机，刌降失常，经络阻滞不畅，阻于胸膈则满闷，阻于中焦则脘痞腹胀，阻于下焦则小腹胀满。故湖湘卑湿之邪易损伤机体脾阳、中焦与下焦之阳气，困于脾且阻滞脏腑经络而为病。卑湿趋下袭阴位。湖湘卑湿类水易趋下，伤于卑湿，病起于下，多见下肢水肿、湿疹。

卑湿重浊且黏滞。湖湘卑湿沉重而黏腻，以沉重感和黏腻停滞为主要特征。卑湿久蕴，困遏清阳而不升，头重如布裹；卑湿阻经络关节，阳布达不得，肌肤不仁关节疼痛，着痹而生；卑湿秽浊，袭上位者多面垢、眵多，袭下位者便溏、下痢脓血，小便浑浊。故湖湘卑湿之邪遏清阳如裹，滞关节生着痹，分泌物秽浊不清。卑湿滞涩不畅，二便不爽，口黏口甘；卑湿缠绵，气阻不行则湿邪不化，湿困于机体胶着不解，病程日久缠绵难愈。故湖湘卑湿之邪为病，多滞涩不畅，胶着难解而缠绵。

《五十二病方》是一本源于南楚地域的方书：①该书反映南楚巫文化，南楚尚巫，巫文化在其当地文化风俗中占有重要位置。②该书保留了南楚方言，如《五十二病方》婴儿索痉篇中"取封殖（埴）土治之，封埴二，盐一，合挠而烝（蒸），以扁（遍）熨直肎挛筋所"，其中"封"字即为南方特指的蚂蚁巢黏土，《方言·卷十》曰"封，场也。楚郢以南，蚁上谓之封"。③载有南楚常见疾病，南楚地域属于地广人稀、禽鸟猛兽众多的卑湿地理环境，湿热环境下，常多发蛇虫鼠蚁之疾，《五十二病方》所载疾病中即有关于蝎、蛭、蚖、蛇等咬伤的治疗医方。④应用南楚地方药物，《史记·货殖列传》曰："衡山、九江、江南、豫章、长沙，是南楚也。"《五十二病方》中多次出现的百合、白蔹、地肤子、酸浆等药物，它们的产地均在南楚地域。《五十二病方》作为我国已发现的最古老的医书，是马王堆医学中一部分，它的出土填补了我国医学史上的空白，针对卑湿之地特征合理用药，为中医文化的传承及应用奠定了重要基础。

三、结语与展望

马王堆医学是中医文化与中医诊疗技术的综合承载体，中医药的发展要继承古籍之传统，深入研究中医诊疗地域特色，以卑湿发病观念为理论指导，研究马王堆医书，形成更具客观性的中医思想、中医理论，以此更好地指导临床，适应当前发展趋势，砥砺前行，为中医药的发展与传承增添浓墨重彩的一笔。

（杨仁义）

参考文献

［1］戴子凌，雷霆，赵群菊，等.马王堆医书方剂用方特色及其价值研究［J］.中医药学报，2019，47（6）：13-17.

［2］葛晓舒，魏一苇，何清湖.马王堆医书46年来研究成果与进一步发掘思路［J］.湖南中医药大学学报，2019，39（11）：1412-1416.

［3］陈红梅.《五十二病方》成书年代讨论的焦点及启示［J］.成都中医药大学学报，2014，37（4）：110-112.

［4］陈洪，何清湖，陈小平.论马王堆养生文化的历史地位［J］.中华中医药杂志，2014，29（11）：3368-3370.

［5］胡蓉，田永衍，赵小强，等.从马王堆文献看中医灸法理论的演变——以足太阳脉为例［J］.中国中医基础医学杂志，2017，23（6）：830-832.

［6］万胜，何清湖.湖湘中医文献的特点、作用及研究内容［J］.中医药导报，2010，16（11）：10-12.

［7］刘瑶瑶，邓环.从马王堆汉墓典籍看中医药的发展历史［J］.陕西中医药大学学报，2018，41（6）：109-112+127.

［8］周祖亮，方懿林.试论简帛医书相似方药文献的渊源与流传［J］.北京中医药大学学报，2019，42（4）：284-288.

［9］周德生.探讨《五十二病方》的慢性病防治思想［J］.湖南中医药大学学报，2015，35（8）：1-4.

［10］任灵贤，黄煌.经方起源考［J］.南京中医药大学学报，2011，27（1）：10-12.

基于中医文化特质探讨中医文化传承与创新

中医文化是中华民族优秀传统文化中体现中医药本质与特色的精神文明和物质文明的总和[1]，是中华优秀传统文化的重要组成部分，有着极其丰富的内涵。具体表现在以辨证论治为原则的临床诊疗思维、以"天人合一"为理想状态的整体观念，以阴平阳秘为目标的从阴阳学说到五行相生相克的五行学说，从望闻问切的四诊方法到理法方药的诊疗体系，从"不治已病治未病"到"安度晚年"理想，从"神农尝百草"到孙思邈的"大医精诚"高尚医风医德。以上种种皆体现了中医文化的特质。部分学者总结认为中医药文化以中国传统哲学、文学、史学为基础，由中医药精神文化、行为文化、物质文化三个方面构成，具有塑造中医药文化核心理念和价值观念，形成中医药学思维方式和认知，揭示中医药学规律，影响中医药事业传承与发展和增强中华民族文化认同与自信[2]。

随着西医学传入中国，不可避免地对中医文化产生了巨大的冲击，中医药发展受到巨大打击，中医理论的科学性受到人民群众的质疑与否定，中医理论的传承和中医文化的发展面临巨大的难题。然而随着日渐深入的中西医文化交流，中医药文化在碰撞中越发显现出特有的能量。2020年初一场前所未有的病毒传染暴发了，在未理解这突如其来的疾病本质的时候，随着诊疗方案的不断更新，中医药的参与力度不断加大，不仅常规的中药汤剂，中医药传统保健方式如八段锦、易筋经，中医特色疗法如穴位敷贴、推拿按摩等中医组合疗法显现出独特优势。这使中医药不仅在国内迎来新热度，还逐步得到世界各国的认可。在全球疫情蔓延的形势下，中医药对人类健康事业贡献力量。

国家中医药管理局在《关于加强中医药文化建设的指导意见》中指出："中医药文化是中医药学的根基和灵魂，是中医药事业持续发展的内在动力，是中医药学术创新进步的不竭源泉，也是中医药行业凝聚力量、振奋精神、彰显形象的重要抓手。我们要增强传承和发要中医药文化的自觉性和主动性，从发展繁荣社会主义文化，建设社会主义文化强国的全局来认识和把握加强中医药文化建设的重大意义。"要做到这一点，首要问题便是要深刻把握并准确理解中医文化的特质[3]。

一、中医文化诞生的母体决定着中医文化的特色

中医文化诞生的母体是源远流长的中国传统文化。经历了奴隶制到封建专制两大社会形态的变迁，但主体仍是农耕文化；主要思想代表以儒家思想为主，并糅合了道家、佛家等中国传统思想，连续、稳定、没有断层地绵延发展了几千年。1840年之后，中国的社会形态与社会制度受到巨大冲击，中国社会和文化经历了前所未有的巨大变革。中医产业和中医从业人员受到巨大影响与冲击，然而中医学术经典并未有任何改变[4]。"以人为本"的精神是中国传统文化的重要组成部分，中医文化自然也受到其深刻影响。中医学认为治疗疾病首先是治人，其次才是针对疾病本身。所谓"治人"是指：其一，人体自身是一个有机的整体，即人体的表里寒热、气血阴阳、脏腑功能达到和谐的状态；其二，人与自然环境构成一个有机的整体；其三，人与社会环境也是一个有机的整体，而人与人之间要和谐，这便是中国传统文化中所推崇的"天人合一"[5]。中医学认为，上至天文、下达地理、中及人事都是一个有机整体，人不仅有自然属性，而且具备社会属性。可见中医深深植根于传统文化之中[6]。所以说中医文化与中国传统文化是"母子关系"，是紧密相关的。现代医学的发展不可避免地对传统医学造成巨大冲击，中医为了更好地发展也不能故步自封。然而由于中医文化的特质所在，中医的创新发展不可能抛弃其诞生的母体，完全照搬西医学。此次新冠疫情中医药的良好疗效也证实了中医药具有强大的生命力及优势。

二、中医文化中特有的思想文化决定着中医文化的思维方式

中医根植于传统的中国历史文化之中，在这个基础上形成了具有中国特色的系统论思维[7]。周易的易学思想、道家思想中与五行、阴阳等相关的一

部分、儒家思想中与中医传统理论相关的一部分如元气论等均是中医文化形成的土壤。这种朴素的系统论将世界的本源视为原始整体，最大的特点是混沌不分，在后天通过各种途径分化产生出不同的基本单位而形成万物。

受我国传统哲学思想启发而孕育出的中医基础理论有一个显著的特点，那就是崇尚整体性这一理论，这种整体性又分为两个方面：第一点是局限的整体论，即把人体本身视为一个整体；第二点则是宏观的整体论，跳出了人体自身的窠臼，将人与自然联系起来，人同样身处自然之中，是一个不可分割的整体。在这种整体论的指导下，认识到人体的各个部分都存在着各种各样不同的联系。有了这种认识，中医临床者就可以不拘泥于局部的症状，而将视角抬高，从人身整体甚至是天时地利等角度分析病情，进而采取八纲、六经、卫气营血等不同的辨证手法，诠释与治疗疾病。在这种认识的前提下，我们可以很明确地发现中医临床思维核心就是象思维[8]，要求通过司外揣内等方法，把握患者的整体性，紧紧追溯疾病的动态变化，并针对不同患者、地利、天时真正做到三因制宜。而西医强调追根溯源，将疾病静态分解，通过不断追溯，级级调研，从人体深入至系统，从系统深入至器官，从器官深入至功能单位进而深入至细胞甚至细胞器，等等，认为只有分解、还原到微观的物质颗粒，才能说明健康与疾病的本质和终极原因[9]。中医学从整体入手联系部分与西医学从微观解释疾病本质这种截然不同的思维方式也是有中医文化特质所决定的。但是近年来我们注意到，西医在医学研究中也更多地强调了不同器官、不同系统的相互作用，同时将人与社会、人与自然的关系放在疾病的预防与治疗中进行考量，某种程度上也是中医文化具有优越性的体现之一。

三、中医文化内涵决定中医文化具有强大的包容性

我们要特别注意的是，中医学根植于中华大地上，在吸收中国古代优秀文化如中国古代数学、地理学、物理学、药理学、化学、生物学等方面知识的同时，也吸收了一些当时古代科学的弊端，但这种弊端在新时代科学技术与思想引入中华大地后得到了很大的纠正，如唐容川等创导的中西医汇通学派及毛主席倡导的中西医结合等办法，这都展示了中医文化强大的包容性，事实上从中医学这门学科诞生之初包容性就已根植于中医文化的骨髓。

自春秋战国时，当时的祖国医学就具有兼收并蓄不同地域的治疗方法的特

点，当时的著名医家已经注意到不同地区人民生活水平与生活习惯不同，罹患疾病有其特点，往往需要不同地方的特色治疗方法才能达到最好的疗效。但就像前文提到的，当时的科学技术水平一定程度上减缓了中医的发展，医学中的一些具体问题在当时的环境下得不到充分的解答，使祖国医学当时走上了一条通过总结临床经验，结合中国传统文化中的哲学思辨的道路。尽管许多深刻的客观规律已经在当时被医学工作者所发现，并将这些客观规律应用于临床工作，且收到了较好的疗效，但中医文化中具有一部分不适用于现今社会的落后部分是不能否定的事实。不过中医文化具有守正创新的特质，在中西医并存结合成为大背景的现代，作为当代的中医人，我们更应该发挥中医文化强大的包容性，摒弃门户之见，用现代医学知识武装自己，以现代的药理、生理、病理技术解释和发展中医药，不仅推动中医药在我国的繁荣昌盛，也使中医药能够走出去，造福更广大的人民群众[10]。

"传承精华，守正创新"，是习近平总书记对中医药工作作出的重要指示。中医文化传承需要在准确把握和理解中医文化特色的基础上进行，中医文化的创新更不能脱离中医文化特质，脱离了守正的创新是对中医文化传统的丢弃。中医药文化的守正和创新是既相互联系又相互促进的两个范畴，而把握中医文化特质是正确进行中医文化传承与创新的前提。

（肖　婷）

参考文献

［1］李如辉，王静波，张卓文，等.论中医学、中医文化与中国传统文化的关系［J］.中华中医药杂志，2015，30（6）：1931-1933.

［2］胡真，王华.中医药文化的内涵与外延［J］.中医杂志，2013，54（3）：192-194.

［3］国家中医药管理局关于加强中医药文化建设的指导意见［N］.中国中医药报，2011-12-29（003）.

［4］祝世讷.从中西医比较看中医的文化特质［J］.山东中医药大学学报，2006（4）：267-269.

［5］陈震霖，张硕，张景明，等.论中医整体观的基本特性［J］.中国中医基础医学杂志，2021，27（9）：1348-1351.

［6］李鹏飞，孙小明.传统文化让中医充满吸引力［J］.商业观察，2016（10）：62-63.

［7］祝世讷.中医系统论基本原理阐释［J］.山东中医药大学学报，2021，45（1）：7-21.

［8］徐云浩，土洋，陶文娟，等.中医辨证的象思维属性及对微观辨证的指导价值［J］.中医杂志，2022，63（10）：901-904.

［9］娄玉钤.浅谈中西医差异的根源及相关不同点［J］.风湿病与关节炎，2020，9（4）：70-80.

［10］何裕民.迎接中医药新时代，大力发掘和弘扬中医药真正优势［J］.医学与哲学，2019，40（3）：1-4.

宝库之钥

——鲜活的中医药文化

中国医药学诞生于古老的中华文明，包含了对于人类疾病诊治、养身保健等方方面面的，涉及医理、药理、人文、天文地理等方方面面，历史源远流长，涵盖内容十分广泛，是炎黄子孙赖以生存、不断传承、不断创新的文化内容[1]。从古至今，中医药文化凝聚了深邃的哲学智慧、中华民族数千年的养生理念和实践经验，承载了中医药文化的传承与创新发展，传承了中华优秀传统文化，是从中国古代文化中流传下来的科学文化瑰宝，是开启中华文明宝库的钥匙。

中医药内涵丰富，是探寻中国传统文化的金钥匙。首先，中医药文化悠久流长，与华夏文化同起源，远古时期伏羲制九针、神农尝百草的经典故事深入人心，是中国传统文化和中华文明不可分割的组成部分。其次，中医药经典理论与中国传统文化密不可分，阴阳五行学说、天人合一观念、人与自然和谐共处等都是中国古代哲学非常重要的观点。《神农本草经》《黄帝内经》《难经》《伤寒杂病论》中医药四大经典著作及流传至今的很多中医药学经典著作中蕴含着丰富的中医文化内涵，是后世探求中华文明、打开中国传统文化大门的关键点。

一、中医药文化与道教文化

中医药文化涵盖了很多道家学说的内容。具体体现在：①"天人合一"是中医预防、诊断、治疗疾病的基础理念，通过这一理念，可指导中药的运用，从而治病救人。②中医学倡导人与自然和谐共处，在养生和临床实践中主张以"和"为要，这与道家清心寡欲思想如出一辙。③中医养生重视精、气、神，称之为"三宝"，注重形体锻炼，与道家文化密切相关[2]。④中医养生文化主张内外兼修，包含饮食、丹药、导引、房中术，与道家思想相似。⑤道家术语可在中医经典论著中查阅到，道家主张恬静虚无，以无为本，强调返璞归真，万物归于一元，中医药书籍中多提到元、道、一、真、无极、太极等元素。诸如寿世保元、太素脉诀、太乙神针、太极功法等在中医书籍及道家中均有提及。由上可见，中医药文化与道家文化存在共同点，中医药文化根植于中国传统文化，容纳海阔，兼容并包，同时也有自己的中心主旨，将中华文化与人体功能相结合，指导人体养生、防病，从身体上、精神上让人更好地生存与发展[3]。

二、中医药文化涵盖丰富的天文历法知识

天干地支，二十四节气，纪时法（计时法、记月法、纪年法、三正）等与中医药文化密切相关。作为天文历法知识，天干地支、二十四节气与中医药文化相结合，用来治疗疾病，且效果显著，天干地支与经络腧穴相结合，根据发病的时间节点的不同、病情的不同选用不同的腧穴，每个腧穴也有相应的天文时间点。二十四节气不仅影响了人们的劳作生活，也对养生产生了深远的影响。根据节气的气候特点，采取相应的养生保健措施。探究中华文化中天文历法知识，中医药文化是不可或缺的。

三、中医药文化与佛家理论学说互相影响

①中医基础学说中涉及"金木水火土"五行，与佛教四大观念中"地水风火"密切相关。②中医养生学说的重要观点为"保持良好的生活习惯、安神定志"，受到佛教三学中"戒、定、慧"的深厚影响。③中医饮食养生理论涉及清淡、搭配、辟谷等，也受到佛教素食观念的影响。④中医解剖学与佛教重生观念相互关联。⑤医家医学活动以"大医精神，普救含灵"为主，这与佛教普度众生慈悲思想宗旨相契合。⑥中医学也受到佛教功法养生的启发。

四、中医药学中蕴含了丰富的儒家思想

中庸之道是中医理论的思维核心。《礼记·中庸》中阐述了中和思维，中和即是方法是境界。在中医理论中，关于人的生理、病理、治法、养生的方面

都认为"中和"为关键之处，"阴平阳秘、精神乃至"，阴阳平衡是健康的标志，阴阳失去平衡就会产生疾病，调整阴阳平衡是治疗疾病的基本原则[4]。

此外，中医理论中"元气学说"与儒家如出一辙，均认为构成人体的最基本物质是元气，人体正常生理活动的进行依赖于元气。中医命门理论来源于宋儒太极学说，并且在宋儒太极学说基础上进一步深化；中医五运六气学说受到了宋明理学的影响[5]；中医药学的思想与儒家孝仁爱思想关系密切。

五、中医药学与《周易》密切相关

医与易同出始祖古圣。伏羲氏是易学的鼻祖，也是中医学的开山祖，他创立了先天八卦，为易学之先行，又创制了九针，为针灸之起源。中医经典著作《黄帝内经》中蕴含着《周易》"天人合一"的哲学思想。医易同源医易同道阴阳。易为医之理，医为易之用，二者互为表里。在中医组方中，易学原理体现得淋漓尽致，在进行组方指导的同时，还用来揭示解释人体病理、诊治等方面的内容。

中医药文化在多方面、多角度中都蕴含了丰富的道家思想、天文历法、佛家学说和儒家思想，以及《周易》等中国传统文化。因此，认真学习，充分掌握中医药文化知识是获得这把打开中华文明宝库的金钥匙的第一步，畅游在知识的海洋里，有所学习，有所收获。

在学习的过程中，充分认识到中医药文化的内在意义十分重要。

1. 中医药是中华优秀文化的宝贵资源

几千年中医理论与实践的发展过程，不断汲取历代中华文化精华，有效与人的生命与疾病防治规律相结合，形成了人文与生命科学相融的系统整体的医学知识体系。中医药学把中华优秀文化与健康维护的实践有机结合，升华了中华文化内涵，形成鲜明的中医药文化特色。

2. 中医药是中华优秀文化的重要载体

体现在几千年的防病治病实践，使中华优秀文化得到有效的弘扬与传播。如"仁者寿"的道德健康理念、"医乃仁术"的医德观、"大医精诚"的职业追求、动态平衡的健康维护、"治未病"的早期干预理念与扶正祛邪治疗法则等，不仅在防病治病中得到医患接受认可、弘扬光大，而且对其他领域产生深远的影响。

3. 中医药是中西文明对话的窗口

西学东渐对中华文化的冲击，使国人失去民族文化的自信与自觉。而中医药以包容的胸怀，通过中西汇通、中西医结合吸取西医学的科学理念，但并没有被西医淹没，在现代化时代，理论与实践不断丰富发展，并自觉走向世界，在服务人类健康中逐渐被世界人民认可而发挥其应有作用。

4. 中医药是传统知识创新的优势领域

源于对人体生命现象系统观察与临床经验总结升华形成的中医学，对人的生命、健康与疾病的认知理论独树一帜，不断与时俱进，有效地指导着人们养生保健、防病治病，如青蒿素治疗疟疾对人类的贡献、三氧化二砷治疗白血病的突破均源于中医药，中医药治疗慢性病、病毒性疾病、代谢性疾病等，都彰显了创新的优势。

5. 中医药是维护民众健康的不竭动力

中医学的动态生命观、养生理论与实践、"治未病"的早期干预思想、以人为本的个体化诊疗模式、整体调节的综合治疗观念、丰富多彩的诊疗方法等在防病治病中效果确切、具有不可替代的作用。

六、小结

中华文明宝库蕴含着深厚的哲学思想、文化知识与经济社会资源，凝聚着深厚的中华优秀文化，是中华民族的血脉和灵魂。打开中华文明宝库必须坚持文化自觉与自信，正如习近平总书记指出的"人民有信仰、民族有希望、国家有力量"。用中医药这把钥匙打开中华文明宝库，第一是要全面理解习近平总书记讲话深刻内涵，坚持中医药理论自信、实践自信与学术自信，推进中医药事业的科学发展[6]。第二是在全面深化改革、建成小康社会、建设健康中国的伟大实践中，不断完善中医药事业发展的政策和机制，推进中医药保护、传承与利用，弘扬中华优秀文化[7]。第三是要坚持中医药主体发展与协同创新，不断丰富发展中医药理论与实践，提高防病治病能力，创新中医药医疗保健服务模式，满足人民不断增长的维护健康与医疗保健需求。第四是要以历史的责任感和使命感，推进中医药走向世界，在服务人类健康中，使中华优秀文化得到广泛传播，形成文化认同与共识，为实现中华民族伟大复兴的中国梦贡献力量。

（展立芬）

参考文献

［1］宋坪．中医药国际合作成就显著［J］．环球中医药，2022，15（9）：1512-1513.

［2］杨硕鹏，卜菲菲，周亚东．论中医药健康养生文化的哲学基础和当代价值［J］．陕西中医药大学学报，2019，42（4）：50-51+54.

［3］宋天彬．道教文化与中医药学［J］．医古文知识，1995（4）：4-6.

［4］林艳巧．《中医基础理论》教材阴阳转化的中医学思考［J］．中医药管理杂志，2022，30（20）：24-25.

［5］张登本．五运六气理论传承着中医药理论中的"核心文化基因"［J］．中医药通报，2019，18（5）：1-4.

［6］章增加．关于弘扬中医药文化的思考［J］．中医药文化，2009，4（2）：8-11.

［7］车志远，王启帆，李和伟，等．基于《中医药法》探索高等中医药人才培养机制与路径［J］．中医药导报，2019，25（22）：127-129.

"活"马王堆医学，传承中医文化

中医学的发展离不开前人在生产生活实践中积累的医药经验与知识。在中华大地特殊的地理环境及文化背景、生活习惯、疾病谱等的影响之下，中医学对于疾病的诊治有着独到的学术思想与宝贵的经验。马王堆汉墓中古代医书的发掘，更是在医学界掀起一股巨大的浪潮，作为传统医学的亲历者、见证者、幸存者，其经历了风霜雨雪倍显珍贵，承载着一段厚重的医学历史，包含着中医文化的传承密码。这些医学古籍不仅详细记载了前人的疾病防治经验和医学理论，也为现代医学提供了许多宝贵的借鉴。在马王堆三号墓中出土近十二万字的帛书、简牍，其中包含医书 14 种，内容涉及方剂学、诊断学、治疗学、脉学、养生学、导引气功、经络学、妇产科学等多门学科的知识，是研究汉代以前医药学发展的第一手重要资料。党的十八大以来，习近平总书记多次提出让文物"活"起来。习近平总书记强调："文物和文化遗产承载着中华民族的基因和血脉，是不可再生、不可替代的中华优秀文明资源。要让更多文物和文化遗产活起来，营造传承中华文明的浓厚社会氛围。"这些幸存的医籍是历代医家学术成就和临床实践的高度概括，精心整理、研究这些宝贵的文献资料，让马王堆医学鲜活起来，绽放全新的生命力，对传承传统中医药文化，发展医疗保健事业，促进人民健康，具有重要意义。

一、追本溯源，承上启下

马王堆出土医书，内容丰富，被认为是较《黄帝内经》更早现存最古老、最原始的医学文献，书中记载药物共计 406 种，涉及药物采收季节、名称、炮制方法、剂型剂量等内容[1]。其内容丰富翔实，经验独到实用，真实反映了西汉以前的医学发展水平，是我国医学发展史上不可忽视的重要成就。然而由于成书已久，医学文献内容已有不同程度的残缺，也出现了较多脱简夺文、坏字讹文的现象，为现代进一步深入研究增加了难度。

目前国内外对马王堆医学古籍的研究内容多限于对药物的单纯分析，仍然缺乏对医学古籍全面广泛的研究，马王堆医书方药特色的研究之路还很漫长。马王堆医书与《黄帝内经》二者相比，只有部分内容有直接的关联性，如《阴阳十一脉灸经》《灵枢·经脉》《素问·脉解》，马王堆出土医书不一定是《黄帝内经》的直系祖本。因此，对于马王堆医书的研究，首先，要追本溯源，找到秦汉时期中医理论的发展脉络，将马王堆医书与《黄帝内经》《神农本草经》《伤寒论》等医书紧密连接起来，结合当时的时代背景，阐述马王堆医学的起源，总结出马王堆医学的发展脉络，通过对马王堆中古医籍的考证，以促进中医文化的发展。

二、科技助力，发展中医药

随着计算机技术的发展，现代工程科技中的大数据和信息处理与分析技术的发展，已能够对这些整体大数据与信息进行挖掘分析，无论是疾病资料或是古籍方论，均可通过相应的科学技术构成中医大数据与信息资料，利用相关系统软件可对这些大数据与信息资料进行分析归纳和整理，将可见或隐匿模糊数据和信息中所反映的关联呈现出来，从而得出其中所蕴含的内在规律和意义。想要更好地探索与发展马王堆医学，就要充分利用现代科学与技术方法，让所挖掘的医学文献开口"说话"。对于马王堆所出土的古籍医书，国内外诸多学者应用现代科学技术对古籍中常用药物的功效分类、性味归经、使用频数等进行深入归纳与解析，以充分挖掘马王堆医书的用药配伍、功效、用药法度等内容[2-3]。因此，对于马王堆医学古籍的研究，有必要密切结合现代大数据和信息处理分析技术，在全面整理和规范已有和将要收集数据与信息基础上，有针对性地建立中医大数据与信息分析方法，深入探索马王堆医书的潜在学术价值和应用价值。

目前，在新时代背景及疫情的大环境之下，中医药直接参与了新冠病毒感染的预防与治疗，凭借临床参与率与治愈率等数据改变了国内外对中医药的传统认知，大众对于中医药治疗的接受度及信任度明显上升[4]，逐步由信中医、爱中医到学中医转变。马王堆医学内容丰富多彩，引人入胜，然而现实学习过程中，知识查阅步骤烦琐，互相的交流学习也较容易形成局限性。因此，对于马王堆医学学习工具的开发，为大众提供一个高效的马王堆学习和交流知识的网络平台也成为迫切需要。目前，一些中医学习小程序的上线[5]，拉近了中医与普通大众的距离。随着现代科学技术的快速发展，中医学的传播发展亦当顺应时代的潮流，将现代科技带入马王堆医学的传播当中，以企而提升中医的客观化和现代化水平，促进中医药文化发展。

三、以物为载，面向大众

近几年来，去博物馆体验一场跨越时空的交流已经成为一种时尚和潮流。博物馆作为公共文化学习的重要场所，兼有特殊的教育职能，与其他传播方式相比，包含了丰富的历史文化资源[6]。中医学的考古成果吸引着人们重新认识中华医学文化的灿烂，当代对于"博物馆热"的不断升温，也不断调动大众对中医药文化的认同感与学习热忱，让更多人深入领悟中医文化的博大精深。马王堆医学文化的传承，便要充分发挥、充足利用现有的博物馆资源，让书写在古医籍里的文字都活起来，走进人们的文化生活和精神世界。首先在于历史医学文物的保护，医学文物不仅是不可再生、不可替代的宝贵资源，也是一个国家的精神符号，历史的伟大见证，不仅属于现代，也属于未来，必须要统筹好、保护好、利用好，完善文物安全管理制度。另外，马王堆医学文物作为医学宝贵历史与经验重要载体，要充分发挥其作用，激活其生命力，把跨越时空、超越国度、富有永恒魅力、具有当代价值的中医文化推向大众，让收藏在博物馆里的文物、陈列在广阔大地上的遗产、书写在古籍里的文字都活起来。

四、结语

新时代背景下，如何发展发扬中医药，是每一位中医人所要深刻思考的问题。马王堆医学的有效传播是推动中医药事业发展的有效手段，也是中医文化持续良性发展的必要条件，应充分重视马王堆文化建设及传播建设，结合时代发展需求，从多个角度加强中医药文化建设，营造良好的中医文化氛围，使中医药文化走上良性的发展道路。新时代我们当紧跟党的步伐，贯彻党的二十大报告精神落实到马王堆医学文物工作当中，践行"让文物活起来"的新时代方针，让"活起来"的马王堆医学文化，"雄起来"的中医文化走近百姓、走向世界。

（谢　薇）

参考文献

［1］张尚华，谭英，刘珍，等．马王堆医书方药研究述评［J］．湖南中医杂志，2022，38（8）：191-196.

［2］谢清．马王堆医书《五十二病方》内容特点与学术源流研究［D］．长沙：湖南中医药大学，2021.

［3］戴子凌．马王堆医书方药证治规律研究［D］．长沙：湖南中医药大学，2020.

［4］沈小兰，刘雨甜，穆琦，等．关于中医药"抗疫"的社会认可度调查分析［J］．深圳中西医结合杂志，2021，31（16）：74-77.

［5］郑晓昆，李芳芳，刘思雨，等．基于UGC架构中医类云线上学习小程序的研发［J］．电脑知识与技术，2022，18（11）：72-73+76.

［6］郑佳．关于新媒体环境下博物馆开展社会教育的思考［J］．文物鉴定与鉴赏，2021（5）：136-138.

马王堆导引术的前世今生

一、马王堆汉墓与马王堆导引术

1973年，我国中部湖南省长沙出土了轰动世界的马王堆三号汉墓。墓中有一件彩色帛画——《导引图》（长140厘米、宽100厘米、高50厘米），其上有44个各种人物在练不同的功法[1]。这是中国古代导引法的精华写实。所谓导引法，就是通过身心的自我锻炼和调节，启发人体气机，调动体内元气，以达到祛病健身、延年益寿之目的。《导引图》所展示的导引法，有动有静，动静相兼，有行气吐纳，也有作器械运动的，但最突出的还是模仿禽兽行导引之术。"导引"是古代人们用于养生保健和医疗保健的一种方法。关于"导引"的最早文献记载是先秦时期《庄子·刻意》里记载的"吹呴呼吸，吐故纳新，熊经鸟申，为寿而已矣；此导引之士，养形之人，彭祖寿考者之所好也"。同时也提出了导引术的概念：通过调节呼吸运动，模仿动物的肢体动作，达到治病养生、颐养天年的作用[2]。导引术的出现，体现的人们在古时候追求强身健体、治病养老，是通过模仿动物肢体运动、协调肢体等实践产生的。导引养生术经过历代发展，内容越来越丰富，包括引体、导气、按摩、叩齿、漱咽、存想等，形成了以主动自身肢体运动为主，辅之以呼吸、意念调节三者合一的传统养生方法，是中国传统养生文化重要组成部分[3]。导引不仅仅在养生上有重要作用，与针灸、按摩等传统治疗方法不遑多让，甚至有着一定的治疗意义。

二、马王堆导引术与马王堆经络文化

马王堆医学文化中《足臂十一脉灸经》《阴阳十一脉灸经》《脉法》都是经

络学专著，尤以《足臂十一脉灸经》是现存最早的经络专著，而《阴阳十一脉灸经》也可看作是《灵枢·经脉》的前身。这两部经书与马王堆导引术关系密切，《阴阳十一脉灸经》的内容与现在的《灵枢·经脉》中论十二经脉很接近，很多文句与《灵枢·经脉》相同，《阴阳十一脉灸经》（乙本）也可作为《导引图》读法的依据，1983年沈寿先生在《成都体院学报》上发表了《西汉帛画〈导引图〉结合〈阴阳十一脉灸经〉综探》[4]，这篇文章认为《导引图》是以《阴阳十一脉灸经》乙本中的十一经脉为依据，每脉各占一竖行，计上下四式。以四式连缀组成一小套路，这在传统导引术语中通称为"四段功"，而由十一套四段功联合组成一个大套路，也就构成了《导引图》全图式[5]。这恰似《练功十八法》，其全谱是由三套六段功联合组成一大套"练功十八法"，共计两大套，合为36式[6]。而这上下四式极可能是与"四季"相合的。它与《黄帝内经》中要求人们适应季节变化等自然条件是完全相契合的。《导引图》也绝不是随手采撷、无序的，而是经过刻意编排的综合性导引套路图谱。他的编撰，与经络理论密切相关。

经络理论是中医理论的重要组成部分，经络，是经和络的总称。《黄帝内经》云："络脉者，经之海也；络脉者，络之海也。"其中的络脉又称"经筋或络脉""经外之经""脉"等。经，又称经脉，有路径之意。经脉贯通上下，沟通内外，是经络系统中纵行的主干。故曰："经者，径也。"经脉大多循行于人体的深部，且有一定的循行部位。络，又称络脉，有网络之意。络脉是经脉别出的分支，较经脉细小。故曰："支而横出者为络。"络脉纵横交错，网络全身，无处不至。经络相贯，遍布全身，形成一个纵横交错的联络网，通过有规律的循行和复杂的联络交会，组成了经络系统，把人体五脏六腑、肢体官窍及皮肉筋骨等组织紧密地联结成统一的有机整体，从而保证了人体生命活动的正常进行。所以说，经络是运行气血，联络脏腑肢节，沟通内外上下，调节人体功能的一种特殊的通路系统。马王堆导引术作为养生方法，具有舒经活络、循经导引的作用[7]，研习马王堆导引术，一方面可以强身健体，另一方面调节经络，治病养身，同时有利于学习者深一步了解经络知识。

三、马王堆导引术特点：循经导引、形意相随

上海体育大学课题组根据这幅《导引图》中的功法，整理出十二式导引动

作，称之为"马王堆导引术"。各命名为挽弓、引背、凫浴、龙登、鸟伸、引腹、鸱视、引腰、雁飞、鹤舞、仰呼和折阴[8]。有着形意相随，循经导引，舒缓圆活，旋转屈伸，松紧交替，拔骨抻筋，身心合一，吐故纳新等特点，推行于全国多年。湖南中医药大学就曾向中医学院本科生全面推广过，作为推广教练之一，我亦从马王堆导引术中获益良多。马王堆导引术作为常用健身气功之一，相较于八段锦、易筋经、五禽戏和二十四式太极拳等，对柔韧性、弓马等基本功要求较低，推行难度小。且循经导引、形意相随的特点突出，循经导引，就是遵循人体经脉的走向，并配合呼吸进行一定规律的肢体运动；形意相随，就是在功法习练过程中，意念活动与形体动作相互配合，这是循经导引的关键所在[9]。在掌握动作要领后，可以逐渐引导习练者学习十四条正经的基本运行路线，以及正经上的数十个相关穴位，且还要与15式动作相互配合（包括预备式、起势和收势）。整个学习过程由易到难，可以有效提起习练者的兴趣，并将之引导至马王堆医学文化。

四、习练马王堆导引术的重要价值

帛画《导引图》绘制在一幅高约50厘米、长约100厘米的缯帛上，图中现存有44个各种人物的图像，分绘成上下4层，其中有男22人、女22人，有老有少，个别人像还手持器物。图像均为工笔彩绘，以黑色线条勾画轮廓，填以朱红或青灰带蓝色彩。从《导引图》所绘的人像及所着服饰来看，多为庶民阶层。从功法的具体形式来看，《导引图》包括四个方面的内容：一是徒手运动，帛画中大部分都为徒手运动；二是器械操作，如"以杖通阴阳"之类，帛画中出现过盘、棍、球、袋等四种器械，用来辅助行动；三是行气吐纳，如仰呼等；四是意念活动，某些图像表现为凝神入静的存想状态。从术式的功能来看，可以进一步分为养生功和医疗功。养生功主要是以养生保健为目的，模仿各种动物动作的功法，如螳螂、熊经、鹞北、猿猴等。譬如"螳螂功法"，则保持两足并立，两手上举，延伸至自己感觉到极限，然后转腰向左右弯曲。《导引图》中文字说明中直接提到治病的项目共有"烦""痛明""引聋""引温病"等12处，说明导引不仅对四肢部位的膝痛、消化系统的腹中、五官的耳目，甚至某些传染病的治疗有着密切关系。马王堆导引术的治疗作用在现代也有诸多研究。例如刘美秀等[10]发现马王堆导引术锻炼对降低老年女性收缩压和增加血管弹性度有积极的影响，能够有效提高老年女性的心血管系统健康水平。另外，马王堆导引术锻炼可以有效调节空腹时的血糖水平，提高血液中对运动刺激的乳酸清除率，可以提高身体的疲劳恢复能力。厉成波等[11]发现马王堆导引术锻炼能有效改善COPD稳定期患者的认知功能，有利于其呼吸系统功能和生活质量的提升，COPD稳定期患者的负面心态、认知情况和肺功能存在密切关系。马王堆导引术作为集修心康体的健身气功，值得在医学康复领域大力推广。刘晓瑜等[12]发现对中风患者采用马王堆导引术进行康复训练，更有利于改善患者心理状态及生活质量，促进神经功能恢复，更快改善患者临床症状，值得借鉴。从目前的医学实践来看，它能提高人们防治疾病与保健养生的能力；而且通过导引术和穴位按摩能调节神经体液活动促进血液循环，从而起到防病治病及康复保健作用。

总之，作为古文医书，马王堆导引术的内容佶屈聱牙、晦涩难懂，除了专业研究者外，很难有大众去研习它，这对于马王堆医学文化的传播来说，是非常不利的。而目前大健康产业发达，越来越多的中老年人，甚至是年轻人注重健体养身，将目光投在健身气功上，马王堆导引术作为诸多主流导引术之一，习练者也很多，但还是与主流的太极拳、八段锦等相差较远，这跟太极拳、八段锦等功法深入人心有关，也与马王堆导引术的推行力度不大有关。推行马王堆导引术，一方面有利于我国人民群众，尤其是中老年群众的身心健康，另一方面，也有利于引导习练马王堆导引术的群众学习马王堆医学文化，让马王堆医学文化鲜明起来。

（马　强）

参考文献

［1］杨舒婷. 马王堆帛画《导引图》与张家山汉简《引书》导引术式对比研究［D］. 北京：中国中医科学院，2022.

［2］翟昕. 释《庄子·刻意》中的"导引"［J］. 成都体育学院学报，2021，47（4）：125-128.

［3］陈梦圆，余忠舜. 中医导引术在老年健康中的应用现状研究［J］. 武术研究，2021，6（1）：119-122.

［4］沈寿. 西汉帛画《导引图》考辨［J］. 浙江体育科学，1989（S1）：

57–61.

［5］沈寿.西汉帛画《导引图》结合《阴阳十一脉灸经》综探［J］.成都体院学报，1983（4）：11–15.

［6］张丁丁.练功十八法的发展现状与问题探析［J］.当代体育科技，2014，4（19）：146–147.

［7］穆长帅，工震.从经络学说的视角探研健身气功·马王堆导引术的健身原理［J］.中国运动医学杂志，2011，30（2）：189–191.

［8］赵丹，许峰."健身气功·马王堆导引术"处方的文献研究［J］.中医文献杂志，2022，40（2）：11–17.

［9］孙华玲，张林.浅谈中医循经按摩导引法［J］.中华中医药杂志，2009，24（S1）：92–93.

［10］刘美秀，张高杰，秦华奇，等.马王堆导引术锻炼对女性老年血管弹性和亚极量运动时血糖及乳酸变化的影响［C］//中国体育科学学会.第十二届全国体育科学大会论文摘要汇编——墙报交流（运动医学分会）.［出版者不详］，2022：4–5.

［11］厉成波，郝童童.马王堆导引术对慢性阻塞性肺疾病稳定期患者认知功能的影响［C］//江西省体育科学学会，全国学校体育联盟江西省分联盟，江西省体育学学科联盟，华东交通大学体育与健康学院.第三届"全民健身 科学运动"学术交流大会论文集.［出版者不详］，2021：184–185.

［12］刘晓瑜，王克斌，艾潇，等.马王堆导引术对中风后焦虑抑郁水平的影响［J］.云南中医中药杂志，2021，42（3）：97–98.

马王堆医学文化的青春舞动

提到马王堆，许多人都会立刻想到那具历经 2000 余年依旧保存完好的女尸——辛追娭驰，在追溯她的永生之梦时[1]，作为湖湘之地的中医学子，则更应该聚焦于马王堆三号墓出土的一批帛书医书。马王堆出土的帛书，是世界上发现最早的医学文献之一，在医学领域产生了深远的影响，它不仅是我国珍贵的古籍孤本，也是世界上已知唯一发现的一套完整古医书。这批医书共 12 本，分别书写在大小不同的 5 张帛和 200 支竹木简上，涉及的医学领域非常广泛，包含方剂、脉学、导引气功、经络、房中术等多门学科的知识[2-3]，并涵盖了天文、历法等诸多方面。近年来，国家非常重视马王堆医学文化遗产保护和传承工作。2021 年 5 月 15 日是我国第五个"文化和自然遗产日"。为更好地弘扬传统优秀文化，传承发展中华优秀传统医药文化、发掘保护传统中医药遗产资源、大力弘扬中医药文化，2022 年 5 月 10 日至 11 日国家卫生健康委办公厅公布了第四批国家级非物质文化遗产代表性项目名录（共 127 项），不言而喻马王堆医学文化也位列其中，而对马王堆医学文化的溯源学习和创新发展，是每个湖湘人、中医人的必修课与精品课[4]。

一、马王堆医学文化的问世

从 20 世纪 80 年代开始，长沙马王堆三号汉墓出土了大量文物，其中最重要的当属"帛书"。马王堆位于湖南省长沙市东郊，由西汉长沙国丞相、著名天文学家张骞的孙子张辅及其家族三代人的墓葬组成，于 1980 年被发现。"帛书"是汉代最重要的医学文献之一，也是中国医学史上发现和研究最早的一部医学文献。在中国几千年的文明史上，医学文化几乎是唯一可以流传至今的文明，同时它又是所有科学文明中唯一能够在世界上流传至今的一种文化。"帛书"是我国迄今所见文献保存较为完整、内容较为丰富、价值较高的一部医学经典文献，它不仅为我们研究中国古代医学理论体系和历史演变提供了极为珍贵的资料，也为我们研究古代中医医理体系提供了宝贵的实物[5]。

二、马王堆医学文化的价值

众所周知，在马王堆医书被发现之前，人们普遍认为《黄帝内经》是现存最早的医学著作。随着对医史文献的研究发现，马王堆医书的出现则极大地弥补了秦汉时期医学实践情况的不足，证明了《黄帝内经》并不是凭空从天上掉下来的，而是建立在长期医疗经验与实践基础之上。马王堆墓葬时间为汉文帝十二年（公元前 168 年），也就是说，这些医书的成书时间一定不会晚于这一时间节点。虽然尚不能就此断定这些医书的成书时间一定比《黄帝内经》要早，但从其中所蕴含的丰富医疗内容来看，足以表明在秦汉时期医疗水平已经达到了相当发达的地步，完全能够产生《黄帝内经》这样的集大成式的理论巨作。由此可知马王堆医学文化的构建极大促成了中医文化的蓬勃发展，文化价值无法估量。

马王堆三号汉墓出土帛书《五十二病方》，是最重要的一套完整的医书。全书分 81 卷，约 60 万字，有"医""方""外"三部分，包括各种病症的药方、验方、处方和方剂[6]。而其内容主要是根据当时的临床经验编写的一些方药汇编而成，包括内科杂症和外科杂病，如《脉诀》《脉死切》等都是由古代医家所编撰和保存下来的临床经验汇编而成。马王堆汉墓中保存有大量中医古籍，这些古书大多写于西汉前期。从出土实物看，汉代已有人将所撰医著编成医书并刊印出版。因此《五十二病方》可看作是我国最早的中医方剂著作之一[7]。

三、马王堆医书在近现代的传承与发展

1974 年，马王堆医书由湖南医科大学（原湘雅医学院）保存至今。2003年，湖南省图书馆将所藏马王堆医书的影印本捐赠给湖南省博物馆，由该馆永久收藏。2009 年起，长沙马王堆三号汉墓帛书正式启动"马王堆汉墓帛书数字化项目"，已陆续完成《黄帝内经·素问》《难经》《伤寒杂病论》等 8 种马王堆帛书数字化工作。2019 年 10 月 30 日，湖南中医药大学在湖南省博物馆举办

"长沙马王堆医学文献展",展出长沙马王堆帛书文物、出土文献。2021 年 3 月 8 日,湖南省中医药研究院与湖南中医药大学在长沙签订共建"湖南省中医药研究院马王堆医药文献资源中心"协议。2022 年 1 月 6 日,"国医大师周仲瑛教授学术思想研讨会"在长沙举行,由此可见湖湘人、中医人在追逐马王堆医学文化的脚步一直在路上。

四、马王堆医学文化的青春舞动

如今,随着多元文化的碰撞,马王堆医学文化作为湖湘中医代表性文化,更像正处于青春期学跳舞的孩子,在长沙这个文化新潮的代表性城市,给了孩子无尽的发挥空间和广阔的舞台,舞动青春、鲜活生命。然而,为了让马王堆医学文化这一支"青春之舞"更加绚丽多彩,必须"正身形、习舞步、合声乐",以最美的姿态站上更广阔的舞台。

1. 正身形

"正身形"是指马王堆医学知识的熟知与守正,在对医书的学习、归纳与总结后,结合其历史价值与意义,对医学知识进行提炼及转化,从针对性、选择性到普遍性、广泛性,选择文化鲜明或具特色的文化文物入手,从晦涩的文字和简单的图片,过渡到白话式知识点、多式多样的图册,增加线下接受度,奠定马王堆医学文化基准,拓宽马王堆医学知识的受众面,在湖湘中医文化之林中站稳脚跟。如在马王堆考古发掘过程中,出土的大量动植物标本与药草,为世界医学研究提供了极为珍贵的材料。其中有一块骨片是用来测量骨骼体积大小的。这是目前发现年代最早的测量骨长和头长的仪器,比欧洲使用这类仪器早了 800 年左右,以此为新的出发点宣扬、推广其文化,无疑为最好的底片。

2. 习舞步

"习舞步"即为马王堆医学文化的"动静相宜",作为湖湘代表性中医文化,站稳脚跟之后则需要踏步舞动,"静"则创建马王堆医学文化的专属品牌,例如 LOGO、品牌故事、公众号等自媒体账号,主要以图文并茂的形式传播文化[8],并可借鉴长沙地标性产品"茶颜悦色"的企业文化模式,发展周边产品[9];"动"即创建文化故事链,将马王堆医学文化与湖湘医学大家相结合,按照人物性格及著作构建相适宜的特色故事,以讲座、有声书、视频等形式动态传送到大众面前,"动静相宜"让马王堆医学文化的舞步更加轻盈而稳健。

3. 合声乐

"合声乐"则是马王堆医学文化与城市文化的相互融合。长沙乃至湖南作为内陆最大的文娱城市,不仅有历代伟人事迹,更有现代化的潮流思想,而长沙的城市文化是造就全国各地人们热爱的最美风景线。湖南省博物馆、烈士公园、橘子洲、岳麓山是长沙的地标性景点,也是湖湘文化的聚集地,历史文化与医学文化的碰撞,可以让文化及其人物更加鲜活[10];湖南卫视、广播电视台、各档节目、特色美食是新时代的产物,也是现代化的新潮文化,将马王堆医学知识融入电视传播、美食文化、影视娱乐,更加贴合现代人的思维方式,更有利于马王堆医学文化的鲜活舞动[11]。

五、结语与展望

长沙马王堆汉墓的发掘,是中国乃至世界医学史上的一大壮举。它不但为中国乃至世界医学史研究提供了极为珍贵的实物资料,而且对当代医学科研工作和教育工作也具有深远意义。随着马王堆汉墓发掘成果的不断呈现,对其研究内容和研究价值也必将会有更深入和广泛的发展。目前,国内外许多专家学者都在积极地关注和研究这一重大历史文化发现,以促进中国医学文化的传承与创新、推动中医药事业的发展。相信在不久的将来,会有更多、更高层次的关于马王堆汉墓出土医学文献资料梳理工作将会取得更大成绩。对于我国中医药事业发展将起到积极作用。

当马王堆医学文化这个青春舞动的孩子,装备湖湘中医文化,身着多彩衣裙,挥舞文化的旗帜,从博物馆的展厅,走到长沙的大街小巷,贴切地融入人们生活的一点一滴,借助信息化网络,线上线下双管齐下,踏着"美丽中国行"及"一带一路"的步伐,推助其大阔步迈向中国乃至国际大舞台,站上世界中医文化大舞台,让青春之舞经久不息、永久流传。

(吴 洁)

参考文献

[1] 马王堆复原动态展《一念·辛追梦》[J]. 艺海, 2022 (9): 2.

[2] 方勇. 马王堆帛书医学文献札记两则 [J]. 中医药文化, 2022, 17 (4): 365-371.

[3] 卢进, 陈艳焦, 徐瑞琦, 等. 出土简帛文献中的经脉体系演进研究 [J]. 中华中医药杂志, 2022, 37 (5): 2427-2431.

[4] 邓婧溪, 何清湖, 刘朝圣. 马王堆医学传播方式的思考 [J]. 中医药导报, 2016, 22 (6): 10-11.

[5] 戴子凌, 雷霆, 赵群菊, 等. 马王堆医书内容特色及其背景研究 [J]. 中医药信息, 2020, 37 (2): 69-75.

[6] 张尚华, 谭英, 刘珍, 等. 马王堆医书方药研究述评 [J]. 湖南中医杂志, 2022, 38 (8): 191-196.

[7] 谢清. 马王堆医书《五十二病方》内容特点与学术源流研究 [D]. 长沙: 湖南中医药大学, 2021.

[8] 邹红媛. 马王堆文化元素在现代家居产品设计中的应用研究 [J]. 大观, 2022 (8): 88-90.

[9] 邱丽婷, 易阿恋, 姚爽, 等. 关于马王堆养生文创产品开发现状的思考 [J]. 湖南中医杂志, 2022, 38 (3): 94-97.

[10] 邓婧溪. 基于博物馆展厅传播的马王堆医学内容研究 [D]. 长沙: 湖南中医药大学, 2016.

[11] 张玲. 科技创新续写马王堆汉墓的新时代故事 [N]. 中国文化报, 2022-11-10 (008).

中国传统节气之冬至的中医智慧

中国传统历法是一部阴阳合历，相传从夏朝便开始使用，已有四千多年的历史[1]。阴阳合历是指在天文中兼顾太阳、地球、月亮运行的历法，阴阳历中一年的天数为地球围绕太阳周期运动天数，月份则以月亮绕地球一周为 1 个月，设置闰月，使得一年的平均天数与回归年的天数相符。二十四节气是我国人民通过观察太阳周年运动而形成的时间知识体系及其实践，与农耕活动、诗词歌赋、美画食图等生产生活密切相连[2]，至今已有两千年使用历史。《淮南子·天文训》首次明确记载了二十四节气，也有研究认为二十四节气的产生不晚于西汉，可能在战国时就已确立。古代人民确立节气的理论来源与中国传统哲学思想一致，主要包括现今所言的阴阳、八卦、河图、洛书等[3]。

一、二十四节气之"气"

受道家思想的影响，中医经典著作《黄帝内经》对宇宙生成、生命形成的论述与《老子》《庄子》《淮南子》等相符合。"气者，阴阳之太和""阴阳者，天地之道也""天地合气，命曰人"等论述体现了"气生阴阳，阴阳生天地，天地合气生成人"的思想，并认为天时变化会影响人体生命健康，因此在黄帝内经甚至更早的时代就已有六气致病、风为百病之始等医理[4]。医家借助这种宏观思维，创立了研究人体新陈代谢的微观变化的"气化学说"，对"人气"及影响人体健康的"天地之气"有了更多的钻研[4]，节气即是其中一个重要的指导生命健康的部分。

现今虽有节气之名，却难明其义。节气主要包括两层含义，一为客观的天文现象，二为根据天象引申出的道家哲学含义。道家认为天地万物存在与运行的根据可以总结为"道"，老子《道德经·第三十五章》言："执大象，天下往。"此句"象"即是"道"也。中医学认为人之生、长、壮、老、已的生理病理过程亦遵天地的道，《黄帝内经》有"阴阳应象大论"一篇，指出宇宙生成演化及万物生长收藏的"道""象"可以总结为阴阳变化规律，由此开启了天人应象的理论先河。因此本文所解的节气是在中医学范畴内的节气含义，既包括节气的本身来源，也包括了节气的中医观。

此外，要深刻认识二十四节气首先要解决的问题是二十四节气何为首气？二十四节气之首自古至今均有两种观点，一是冬至，一是立春[5]。北大陈连山教授[6]认为，中国古代历法是阴阳合历，成分复杂，从不同角度考虑就可以有不同的岁始，当以《淮南子·天文训》的记载与阴阳哲学作为根据时，当以冬至为节气首；当以四时变化为根据时，当以立春为节气之首，由此可见这两种节气之首实际上是各有各的适用范围。而在医学范围内当以冬至为节气之首，不可谬也。

二、冬至的天文学内涵

阴阳合历既包括了地球绕太阳公转的运动周期，又包括了月球绕地球的月相周期，节气则以太阳运行周期来排列。《淮南子》中记载以北斗星勺柄在初昏时刻所指方向来定义"二十四时"，因此它论证的是斗柄运行"决定"了二十四节气。《淮南子·天文训》中说"斗指子，则冬至，音比黄钟"（图1），意思是北斗星勺柄指向正北为子辰（即冬至）。此外，也有认为冬至是太阳与月亮合朔的节气。《汉书·律历志》中记载："元封七年……中冬十一月甲子朔旦冬至，日月在建星，太岁在子，已得太初本星度新正。"说明在古代天文、庆典、祭祀等活动中，首推冬至为二十四节气之首。

三、冬至一阳生

阴阳学是中医学的核心思想，要理解"冬至一阳生"的含义，需要理解何为阴阳。《黄帝内经》中"阳生阴长，阳杀阴藏""重阳必阴，重阴必阳""阳生于阴，阴生于阳"完整地揭示了周年阴阳的变化。此三句中"阳"皆指气的升发过程，"阴"皆指气的收藏过程。"阳生阴长，阳杀阴藏"说明了一年内的阴阳变化，强调了阳的主导地位和阴阳的协同作用；"重阳必阴，重阴必阳"说明了这个过程是周而复始的，好似太极鱼如环无端；"阳生于阴，阴生于阳"说明阴阳互为生长。以生物所在之地为中心，太阳直射到地面的光热，即是阳，地面光热已过与光热未来之间，即为阴。冬至当天，太阳直射在南回归线，日影达到最短，太阳直射的地面的光热最少，阴最为盛；自冬至后太阳直射向北回归线移动，日影渐长，阴尽过后阳始生。故冬至是一年阴的尽头也是阳的开端。此外《素问·脉要精微论》云："八合之内，天地之变，阴阳之应……是故冬至四十五日，阳气微上，阴气微下。"阳气微上即指阳气开始自冬至日升发。由此，冬至过后日影增长，是由阴转阳的转折点。

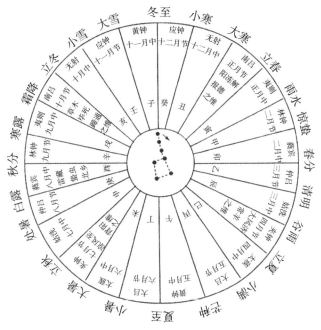

图 1《淮南子·天文训》二十四节气图

冬至一阳生的本质是揭示阳气的升发与收藏状态。《周易》中的十二消息卦直观地展示了阳气升发与收藏状态（如图 2）。在一个卦体中，凡阳爻去而阴爻来称为"消"，阴爻去而阳爻来称"息"，消息直观展示了一年阴阳的消长变化。这十二卦分别为复、临、泰、大壮、夬、乾、姤、遁、否、观、剥、坤。其中复卦对应的是夏历十一月的阴阳变化，其余月份，以此类推。复卦的含义即为阴最重时，一阳爻生于阴爻中，阳开始萌动、升发，逐渐增强，直至六爻全阳，即阳气升发的极致，此时应对应夏至，对应卦象为姤卦。赵春明[7]根据十二消息卦在 64 卦的位置，使用等速螺线方程推演，以数学模型揭示了新事物从初期到衰老转变的哲理。研究发现相邻两卦阳长、阳长的绝对差值是一个递缩的等比数列，阳与阴在生长阶段时阻力大，本身的增长亦大，其变化越深入，遇到的阻力越小，每次增量亦小，直至发展至顶点，又一次转衰，循环无端。由此可见，卦中所言阴阳并非气的热量累积多少，而是强调气的升发与收藏的状态。

四、冬至的中医养生调护

在中医学"天人合一"的思维的指导下人们认为人需与天地万物的阴阳规律保持一致，并运用于医学实践指导健康。冬三月地面寒冷，树木凋零，动物蛰伏，看似是一派阴寒占据之象，实则为阳气闭藏之时，树木与动物的闭蛰实际是阳气潜藏于下与内，为春生而积蓄力量。冬至时闭藏的阳气开始逐渐恢复，虽有萌动之意，但外部阻力大，中医学认为人身为天地小宇宙，因而人的健康与疾病状态都与冬至一阳初生有关。生理上，人的一生应阴阳的消长，冬至象征人之初生之时，复卦意为一阳来复，具有生机萌发的勃勃生气，生长迅速，但复卦又为稚阳，当需固护。阳主动，复卦阳气在下，下者脚也，故认为小儿阳动于脚，喜蹦跳，但阳气较少，下盘不稳，又易摔跤[8-9]。冬至是阴最盛之时，亦是稚阳初生之时，因此在人的五脏生理上，要注意潜藏肾阳之气，维护水中之火。病理上，《素问·生气通天论》言"冬伤于寒，春必病温"，《素问·金匮真言论》言"藏于精者，春不病温"。此二句指导了我们冬季养生要顺应闭藏的特性，若阳气由内妄动或因外损伤会打破阴阳平衡而为将来的疾病埋下隐患。李东垣认为冬至一阳始生，阴气渐衰，治疗阴虚之病，虽隆冬严寒，但是用大剂量天冬、麦冬、生地黄、元参等滋阴之品，临床不仅未见胃寒泄泻之证，反现胃气好转、机体渐复、精神爽健等表现[9]。彭子益认为，冬至天人下部阳多，阳多则动，容易患遗精、白带等病[10]。另外，冬至以后的养生首要调养精神，应多晒太阳，早睡晚起，保持舒畅愉悦的心情以维护稚阳的升发通畅；第二要节欲保精，顺应肾精封藏之性；第三注意多着衣、避寒邪，在饮食上适当多是用温热性质的饮食，如多食米、面等主食，羊肉、桂圆、芝麻、当归、韭菜等温热之品；第四运动要适当，不可大汗，以暖身微汗为度等，冬季多泡脚，既可从涌泉穴促发肾水温暖之性，又可补充下部阳气。

（吴　仪）

参考文献

［1］黄景春，陈冠豪."农历"辨析［J］.河南师范大学学报（哲学社会科学版）.2019.46（5）：111–116.

［2］袁康成.学二十四节气懂医学文化［J］.中国医学人文.2022.8（9）：65–67.

［3］任炳潭.中国二十四节气新考——太极气象研究之六［J］.河南气象.1994.（3）：38–40.

［4］江幼李.道家文化与中医学［M］.北京：中国中医药出版社.2017.

［5］陈广忠.二十四节气的排序问题［J］.中国非物质文化遗产.2020.（2）：79–82.

［6］陈连山.论二十四节气之首［J］.中国非物质文化遗产.2021.（1）：63–67.

［7］赵春明.十二消息卦在时间医学中的意义［J］.国医论坛.1991.（4）：9–11.

［8］潘毅.寻回中医失落的元神·易之篇·道之篇［M］.广州：广东科技出版社，2013.

［9］刘延庆.浅谈"夏至一阴生，冬至一阳生"的理论源流及其临床应用［J］.浙江中医药大学学报.2019.43（5）：396–398+417.

［10］彭子益.圆运动的古中医学［M］.北京：中国中医药出版社，2007.

青蒿素新药创制对中医文化"两创"的启示

2014年2月24日，习近平总书记在主持十八届中央政治局第十三次集体学习时指出，弘扬中华优秀传统文化，"要处理好继承和创造性发展的关系，重点做好创造性转化和创新性发展"。随后围绕"两创"主题多次发表了重要的论述，由此可见国家和政府对中华文化发展重视，同时也为其如何发展指明了方向。推动中华文明的创造性转化和创新性发展是新时代赋予的任务。中医文化继承中华文明的精髓，也是打开中华文明宝库的钥匙。中医药是中国古代医学防治疾病的一门学科，为中华民族的繁衍生息作出巨大贡献。故中华文明以此为契机，以中医文化为前导，紧抓时代的命运，推动中华文明的发展，为中华民族伟大复兴而努力奋斗。中医文化"两创"中成功的例子是青蒿素的成功发明，既从中医典籍中获得灵感，又结合时代背景和新技术创造型研制出新药。

青蒿素的新药创制，是中国中医药界首次获得诺贝尔生理学或医学奖，也是中国本土科研工作者获得的最高奖，获奖的意义远大于奖章。然青蒿素的发明创制并非一蹴而就的，中途因研究未获预期效果，研究工作曾一度陷入停滞状态。但屠呦呦团队从葛洪《肘后备急方·治寒热诸疟方》验方"青蒿一握，以水二升渍，绞取汁，尽服之"及中医典籍记载青蒿入药治疗疟疾具有长期的临床实践经验受到启发，后也证明中药的水煎提取过程中，高温加热破坏青蒿素过氧桥断裂而失去药理活性，从而达不到治疗疟疾的效果[1]。青蒿素新药的创制，是传统中医药和现代科学技术相结合，也是赋予中医药文化现代内涵，为中医药创造性转化和创新性发展作了示范性的启示作用。故中医文化的创造性转化和创新性发展能从中医文化中批判式继承并结合时代背景创造性将中医文化的精髓转为人们健康服务的成果。

一、中医药文化是"两创"的源泉

中医药有着几千年的历史，是中华民族生产生活实践和治疗疾病的临床经验总结发展起来的，融合中国古代哲学、人文学、医学、天文学等多门学科，汲取古代哲学智慧成果，具有整体观和辨证论治的中医药特色医学体系，为中华民族人民生命健康作出了巨大贡献，也为中华民族的繁衍生息提供了医疗保障，其科学性是毋庸置疑的。中医是从临床实践经验的总结到各医家学说的形成，再指导临床实践后形成成熟系统理论，这种从实践到理论再到实践方法路径，充分说明传统中医药学的科学性。中国历史上出现过数次大型瘟疫，中医药在救治中作出过巨大贡献。新中国建国初期，数个突发疟疾邻国向中国求救治方法。情况紧急下，屠呦呦团队接受国家任务，从历代医籍和本草中整理出仅关于治疗疟疾相关近 2000 余种方药，筛选到 200 多种方药、300 多种提取物，用现代科学研究方法与技术，不断地改进实验方法，直到青蒿素的研发成功。在这浩瀚的历史长河中，中医药典籍汗牛充栋，收载的中药和方剂成千上万，从疾病的预防保健，到疾病的救治，再到治疗后康复等医案不计其数。实践证明，中医药是一个伟大的宝库，各家流派学说技艺，成千上万本医学典籍、方剂和中草药，百家齐放，百家争鸣。青蒿素的发明唤醒中华民族对中医药大力地继承创新，发掘出更多中医药文化精髓，并不断加以提高创新出更多的成果为人们服务[1]。

屠呦呦团队从中医药这伟大宝库中找到了创新源泉，从浩瀚的医学药学典籍中获得启发，成功研发出青蒿素新药。这也启发了我们中医药文化的"两创"可以从伟大的中医药宝库中寻找灵感，从浩瀚的医籍中获得启迪，发挥中医药特色优势，不断挖掘中医药宝库，推动中医药事业的发展。随着人类生活方式的改变，人类在生活中遇到越来越多疾病的困扰，如发病率和致死率高的肿瘤，致残致死的心脑血管疾病，高精神压力下的精神类疾病及高强度工作下亚健康疾病等，严重威胁人类生命健康增加病人与国家经济负担。近几十年来，国家重视并推动中医药的发展，一批重大的中医药科研成果相继问世，陈竺院士团队研究传统中药砷剂治疗急性早幼粒细胞白血病的作用机制，陈香美院士团队研究 IgA 肾病进展新机制。中国中医科学院等专家在新冠疫情肆虐全球时提供三方三药抑制疫情的蔓延和病情的加重发挥着重要作用。另外，中医药在治疗糖尿病、缺血性中风、慢阻肺、非小细胞肺癌等重大疾病、常见多发病方面均取得重要进展。中医药具有中国特色的原始创新思维，是一座凝聚着古代医家治疗疾病的智慧和临床经验的总结的宝库。习近平指出中医药学凝聚着深邃的哲学智慧和中华民族几千年的健康养生理念及其实践经验，是中国古代科学的瑰宝，也是打开中华文明宝库的钥匙[2]。

二、中医文化从批判中继承

中医药是中华灿烂文化中重要的明珠，应当加以努力发掘，努力创造更多的成果为世界人民健康谋取幸福。中医药历史源远流长，各家学术理论，流派及学说百花齐放，百家争鸣，中医方剂，针灸，刮痧，推拿，正骨等是众多学术与技艺优秀硕果中的部分，但其中也有学术思想和技艺上的局限。鲁迅先生在《拿来主义》除了全面深刻地分析和论述了如何对待外国文化问题，还针对当时的政治和文化现实状况作了尖锐的抨击。与之相同，中医文化的继承不是拿来主义，也不是直接从中医文化中截取部分，加上自己在理论或临床实践的感悟，提升到自圆其说的系统理论。这不是中医药文化传承和发展，而是医生在临床上的心得与体会，并没有在中医的原有基础上加以提高形成学术思想。屠呦呦不是按照医典中将黄花蒿绞汁后服用，而是结合现代科学技术和科研思想，采用低温有机溶剂萃取方法制备样品，这是在继承中创新的典型范例[3]。

中医药"两创"首先可以从传统中医药典籍中获得灵感，但中医药"两创"并不是抄用中医典籍或者是拿来直接用，而是在批判式的继承，总结中医药对疾病的临床诊疗思想和疾病变化规律，注入自己的思想与灵魂，创造性提出新的东西，并不断提高与完善。这也是真理的发现过程。新的事物源于旧的事物，旧的事物在时代变迁中会注释新的时代内涵，新生事物的开始并不是完美的，而是不断在实践中获取更多信息完善，形成新的理论体系。中医文化的"两创"最亟须对中医古籍文献资源的保护，开展中医古籍文献资源的普查和抢救性保护古籍文献，深化中医基础理论、方法与技术的研究，全方位系统历代各家学术理论及学说，总结中医药防治疾病临床诊疗思想和疾病变化规律。中医文化的继承坚持做到坚持有理性的对待、有扬弃的继承、有区别的取舍。把中医药文化的精髓发掘出来，将记载在古籍中治病救人智慧鲜活起来、辨证论治方法和强身健体理念融入生产生活中、彰显时代价值，释放中医文化魅力，提升中医药文化的科学内涵和发挥核心价值。

三、中医文化从继承中创新

科学技术改变人们的生产生活方式和思维方式。科学技术的发展离不开人类对世界的求真，其背后更深层次原因是人类不停地创造性转化和创新性发展。古代人怎么不会想到人类飞奔月球，进行月球及外太空的探索，也不可能想到人类下潜至万米的深海遨游，更想不到相隔千里之外面对面聊天。这是人类对世界的探索，寻找事物运行的轨迹，阐明事物的规律，更好地服务人类。创新是科技发展的内驱力，将创新放在至关重要的位置，推动科学技术的发展，创造更多服务人类成果，提升人类的生活幸福感。屠呦呦团队抗疟中药筛选到青蒿素新药的创制研究，经过多次失败后，重新设计提取方案，从先前常用的煎煮法提取成分，到后面的低温提取，再到后面的低温有机溶剂萃取，多次的尝试失败到再尝试，从失败中总结经验教训，不断改进研究方案和方法，不断提升知识水平，直到青蒿素研发成功。

青蒿素的发现是源于中药典籍中的黄花蒿抗疟疾，屠呦呦团队在典籍中继承了中药黄花蒿抗疟疾经验，结合现代科学技术创新的改进提取工艺，是在中医传统的经典上继承古人的经验，创新性地提出新的理念，传统经验与现代科学技术碰撞，擦出为人类世界健康成果的火花。中医文化可借鉴青蒿素研发成功的案例来进行创造性转化和创新性发展。习近平同志反复强调"我们要把老祖宗留给我们的中医药宝库保护好、传承好、发展好"，将中医药健康养生文化创造性转化成果为人民健康服务、创新性发展中医药文化，使之与现代健康理念相融相通，以服务临床疾病为导向，守护人民生命健康。中医药是我国最具原始创新性医学宝库。中医药的发展必须发挥中医药原创优势和独特的文化资源，遵循中医药整体理论和辨证施治的核心理念，积极建立并不断完善自主原创型创新机制，在继承中创新发展之路，让更多的中医药文化鲜活起来。

四、中医文化的"两创"需共同努力

屠呦呦在获诺贝尔奖发言，青蒿素的研发是中西医二者有机结合，优势互补，当具有更大的开发潜力和良好的发展前景。青蒿素新药的创制也启发中医文化的"两创"需要多层次、多方向、多角度共同协同发展。从团队协作深入对青蒿素新药创制进行剖析，首先从个人层次来看，屠呦呦最开始学习的是现代科学理论，精通药理学和药物分析，到后来系统地学习中医药知识，这是多学科融合一起，开创适合中药药动学的新思想和新理论，为中药赋予现代的科学内涵。从团队的角度来看，屠呦呦反复强调青蒿素研制成功，是当年中药研究所团队集体攻关团结协作取得的成绩。这是屠呦呦整个团队无私奉献和团结协作共同完成的，不然不可能在短期内将青蒿素贡献给世界。从国家层面来看，国家统一战略布局，举全国之力共同研发抗疟疾药物，研发中有小团队各自主攻方向，分工中有紧密合作，坚忍不拔的攻克难关，快速和高质量完成国家战略任务。

青蒿素发现的成功范例启示开展中医文化"两创"研究时，科研工作者对自己深耕专业领域，拓展知识面的广度，在团队协作方面向外强化多领域、多系统、多专业的通力协作。国家鼓励和支持由中医学、中药学、药理学、计算机信息学、图书管理学等多学科通力协作，做到总体思想上目标一致，任务上明确的分工和紧密的合作，专业上互补，技术上和设备上互相交流，毫不保留真诚面对队友，各团队通力团结协作。从国家层面来说，国家战略布局中医药文化发展，统筹兼顾各方面人才，优化资源配置，充分发扬团队合作精神，系统地挖掘和整理中医药文化，创造性转化和创新性发展中医文化为人类服务的科研成果。

五、结语

屠呦呦研制青蒿素获得诺贝尔奖，在国内掀起中医药文化研究的高潮，为中国中医药事业迎来了发展机遇。中医药的创造性转化和创新性发展给中医药文化焕发了新鲜的生命力，推进了中医药事业不断发展，不仅增强中医药文化的自信力，也增强了中国文化的自信力[4]。中医文化的"两创"离不开中医药学优秀的传统文化，不断挖掘中医药传统文化的哲学内涵和精髓，创造性地将中医药文化中优秀的成果转化，为人类健康与社会进步作出贡献。中医药文化也要创新性发展，中医药的发展是古人不断总结经验上升至理论体系，我们当代人也结合人类健康的发展需要，创新发展中医药文化新理念，赋予新时代的科学内涵，为中医药文化发展和中华民族文化伟大复兴共同努力。

（贺　鹏）

参考文献

［1］黄亚博.屠呦呦获诺贝尔奖与青蒿素研发对中医药发展的启示［J］.江苏中医药，2016，48（4）：6-10.

［2］吴勉华，黄亚博，文庠，等.学习总书记重要论述 坚定中医药发展自信［J］.江苏中医药，2019，51（7）：1-9.

［3］朱安远，郭华珍.青蒿素之母——2015年诺贝尔生理学或医学奖新科得主屠呦呦（二）［J］.中国市场，2016（14）：186-194.

［4］顾正位，韩春超，张永清，等."两创"背景下的中医药文化产业发展思考［J］.中医药管理杂志，2018，26（9）：1-3.

精气神调控生物钟系统影响睡眠昼夜节律研究

睡眠，是人类生命活动必需的生理过程，最早见于《智论疏》: "凡论梦法，睡眠时始梦，不眠不梦。"寤，觉也；寐，卧也。寤寐，即觉醒－睡眠。研究认为，睡眠是一种反复出现的主动过程，与昼夜节律保持一致，受下丘脑前端的视交叉上核（supra chiasmatic nucleus，SCN）的调控。良好的睡眠状态对人体健康起到至关重要的作用，人和自然环境的周期性变化保持着有机的统一，夜晚睡眠使大脑和身体得到放松有助于能量恢复和贮存，白天觉醒使人能够以健康的状态参与各类社会活动。流行病学调查研究显示，我国约38%的成年人处于睡眠障碍状态。长期睡眠障碍会导致人反应迟钝、注意力不集中、记忆力下降，继而诱发睡眠障碍及相关疾病的发生，如精神类疾病、神经系统疾病、心脑血管疾病、内分泌疾病等，严重危害人们的身心健康。[1]因此维护睡眠健康、预防睡眠问题及治疗睡眠障碍十分重要。

中医学认为寤寐是顺应自然界昼夜变化的结果[2]，天有昼夜，人有卧起，天人相应，昼起夜卧，则精充、气盛、神全者也，是故昼夜有常，寤寐交替平和；若卧起失常，则精亏、气耗、神伤。西医学认为睡眠与昼夜节律相关，生物钟系统感受授时信号，传递至中央振荡器，引起一系列生物钟相关基因转录和调控，使生物体适应外界环境变化。精气神是构成人体和维持人体包括睡眠在内的生命活动的基本物质，其在体内的变化与自然界的变化一致，是故《灵枢·岁露》云: "人与天地相参也，与日月相应也。"因此，本文试从精气神学说角度阐释生物钟系统对睡眠昼夜节律的影响，为中医调节睡眠障碍提供新思路。

一、中医学对睡眠障碍的认识

1. 睡眠障碍病机——阴阳失衡不交

睡眠障碍属于西医学疾病名称，与中医学"不寐"的表现一致。《黄帝内经》中记载的"不得眠""不得卧""目不瞑""善眠""多卧""好瞑"等皆可属于睡眠障碍范畴，并认为是因为邪气客于脏腑，卫气不能入阴，阴阳不和，以致夜不能寐。正如《灵枢·邪客》所言："夫邪气之客人也，或令人目不瞑，不卧出者……今厥气客于五脏六腑，则卫气独卫其外，行于阳，不得入于阴。"

不寐的病因虽多，但其病理变化，总属阴阳失衡不交[3]。人的寤寐是顺应自然界昼夜变化阴阳消长的结果，人体在阴气衰尽阳气渐盛的平旦阴交于阳，出现生理性的寤；在阳气衰尽阴气渐盛的日西阳交于阴，出现生理性的寐。《灵枢·邪客》亦云："天有昼夜，人有卧起……此人与天地相应者也。"自然界的昼夜变化阴阳消长则会影响人体阴阳变化，阴气主导宁静、抑制，阳气主导躁动、兴奋。夜晚机体阳气继续亢盛，不能与阴相交，阴气虚衰，故目不瞑也；在清晨乃至白昼，机体阴气持续偏盛，不能与阳相交，阳气得不到振奋，故目闭也。正如《灵枢·大惑论》所述："卫气不得入阴，常留于阳。留于阳则阳气满，阳气满则阳跷盛，不得入于阴，则阴气虚，故目不瞑也。卫气留于阴，不得行于阳。留于阴则阴气盛，阴气盛则阴跷满。不得入于阳，则阳气虚，故目闭也。"因此，机体阴阳失衡不交直接导致睡眠障碍的发生。

2. 精气神学说与寤寐

《灵枢·本藏》说："人之血气精神者，所以奉生而周于性命者也。"血气精神是人体脏腑经络，形体官窍进行生理活动的物质基础，是构成人体和维持人体生命活动的基本物质。其中，血由精衍生，概括地说，精气神是生命活动的三大基本要素，在精、气、神的作用下，完成生命活动。在此过程中精、气、神的调节是核心，三者相互依存、相互为用，形成了中医学特有的精气神学说。

精是体内精华物质的总称，是人体生命的本原，产生并维持生命活动的物质基础，也是气和神化生的物质基础。气是人体内活动力很强运行不息的极精微物质，是构成人体和维持人体生理功能的动力和能量运动的基本物质，水谷之精化生营卫二气，气循脉而行，营周不休，使精聚而充盈，不致耗损外泄，神寓于气，气聚则神生，气动则神至，气充则神旺，气调则神明，气虚则神衰，神必须得到气的滋养才能正常发挥作用；神既是一切生理活动、心理活动的主宰，又是生命活动外在的体现，对人体而言，神作为生命的统帅，不仅可以脏腑形体官窍的功能活动及气的生成与运动，还统御精，对精的生成、运行、固摄、溢泻起调节作用，以此来调节生命活动。

精气神直接或间接地影响睡眠。精作为生命活动的本原，精充可以促进气的生成，气充人体的各种生理功能和抵御外邪的能力均为最佳，气充则神全，生命活动体现为白天机体的精力、感知觉、记忆、思维、意识，体力等均处于充沛状态，夜间睡眠安稳，质量较佳。精亏则气化生无源，气耗人体各种生理功能衰退，气耗则神伤，生命活动体现白天的生活精力和夜间的睡眠均受到影响，出现质量减退的表现。正如《灵枢·营卫生会》所云："壮者之气盛，其肌肉滑，气道通，营卫之气不失其常，故昼精而夜暝。老者之气血衰，其肌肉枯，气道涩，五脏之气相搏，其营气衰少而卫气内乏，故昼不精，夜不暝。"

睡眠障碍的关键病机在于阴阳失衡不交，人体的阴阳变化与自然界的阴阳变化一致，睡眠-觉醒交替正常。而人体阴阳消长的变化的动力为气，气的生成来源于精，外在表现则由神调控。正所谓"人受气于谷，谷入于胃，以传于肺，五脏六腑皆以受气"（《灵枢·营卫生会》），"出入废则神机化灭，升降息则气立孤危"（《素问·六微旨大论》）。气的运行像是一个圆环无休止，一天围绕人体运行五十圈，白天由阳气推动运行二十五圈，夜晚则由阴气推动运行二十五圈。正如《灵枢·营卫生会》言："卫气行于阳二十五度，行于阴二十五度，分为昼夜，故气至阳而起，至阴而止。"可见营卫的运行主导着人的睡眠觉醒与自然界的昼夜更替是密不可分的。《灵枢·大惑论》曰："夫卫气者，昼日常行于阳，夜行于阴，故阳气尽则卧，阴气尽则寤。"白天自然界阳气充盛，营卫二气运行于体表，濡养脏腑，温煦固护机体，人体阳气充盛，人清醒劳作，人体在活动过程中耗散阳气后出现疲惫，阴气逐渐旺盛，与自然界的阴阳消长统一，大脑由兴奋转向抑制状态，人睡眠休息；夜晚自然界阴气较盛，营卫二气运行于脏腑而经过充足的睡眠后，阴气减弱而阳气逐渐旺盛，疲劳消除后，使大脑由抑制转向兴奋状态，人体从睡眠中觉醒，开始新一天的劳作。

是故精充可以化气，气盛可以全神，神全则可调和阴阳，精充、气盛、神全，则昼夜有常，寤寐交替平和；精亏、气耗、神伤，则卧起失常，昼不寤夜不寐。亦如《摄生三要·存神》所言："聚精在于养气，养气在于存神，神之于气，犹母之子也。故神凝则气聚，神散则气消。"

一、西医学对睡眠障碍的认识

1. 睡眠障碍病机——生物钟紊乱

正常的睡眠有昼夜规律且具有进入睡眠状态及觉醒的能力。睡眠障碍是各种原因引起的人体睡眠和觉醒机制失常，从而造成以睡眠不足和睡眠过多为主要表现的一系列睡眠和觉醒状态有关的疾病。其病因较复杂，现多认为其与睡眠中枢、昼夜节律、躯体疾病、精神障碍、环境、药物等致病因素有关，其中与昼夜节律的关系最为密切。西医学认为，昼夜节律是所有生物体对可预测环境变化的一种综合性适应，它是可以持续运行并以大约 24 小时为周期的生物节律，它不仅是生物体对环境变化的被动反应，而且也是一种内源性的，似乎有一种内在机制所启动，这种计时机制被称为生物钟，生理和行为的昼夜节律均在生物钟基因的控制之下，睡眠也是如此。因此，昼夜节律的紊乱（生物钟紊乱）会直接导致睡眠 – 觉醒紊乱，睡眠障碍随之产生[4]。

2. 生物钟系统调控睡眠昼夜节律

下丘脑前端的视交叉上核（supra chiasmatic nucleus，SCN）被认为是哺乳动物的中枢时钟（人体重要的生物时钟）[5]，将外界光照周期与内源性节律系统相结合，从而形成了稳定的昼夜节律[6]。外界环境中的光信号通过视网膜——下丘脑束传递至 SCN，作为中枢振荡器的 SCN 接受输入信号后，形成一系列转录翻译反馈环路（transcriptional–translational feedback loop，TTFL），通过多种生物钟基因之间的相互作用和周期性表达输出至下游的大脑区域并同步调控全身其他器官和系统的外周时钟表达，从而协调其他器官和系统的外周时钟表达，从而协调维持机体的昼夜节律以及完成各种功能[7]。TTFL 是生物节律的中心，通过核心蛋白 Clock 与 Bmal1 结合形成异二聚体进入细胞核，作为转录因子 E-box 调节元件调控下游节律基因 Per 家族和 Cry 家族的转录过程。其蛋白产物相结合形成 PER/CRY 多聚复合物，经过 CKIε 等磷酸化激酶磷酸化后进入细胞核，随着浓度的累积而负反馈抑制正向调控因子 CLOCK 和 BMAL1 转录，PER 和 CRY 蛋白质随着生物钟基因启动子 E-box 表达的抑制而降解，CLOCK 和 BMAL1 从而开始新的转录[8]。

由此可见生物钟的运作机制可分为以下三部分：①输入系统：将环境信号（如光、温度、化学物质等）传给中央振荡器；②振荡器：接受环境周期变化信号，同步机体内在周期与外界环境变化，昼夜节律振荡器又自激振荡；③输出系统：将同步化后的振荡节律信息放大并传递到下游钟控基因，实现对各种生理活动的调控，使生物体能适应外界环境变化。

三、精气神学说与生物钟紊乱

"精"与西医学物质代谢的过程十分相似。人体从外界摄取的水谷精微，即糖类、脂质、氨基酸、蛋白质、维生素及矿物质等，自"食气入胃，散精于肝"，经一系列分解转换，变成一系列小分子和加工物，如葡萄糖、甘油、脂肪酸、血浆脂蛋白、氨基酸及维生素衍生物等。这些物质，根据机体生长发育和新陈代谢的需要，定向整合到组织细胞，推动"五脏六腑"的功能活动。

"气"与西医学能量代谢的过程十分相似。气是人体内一种活力很强，有征无形的物质，具有升降出入的多种运动形式，由外界清气，先天之精和后天之精所化生，具备防御、气化、推动、调控等多种生理功能。"食气入胃，散精于肝……浊气归心，淫精于脉。"饮食入胃，经过胃之受纳和腐熟，初步消化，通过幽门下移至小肠，水谷精微由小肠壁膜进入微血管输送至全身组织，在细胞内作用生成丙酮酸，经过三羧酸循环，生成 ATP。

"神"与西医学信息代谢的过程十分相似。中医非常重视"神"，认为其内涵有三：其一，"神"是自然界物质变化的功能和发展规律，所谓"天地之动静，神明之为纪"；其二，"神"是生命活动的主宰及外在征象，神旺则身强，神衰则身弱，神存则生，神去则死；其三，"神"是精神思维活动，心主神明也。信息代谢是指机体一系列信息子流动、传递、发挥功能的过程。信号分子，被受体识别后，通过一系列中介环节，引发生物学效应，完成信号传递。信息代谢（神）的物质基础和动力基础来自物质（精）和能量（气）代谢，也符合"神由精气生"的观点。

生物钟系统能够接受光照等授时信号而调节睡眠 – 觉醒，这与精气神学说中精充、气盛、神全可调和阴阳，顺应天地变化相一致。阳者，高明也，是谓白天，阳光等；阴者，暗也，是谓夜晚，月光等。平旦自然界的阳气日渐长，太阳从东方升起，光照等自然界的物质变化传递的信号，经"神"识别，所谓"顺察天地道"（《十问》），并传递至大脑的 CNS 区，中央节律振荡器接收到"神"传导的授时信号。此时人体中的阳气也随着自然界中阳气渐长而升发，大脑由睡眠的抑制状态转变为清醒的活跃状态，机体内的周期与自然界变化同步后，节律振荡器又自激振荡，节律基因 Bmal1 和 Clock 在"阳气"的推动下形成异源二聚体进入细胞核，驱动下游节律基因 PER、CRY 转录，细胞内 PER 和 CRY 的含量随着阳气的积聚而到达峰值，重阳必阴，人体内的阳气收敛，阴气渐盛，经过一天的劳作，大脑也从清醒的活跃状态变为疲劳的抑制状态，PER 和 CRY 的浓度在"阴气"的调控下反馈于 Bmal1 和 Clock 基因的启动子元件，抑制 Bmal1 和 Clock 的转录，PER 和 CRY 的含量降低，Bmal1 和 Clock 开始新的转录。"神"将授时信号传递到脑，并在"气"的推动调控下将信号放大，并在"精"施泄过程中，将人体的节律信号同步化，实现对各种生理活动的调控，以适应自然界的环境变化。

四、通过调节精气神治疗睡眠障碍

寤寐是人最重要的生理活动之一，是顺应自然界昼夜变化阴阳消长的表现。当各种因素导致精亏、气耗、神伤，就会出现阴阳失和，卧起失常，导致睡眠障碍。中药和针灸均可以通过聚精、养气、存神调和阴阳治疗睡眠障碍。对肾精亏虚型耳鸣患者针刺治疗，比较患者治疗前后的失眠严重程度指数量（ISI），发现患者治疗前 ISI 评分有统计学差异，患者治疗后 ISI 评分无统计学差异[9]。对老年失眠患者予具有补肾填精、安神宁心的脑康Ⅱ号方，比较患者治疗前后的匹兹堡睡眠质量指数（PSQI），发现患者治疗后 PSQI 各因子（睡眠质量、入睡时间、睡眠时间、睡眠效率等）及总分均较治疗前下降且低于对照组[10]。对失眠患者予益气养阴、宁心安神之功效的参芪五味子片，发现用药后，患者睡眠质量有所提升，尤其是在改善入睡时间和夜间觉醒次数方面[11]。调神电针法具有调和阴阳，宁心健脾，调神理气的功效，通过针刺和电流同时刺激失眠患者的调神诸穴，上调了 5-HT 含量，下调 NE 含量，降低 PSQI 评分[12]。提示，通过聚精、养气、存神调和阴阳可能是许多中医治疗睡眠障碍的潜在治疗方法。

五、小结

综上所述，寤寐是人体顺应天地变化产生的一种重要生命活动，阴阳失衡不交是其重要病机。精、气、神分别作为寤寐有常的基础、动力、体现，对应着生物钟系统的输出系统、振荡器、输入系统三个部分。精充可以化气，气盛可以全神，神全则可调和阴阳，故通过聚精、养气、存神调节生物自身的节律以顺应自然界昼夜变化为中医药防治睡眠障碍提供了新思路。

（傅馨莹）

参考文献

［1］张鹏，李雁鹏，吴惠涓，等 . 中国成人失眠诊断与治疗指南（2017版）［J］. 中华神经科杂志，2018，51（5）：324–335.

［2］孙瑶瑶，鞠宝兆 . 论《黄帝内经》"天人合一"思想下的时序发病观［J］. 中华中医药杂志，2022，37（5）：2459–2462.

［3］李黎，邵祺腾，王昊，等 . 浅谈内经中睡眠产生的阴阳机制［J］. 中国中医基础医学杂志，2014，20（3）：282–283+360.

［4］韩芳 . 昼夜节律性睡眠障碍［J］. 生命科学，2015，27（11）：1448–1454.

［5］MOORE R Y, EICHLER V B. Loss of a circadian adrenal corticosterone rhythm following suprachiasmatic lesions in the rat［J］. Brain Research, 1972, 42（1）: 201–206.

［6］COOMANS C P, RAMKISOENSING A, MEIJER J H. The suprachiasmatic nuclei as a seasonal clock［J］. Frontiers in Neuroendocrinology, 2015, 37: 29–42.

［7］CHOWDHURY D, WANG C, LU A–P, et al. Understanding Quantitative Circadian Regulations Are Crucial Towards Advancing Chronotherapy［J］. Cells, 2019, 8（8）: 883.

［8］GALLEGO M, VIRSHUP D M. Post–translational modifications regulate the ticking of the circadian clock［J］. Nature Reviews. Molecular Cell Biology, 2007, 8（2）: 139–148.

［9］张兆伟，马文，王莹，等. 针刺治疗肾精亏损型耳鸣患者失眠及焦虑疗效观察［J］. 上海针灸杂志，2018，37（6）: 626–629.

［10］陈玉静，黄小波，陈文强，等. 脑康Ⅱ号对肾虚精亏、痰瘀内阻型老年失眠患者睡眠质量和生活质量的影响［J］. 天津中医药，2018，35（4）: 248–250.

［11］崔元孝. 中药治疗气阴两虚型睡眠障碍60例临床观察［J］. 中医杂志，2009，50（S1）: 147–148.

［12］孙远征，刘越，于天洋. 调神电针联合经颅重复针刺激治疗脑卒中后心脾两虚型睡眠障碍患者的效果及对HRV、5–HT、NE的影响［J］. 时珍国医国药，2021，32（11）: 2699–2702.

"中医药学是打开中华文明宝库的钥匙"初探

2010年6月20日，时任国家副主席的习近平在澳大利亚出席由南京中医药大学与皇家墨尔本理工大学合办的"中医孔子学院"授牌仪式上的讲话中指出："中医药学凝聚着深邃的哲学智慧和中华民族几千年的健康养生理念及其实践经验，是中国古代科学的瑰宝，也是打开中华文明宝库的钥匙。深入研究和科学总结中医药学对丰富世界医学事业、推进生命科学研究具有积极意义"。

2015年，习近平总书记在致中国中医科学院成立60周年贺信中再次指出："中医药学是中国古代科学的瑰宝，也是打开中华文明宝库的钥匙。"[1] 他强调，切实把中医药这一祖先留给我们的宝贵财富继承好、发展好、利用好，在建设健康中国、实现中国梦的伟大征程中谱写新的篇章。

习近平总书记两次指出"中医药学是打开中华文明宝库的钥匙"，既充分肯定了中医药学在文化传承方面的重要地位和意义，不由让我们思考，应该怎样去深刻地理解这句话？现将本人的理解介绍如下。

一、几个基本概念

1. 文明

"文明"一词在《周易》中始见，英语中早期作为名词的"文明"（Civilization）是指文化形态，现在更多地用 Culture 来取代 Civilization，意思是指文化、文化模式、社会、生活方式等。从摩尔根开始，学者们所讨论的"文明"概念中都包含有三层意思：第一层是指物质与技术的发明，第二层是指精神意识的建树，第三层是指社会组织的进步[2]。中华文明：结合文明的含义，中华文明可理解为与中华民族相关的、由中华民族总结创造的物质与技术的发明、世界观与方法论（精神意识的建树）等。中华文明宝库，说明了中华民族的历史源远流长而保存下来的中华文明内涵既好又多。

2. 中医药学

中医药学是指以中医理论为基础，以古代哲学思想为思想基础，包括精气学说、阴阳学说、五行学说、经络学说等为基本理论，以整体观、辨证观研究人体生理、病理及指导临床疾病的诊断、防治和延长寿命的科学。中医药学的思想理论基础，正是来源于中国古代朴素唯物主义，其根基是中国的传统文化，正是由传统文化的不断升华而来。中医药学凝聚着深邃的哲学智慧和中华民族几千年的健康养生理念及其实践经验。

3. 钥匙

指开锁的器物，一般来讲，钥匙具有一对一性质。将中医药学比作是打开中华文明宝库的钥匙，体现了中医药在解决这个问题上的重要性和不可替代性。

明确了这三个概念，我们就可以来探讨一下怎样来深刻地理解这句话。

二、对于"中医药学是打开中华文明宝库的钥匙"的理解

第一层意思，基础含义。中华文明宝库，正是指中华民族创造发明、世界观、方法论的总和。中医药学，是古代朴素唯物主义思想为思想基础而逐渐发展而来的，其产生、发展过程中不断受到中华民族的生活环境、科技水平、人文社会变迁等影响，其就像一个标杆——中医药学理论、思维方式的变化可以从侧面直接反映出当时各方面因素对中医的影响。中医药学古籍现最早可见于马王堆汉墓出土的相关文献资料，中医药理论体系形成于战国秦汉时期[3]，可以说跟中华文明一样源远流长；中医药学的内容，是博大精深；中医药的历代医家的记录书籍，是汗牛充栋。纵观国内外，没有任何一个学科等可以像中医药学一样可以提供如此长的时间、如此丰富的内涵来研究中华文明！所以，这里用钥匙作为比喻，既表明中医药学可以解锁中华文明宝库、表达了中医药学对研究中华文明宝库的重要性，也表明了中医药学对研

究中华文明的不可替代性!

第二层含义,结合语境理解。理解一句话,是不能脱离语境来解读的。语境一为澳大利亚"中医孔子学院"授牌仪式上的讲话时提到的,这是对孔子学院的寄语,更是以主人翁姿态对澳大利亚相关人员说的一句心里话。这是寄希望于将中医药学作为一种文化的载体,希望国际友人能够通过中医药学增进对中华文明——尤其是中医药学的重要指导思想"和文化"的理解。结合此语境,是将中医药学作为一种传播中华文化的载体。语境二为对中国中医科学院成立 60 周年的寄语,在此时此刻提到"中医药学是打开中华文明宝库的钥匙",既是对中医药学的高度肯定,也是对中国中医科学院、对中医药学的一种期望——期望有志于中医药学研究的同志们能够不断深入研究、总结、开拓、进取,以我们的中医药学为切入点,打开中华文明宝库,更好地发展中医药学、更好地发展中华文明宝库!

综上所述,"中医药学是打开中华文明宝库的钥匙",应该有三重意思:①中医药学是研究中华文明的关键手段,具有重要意义和不可替代性;②中医药学是中华文明的载体,是国际友人了解中华文明的重要途径;③中医药学作为中华文明的重要组成部分,应当与时俱进,不断开拓进取!

三、结合专业知识论证

作为一名中医学子,结合自己了解的相关中医知识,也可以从侧面来论证这三重意思。

1. 中医药学是研究中华文明的关键手段,具有重要意义和不可替代性

马王堆汉墓的发现让今天的人们看到了 2000 年前中国人创造的辉煌文明,其中出土的医学文献,共计 14 种,记载了有关保健预防的医疗思想、生理病理的医学理论、方药及针灸治疗的医疗方法,和早期性医学、方术禁咒等医学内容。从这些医书中去探索了解的,不仅仅是中医药的相关知识,更可以了解 2000 年前当时中华民族的历史文化、政治经济、科学技术、哲学医学思想等相关内容[4]。纵观古今中外,没有任何一件事物可以像中医药学一样有如此长的历史和如此多的内容来承载中华文明的变迁。

2. 中医药学是中华文明的载体,是国际友人了解中华文明的重要途径

中医药学是中华优秀传统文化的代表,是中华文明的重要载体,也是中华文明"走出去"的先锋[5]。中华文明历史悠久,博大精深,不仅有精美绝伦的诗词,幽深典雅的园林,龙飞凤舞的书法,余音绕梁的音乐,还有奥妙无穷的中医药学。与其他文化形式比较,中医药学集科学、文化于一体,既有中华文化的特色,又有医学科学的严谨性。《中国国家形象全球调查报告2016—2017》[6]指出:"在海外受访人的心中,中餐(52%)、中医药(47%)、武术(44%)最能代表中国文化。"由此可见,除了中餐,中医药是国际上最能代表中华文明的符号,是国际社会了解中华文明的重要途径。

中医药学蕴含着丰富的人文科学与哲学思想,是中华文明的重要组成部分,是国家文化软实力的重要标签。在"一带一路"新倡议的带动下,中医药学积极参与"一带一路",其作为中华优秀传统文化的重要内容,成为与沿线国家交流沟通的重要内容,并取得了令人瞩目的成绩。《中国的中医药》白皮书[7]指出,截至2020年,我国已与"一带一路"沿线国家共同建设30个中医药海外中心,成立50家中医药对外交流合作示范基地。越来越多的国际友人体验中医药治疗手段、感受到中医药的神奇疗效,通过中医药学这一载体了解中医药文化,进一步了解中华传统文化。中医药学成为中华优秀传统文化"走出去"的窗口、名片。

3. 中医药学作为中华文明的重要组成部分,应当与时俱进不断开拓进取

党的二十大报告指出,要促进中医药传承创新发展。中医药学作为中华文明的重要组成部分,其发展离不开"传承"与"创新"四字。传承的方式多样,发展的路子也在不断开拓、创新。党的十八大以来,中医药稳步发展。中医药的传承、发展和创新都因现代科技的融入带来了新机遇。如何解决中医药传承与守正创新的关系,中医药人一直在探索。在传承上,应坚持科学传承,去除糟粕,既不忘"经典",不忘"名医名家",又要多学科交叉融合,将传统中医药学和现代科学技术、现代医学融合在一起,科学、有效地传承[8]。发展上,应博采众长,与时俱进,不断开拓进取。可以从如下措施入手促进中医药发展:加强中医基础理论研究,加快中医诊断、治疗仪器的研发、制造,开辟中西医有机结合的道路,等等。中医药学要与时俱进,必须依靠科技进步来促进自身的发展进步[9]。

在各种利好中医药发展的政策鼓励扶持下，中医药事业发展已驶入快车道。遵循中医药这一学科的特殊发展规律，利用好现代科学技术，使中医药这一古老的瑰宝重新绽放光彩，为世界人类的卫生健康事业贡献出独特的力量。

（荀春铮）

参考文献

[1] 新华社. 习近平致中国中医科学院成立60周年贺信[EB/OL].
[2015-12-22]（2022-12-08）http：//www. gov. cn/xinwen/2015-12/22/content_5026645. htm.

[2] 叶文宪. 文明起源问题的哲学观照[J].贵州社会科学，2022（4）：86-91.

[3] 夏登杰. 中医学的文化特质及其发展策略[J].江淮论坛，2010（6）：85-88.

[4] 戴子凌，雷霆，赵群菊，等.马王堆医书内容特色及其背景研究[J].中医药信息，2020，37（2）：69-75.

[5] 张宗明. 中医药文化是中华文化"走出去"的先锋[J].南京中医药大学学报（社会科学版），2020，21（2）：71-77.

[6] 当代中国与世界研究院课题组，于运全，张楠，等.2016—2017年中国国家形象全球调查分析报告[J].对外传播，2018（2）：18-21.

[7] 中华人民共和国国务院新闻办公室.《中国的中医药》白皮书（全文）[EB/OL][2016-12-06]（2022-12-08）http：//www. scio. gov. cn/ztk/dtzt/34102/35624/35628/Document/1534714/1534714. htm.

[8] 熊建. 把中医药传承好创新好发展好[N].人民日报海外版，2022-12-06（009）.

[9] 李德水. 振兴中医药发展的思考与治理之策[J].社会治理，2022（5）：5-9.

为什么说中医药学是打开中华文明宝库的钥匙？

在近代，随着西医学的不断发展，废除中医的口号层出不穷，在当时的中国各界人士中引发很大反响，更有甚者提出了废除中医的政策。然而，作为一门存在了几千年并极具生命力的医学学科，中医在现在乃至未来将处在高山之巅屹立不倒。中医药是中华文明的重要载体，将中医药发扬光大对于中华文明的延续具有显著意义；同时，关于中医药发展全局的方针政策是习近平新时代中国特色社会主义思想的重要组成部分，学习并贯彻好中医药的相关方针政策就是积极响应党中央的号召。

一、中医文化是中华民族的瑰宝

"中医药是中华文明瑰宝，是 5000 多年文明的结晶，在全民健康中应该更好发挥作用。"这是 2016 年 2 月 3 日习近平总书记到江西考察江中药谷制造基地时所提出。

中医药是中华优秀传统文化的精华所在，蕴含着丰富的人文科学和哲学思想，是中国人民在长期的生产实践中孕育出来的宝贵财富，体现了中华民族的核心价值观和先进的思维方式。它融合了儒家思想、道家思想和佛学文化的智慧[1]，吸纳了阴阳、五行、精气等古代哲学思想，体现了中华民族的丰富精神内涵，反映了中华优秀传统文化与中医药文化的一脉相承。

文化是一个民族赖以生存的精神纽带，是一个国家蓬勃发展的不二利器。强调中医药文化自信就是强调中华优秀传统文化自信。习近平总书记指出："希望广大中医药工作者增强民族自信，充分发挥中医药的独特优势。"近代以来，随着经济全球化的推进，西方文化包括西方的思潮、西方人的生活方式不断地涌入到国内。在西方文化影响下的西医学以其全新的指导思想、先进的精密仪器、可观的临床疗效收获了人心。不由得让部分民众对中医药的存在价值，甚至中华优秀传统文化心生疑惑。身为中医人，我们不以为然。回顾历史长河，中华民族始终在与战乱、瘟疫和天灾作斗争，在这些艰苦条件下，产生了《伤寒杂病论》《脾胃论》《温病条辨》等经典著作，指导一代又一代中医人带领中华民族逃离灾难，走向光明。屠呦呦教授几十年如一日地研究抗疟疾新药，从《肘后备急方》得出灵感，提炼出青蒿素，挽救了成千上万饱受疟疾摧残的非洲人民的生命[2]。正是有了中医药，中华民族才能在五千年的风雨岁月中生生不息，中华儿女才能在残酷激烈的世界丛林中创造出一次又一次的辉煌历史。

近年来，在北京、河北、广州等地，《中医药文化中小学生读本》悄然走进中小学课堂[3]。当今社会，中医黑层出不穷，建立文化自信，下一代的教育相当关键。建立中医药文化自信、中华优秀传统文化自信，应该从娃娃抓起。积极引导中小学生正确认识中医药文化，对于中医药事业的传承具有长远影响。

随着孔子学院在全球范围内数量的增加，通过搭建这一媒介，中医药文化在孔子学院的办学中得到了广泛传播[4]。随着青蒿素的诞生，西方国家逐渐改变了对中医药的印象，从排斥转变到了接受。我们应该把握这一关键时机，加大中医药文化的对外输送。借助"一带一路"这个历史舞台，让囊括在中华优秀传统文化中的中医药文化更好地"走出去[5]"。

二、中医疗法是人民健康的后盾

习近平总书记曾在党的十九大上提出"健康中国"的发展战略。他指出人民健康是民族昌盛和国家富强的重要标志，是实现中华民族伟大复兴中国梦的重要基础。合理推广和运用中医药治疗对于提升人民群众的幸福指数、保障人民的身体健康具有一定意义。

中医学认为"上工不治已病治未病"。亚健康状态往往是重大疾病的前兆，如果能使人体早日脱离这种状态等于提前将疾病扼杀于摇篮之中。中医学"治未病"思想包括三个方面：一是"未病先防"；二是"既病防变"；三是"病后防发"。"正气存内，邪不可干"，人的身体素质好就能有抵抗力，邪气也就无法侵入人体。将中医治未病的思想应用于健康中国建设，为保障中国人民健康提供了新的出路，为全球公共卫生管理提供了新的方法。就目前而言，西医学对于解决人体的亚健康状态的应对措施不够多。但中医药在这一领域能大有可为。

中医治疗方式是简单便捷，物美价廉的治疗技术，这对于缓解中国养老压力、减轻人民经济负担有很大帮助。习近平总书记曾指出中医药疗效好，副作用小，中草药价格相对便宜。相对于西医学的对症治疗，中医药能以一种相对廉价的治疗方式切入病根，直达病所，并能显著改善病情。中医治疗作为人民健康的坚强后盾，是实现健康中国战略的承载者。

"坚持中西医并重，推动中医药和西医药相互补充、协调发展。"习近平总书记对中医药工作作出的重要指示，深刻阐述了中国特色卫生健康模式，为做好新时代中医药工作指明方向。中医是坚盾，西医是利矛。这两者各有所长，均能发挥作用，没有必要也没有意义在这两者间区分高低。实行健康中国战略，既要坚持使用西医，也不能抛弃中医。西医治"病"，中医治"生病的人"。我们不能盲目追求症状的改善，也不能只局限于病灶的去除，而是应该专注于调理人体的体质，从根本上杜绝疾病的滋生环境，避免疾病的再发。

中医养生学的理论内核体现了儒家"节欲""中庸"的养生理念[6]。作为中医学中重要的一部分，中医养生学强调调畅情志、起居有常、节制饮食等先进理念能有效提升人民的健康水平。值得庆幸的是，西医学模式逐渐从单纯治病转向保证生病的人不生病这一方向靠拢，这与中医学的思想不谋而合。

健康中国战略是人民健康的有力保障，而中医治疗是人民健康的坚强后盾。随着全面脱贫，人民的生活水平显著提高，人们已经不再单纯满足于疾病的救治，而在于追求更高的生活质量。中医药经济实惠，将其用于服务人民群众能更好地施行健康中国战略，更进一步地响应国家号召。

三、中医思想是治国理政的法宝

《黄帝内经》曰："上医治国，中医治人，下医治病。"北宋著名思想家范仲淹曾讲："不为良相，便为良医。"由此可见，中医思想不仅能指导民众调理体质、休养身心，还能在一定程度上指导日常工作甚至治国理政。

"天人合一"是中医学阐释人与大自然、人与大环境之间的一种相互依存、不可分割的关系的一种思想。习近平总书记曾在深入推进长江经济带发展座谈会上提出："治好'长江病'，要科学运用中医整体观，追根溯源、诊断病因、找准病根、分类施策、系统治疗。"习近平总书记从整体出发,将中医思想运用至治国理政之中,既向全世界推行了中医药文化、中医药思想,也向全世界证明了中医药的先进性。

中医认为形体与精神合二为一,不可分割,构成"形神合一"的整体[7]。人的生老病死不仅需要形体这一物质基础,更依靠精神对形体的统领。没有精神,人就没有生机,对于国家而言,就没有蓬勃向上发展的动力。每个人都有精气神,国家实现文化发展与科技创新就有了源源不竭的动力,中华民族才能实现中华文明伟大复兴中国梦。

中医学认为人是一个整体,构成人体的各个组成部分之间在功能上相互协调、互为补充。局部的病变往往反映五脏六腑的症结所在,故在治疗局部病变的同时也要从整体出发,把握三因制宜的原则,确立贴合病情的治疗原则与方法。习近平总书记曾反复强调:"我们既要注重总体谋划,又要注重牵住'牛鼻子'。""总体谋划"是整体,"牛鼻子"是局部。局部与整体是一种哲学概念,中医可分为"局部用药"和"整体辨证",从国家政策层面来讲即是"抓住重点"与"统筹全局"。这就是习近平总书记强调的既不能"眉毛胡子一把抓",也不能"丢了西瓜捡芝麻"。把握重点领域与整体推进相辅相成、相互促进、密不可分,重点突破事关发展全局,但也要坚持整体推进与重点突破相统一。

中医学主张"正气存内,邪不可干"。在党员干部中如果没有害群之马,全是拥有"一身正气"的公务人员,那么我们的队伍建设将取得更高层次的进步,更能体现共产党全心全意为人民服务的宗旨,也能收获民心。

四、结语

中医药不仅可以指导临床诊疗提升人民健康水平,也可以为治国理政提供思想源泉永葆国泰民安。习近平总书记的中医观为我们如何传承发展中医药提供了根本遵循和行动指南。在习近平总书记的坚强领导下,中医药发展成了国家战略。中医药发展不仅关乎医疗保健、人民健康、科学文化等方面,更关系到中华民族的繁衍生息。相信在两个"一百年"的奋斗目标进程中,中医药的发展将迎来更高层次的飞跃,中华民族将实现伟大复兴。

(李江伟)

参考文献

［1］王璇，马玉侠，韩兴军，等.《黄帝内经》生命哲学与儒道佛思想的共性分析［J］.山东中医药大学学报，2021，45（2）：159-163.

［2］佘艳红，于文明.充分发挥中医药独特优势和作用 为人民群众健康作出新贡献［J］.中国中西医结合杂志，2020，40（9）：1029-1031.

［3］吴潇湘.《中医药文化中小学生读本》发行［J］.中医药管理杂志，2020，28（17）：100.

［4］石雨，金光亮，唐民科.打造特色孔子学院推动中医国际传播——兵库中医药孔院建设与思考［J］.医学教育研究与实践，2021，29（1）：4-9.

［5］渠淑洁."一带一路"合作倡议下中医文化国际传播中的伦理问题思考［J］.大学教育，2020（11）：147-149.

［6］龚鹏，江岩.中医养生的道与术［J］.河南中医，2013，33（4）：546-548.

［7］王昊，杜渐，张振华，等."形神合一"中医学的生命整体观［J］.中国中医基础医学杂志，2013，19（3）：239-240，242.

如何理解中医药学是打开中华文明宝库的钥匙

历史上曾有过许多文明，包括古埃及、古印度、古巴比伦、古玛雅和古印加文明等，时至今日这些伟大的文明都已消亡，其中不乏原因在于文明间的毁灭。与其他文明不同，中华文明是唯一没有中断而延续下来的文明。经过几代学者的接续努力，中华文明探源工程等重大研究工程实证了我国五千多年的文明史，面对中华文明这片灿烂星空，中医药学就如同一条线索串联着历史。中医药学作为中华文明的一部分，随着数千年来的延续和不断积累，时至今日已成为一个伟大的宝库，承载着五千年中华文明的重要内涵[1]。

中医药学是中华民族医药学者在认识人与自然、防治疾病与医疗保健活动中创造、应用、传承、发展的学科体系。中医药文化作为中华传统文化中最具代表性和实用性的一种，是中华传统文化道术合一的集中体现，在中华民族伟大复兴的征程中，必然要承担起中华传统文化伟大复兴先行者的历史使命[2]。正如习近平总书记指出："中医药学是中国古代科学的瑰宝，也是打开中华文明宝库的钥匙。"

"中医药是打开中华文明宝库的钥匙"这一命题，是我们中医药人需要深入思考、认真领会的内容，也是我们中医药人服务民众、防病治病、推动中医药事业发展的战略重点[3-4]。

一、中医药学在中华文明中的重要地位

中华文明具有自己的鲜明特色，以道德体系、知识体系和礼仪制度为三要，其中道德作为立人之本，知识作为立身之本，礼仪作为治世之本，构成了中华文明之三本。中医药学的生命力极强，无论历史上国家的分分合合，中医的理、法、药依旧在不断继承与发展，中医药学作为中华文明的载体，从未中

断过。中医药学对中华文明全面、完整、系统地继承，体现在以下方面。

1. 中医药学蕴含着中华文明核心理念

中华文明发展传承的过程中培育和形成了诸多基本思想理念，包括与时俱进、实事求是、惠民利民、安民富民、道法自然、天人合一等，这些思想不仅有益于启迪人们认识和改造世界，还可以为治国理政提供有益借鉴[5 6]。中华文明弘扬的"讲仁爱、重民本、守诚信、崇正义、尚和合、求大同"等核心思想理念，始终体现在中医药学的实践中，不论是孙思邈在《备急千金要方》中的写下的"大医精诚"，还是"橘井泉香""杏林春暖"的故事，均是中医药学"仁、和、精、诚"核心价值的体现。

2. 中医药学继承了中华文明的基因

中医药学的价值理念理论与中华文明具有同构性，在伦常日用层面体现着人民性，蕴涵了中华文化的深厚基因。中医药学体现了中华文化的强大生命力和中华文明的光彩魅力，在基本观念、实质内容、思路方法、表述方式等方面均保有中华文明"以人为本"的文化基因，重视人与自然、人体自身的和谐统一[7]。

3. 中医药学保有中国古代科学的成果

中国古代科技偏重实用，研究方法上主要采用传统典籍整理与经验总结。中医药学作为一门理论与实践兼具的学科，凝聚了中国古代哲学智慧，始终贯彻"阴阳平衡、天人合一、调和致中"的健康养生理念，运用具有独特优势的理法方药开展防病治病。

中医药学从核心理念、文化基因及文明成果等方面全面、系统、完整地保有中华文明的内涵，传播与发展中医药学正是继承中华文明的最佳途径。因此，"中医药学是打开中华文明宝库的钥匙"是全新、明确地界定了中医药学在中华文化复兴新时期的关键地位[8-9]。

二、中医药学在中华文化复兴的先锋作用

中华文化经历五千多年的传承与发展，光明璀璨、包罗万象，鸦片战争时

期经历了巨大的破坏和消耗，直到中华人民共和国成立后才得以回归和复兴。20世纪90年代以来的"国学热"使大众聚焦中华传统文化。中医药文化作为中华传统文化中最具代表性和实用性的一种，是中华传统文化道术合一的集中体现。因此，在中华民族伟大复兴的征程中，必然要承担起中华传统文化伟大复兴先锋者的历史使命。

习近平总书记提出"切实把中医药这一祖先留给我们的宝贵财富继承好、发展好、利用好，在建设健康中国、实现中国梦的伟大征程中谱写新的篇章。"目前，中医药正在走向世界，成为中华文化伟大复兴的先行者。

1. 中医药学兼具医学和文化双重内涵，是复兴中华文化的领路者

中医药文化是中华优秀传统文化的典型代表，是中医的根基与灵魂，凝聚了儒道佛文化的智慧，体现了中华优秀传统文化的核心价值理念与原创思维方式，而且决定了中医药学的历史形成与未来走向。中医药学兼具医学及文化的独特优势，体现在中医药学不仅守护人民健康，同时潜移默化提升民众的文化底蕴。习总书记曾多次在重要讲话中用中医药理念和术语来阐述治国理政的思想和观点，比如"扶正祛邪""猛药去疴""刮骨疗毒""固本培元""壮筋续骨"，等等。

2. 中医药学走向世界，是复兴中华文化的传播者

中医药学已从过去的民间地位逐渐步入主流，此次新冠疫情中，在西医尚未有特效药及疫苗研发赶不上病毒变异的情况下，中医药大显身手，在疫情防控中发挥了关键作用，也再一次向全世界证实了中医药学在治病防病方面的重要性。当下，随着中华文明探源工程的开展，积极挖掘古代中医药学成果在当今的价值，激发新的学术思想和更有意义的学术成果，越来越多沉睡千年的古老医学成果正在走出馆藏、走向课堂、走出经卷、走向实践、走出国门、走向国际。

3. 中医药学底蕴丰富，是复兴中华文化的最佳载体

目前，有关中医药学的科普活动遍地开花，通过纸质媒介、现场展示等各种方式让许多青少年见识到中医药学的神奇，激发了青少年对中医药学在内的中华文化的兴趣[10]。近年来，中医在海外越来越受欢迎，也说明了只有中医

药学能够担任"钥匙"的职责。

作为打开中华文明宝库的钥匙,中医药学还有许多精神内涵和知识成果,亟待我们去挖掘去传扬,只有让中医药学重新鲜活起来,才能更好地实现中华文化的伟大复兴。

三、中医药学开启中华文明宝藏的关键在于践行中医药文化自信

当前是各项事业发生深刻变革、蓬勃发展的伟大时代,而中医药的发展却面临一定危机。如何振兴中医是实现文化自信的重要命题,也是实现中华民族伟大复兴的重要内涵之一。中医药文化自信是对中医药文化的高度认同,对中医药事业发展的信心,对中医药文化价值的普遍追求。中医药文化自信不仅来自中医药人,也应当是民心所向,只有传播者与受众都拥有充分的中医药文化自信,才能为传承和弘扬中医药文化打好前提和基础,真正掌握中华文明伟大复兴的关键钥匙[11-12]。

"中医药学是打开中华文明宝库的钥匙",厘清了中医药学在中华文明中的重要地位,从中华传统文化的基本结构和基本精神两个维度,对中医文化和儒释道文化进行比较,充分凸显了中医药学对中华文明的核心价值理念的继承[13]。因此,只有中医药学而不是其他学科能够担任"钥匙"的职责。

中华文明复兴是价值理念和生活方式的复兴,中医药文化能够全方位满足这一要求。健康长寿是国家富强和民族振兴的重要标志,党的百年历程中,始终坚持维护人民健康,实践证明,中医药学发展是"四个自信"的重要体现,中医药学"振兴、传承、创新、繁荣"对实现百年复兴健康梦有强大推动力[9, 14-16]。新时代背景下,全体中医药人应当不卑不亢、坚守本职,加强中医基础理论的研究,加快中医诊疗仪器的自主研发与制造,在地道产地适当增加中药材的种养殖内容,在经费上加大对基层中医药事业的支持力度,在服务健康中国战略、实现中华民族伟大复兴中国梦的新时代征程中,勇攀中医药研究新高峰[17-18]。

(朱沁泉)

参考文献

[1] 孙光荣. 把祖先留的宝贵财富传承发扬好 [N]. 中国中医药报，2015-12-25（001）.

[2] 于浩冉，洪烁，武东霞. 新时代提升中医药文化自信的路径探析 [J]. 中国医药导报，2021，18（33）：189-192.

[3] 郝晓静，双瑞，田晓航，等. "中医药学是中国古代科学的瑰宝，也是打开中华文明宝库的钥匙" [N]. 新华每日电讯，2022-09-29（001）.

[4] 张正，张媚. 百年征程和文化传承双视角下民族医药发展历程回望 [J]. 四川省社会主义学院学报，2021（4）：61-64.

[5] 李德水. 振兴中医药发展的思考与治理之策 [J]. 社会治理，2022（5）：5-9.

[6] 李德水. 关于振兴中医药和加快中西医结合的思考与建议 [J]. 中国统计，2022（3）：27-31.

[7] 王永炎. 文明互鉴，中西医并重，推进生命科学进步——太湖世界文化论坛六届年会的发言文稿 [J]. 天津中医药，2022，39（1）：1-2.

[8] 邢华平. 文化自信视域下中医药现代价值与发展定位探析 [J]. 南京中医药大学学报（社会科学版），2022，23（1）：11-16.

[9] 曹应旺. 中国共产党对中医文化的传承 [J]. 青岛科技大学学报（社会科学版），2021，37（2）：13-23.

[10] 王彬彬，张其成. 中医药文化是助推中华文化伟大复兴的重要力量 [J]. 理论界，2022（4）：80-87.

[11] 谢瑞，林蔚. 推动中医药文化创造性转化、创新性发展研究 [J]. 海峡药学，2022，34（7）：84-87.

[12] 袁开惠.《中医药文化》第十二届学术工作坊"生生之具：出土医学文献中的'道'与'术'"成功召开 [J]. 中医药文化，2022，17（4）：284.

[13] 伍卫红. 中医药院校中医药文化自信教育探析 [J]. 科教导刊—电子版（上旬），2022（9）：10-12.

[14] 习近平. 把中国文明历史研究引向深入 增强历史自觉坚定文化自信 [J]. 求是，2022（14）：4-8.

[15] 徐永红. 中医药文化传承战略思考 [J]. 学术界，2022（5）：172-180.

［16］詹洪春，潘锋.中医药科技创新水平不断提升 国际传播能力持续扩大［J］.中国当代医药，2022，29（30）：1-6.

［17］张其成.中医文化是中华文明伟大复兴的先行者——纪念习近平中医孔子学院讲话十周年［J］.南京中医药大学学报（社会科学版），2020，21（2）：78-82，139.

［18］陈仁寿.学中共党史 兴中华国医［J］.江苏政协，2021（6）：10.

下 篇

文化自信

编者按

党的二十大报告指出，"全面建设社会主义现代化国家，必须坚持中国特色社会主义文化发展道路，增强文化自信"。中医药文化是中华民族优秀传统文化的重要组成部分，是中医药学发生发展过程中的精神财富和物质形态，是中华民族几千年来认识生命、维护健康、防治疾病的思想和方法体系，是中医药事业的根基和灵魂。党的十八大以来，以习近平同志为核心的党中央高度重视中医药文化的传承发展，指出了中医药学是"祖先留给我们的宝贵财富"，是"中华民族的瑰宝"，是"打开中华文明宝库的钥匙""凝聚着深邃的哲学智慧和中华民族几千年的健康养生理念及其实践经验"，为推动中医药事业振兴发展指明了方向、提供了遵循。

"欲人勿疑，必先自信"。中医药人只有对自己的文化有坚定的信心，才能在纷扰繁杂中获得坚持坚守的从容，鼓起奋发进取的勇气，焕发创新创造的活力。在本篇中，博士生们着重探讨了为什么要坚定中医药文化自信？如何坚定文化自信？有同学浅析了中医药文化特质，认为把握中医药文化特质是正确进行中药医文化传承与创新的前提；有同学通过研究中医药学是打开中华文明宝库的钥匙，论证中医药学"振兴、传承、创新、繁荣"是实现百年复兴健康梦的强大推力；有同学归纳了传承中医药文化的意义，认为将有利于增强民族自信，有利于塑造核心价值，有利于壮大中医药产业；有同学总结了增强中医药文化自信的路径，即在发扬中医药优势中坚定中医文化自信，在思考发展差异中坚定中医文化自信，在践行守正创新重大使命中坚定中医药自信；有同学见微知著，从"湿邪"认知调查实践、外科丹药应用中坚定中医药文化自信；有同学从微观到宏观，通过分析近10年中医药文化自信道路研究文献总结提升文化自信的可行措施。

"传承精华，守正创新"。当前，中医药振兴发展迎来天时、地利、人和的大好时机。中医药在疫情防控中彰显的特色优势，提供的"三药三方"等有效方药，使中医药防病治病的文化理念深入人心。2023年2月，国务院办公厅印发了《中医药振兴发展重大工程实施方案》，中医药人要主动抓住机遇，处理好传承与创新的关系，迎接中医药现代化的各种挑战。在本篇收集的论文中，有同学系统总结了中医药文化创造性转化和创新性发展的策略，提出要积极把握时代需求，回应群众需要，贡献健康生活，研制普惠良药，让中医药文化融入新时代社会生活；有同学探讨了中医药文化在当下的具体创新发展，如"治未病"理念在慢性疾病防治中的应用，中医理论在歌唱养生中的应用，中医药手段在恶性肿瘤安宁疗护中的应用；有同学聚焦湖湘特色，通过产学研深度融合、挖掘药食同源方法、发展药旅融合产业等打造区域中医药特色品牌；有同学瞄准中医药海外发展，探讨构建人类健康共同体，加强中医药文化国际传播，旨在为后疫情时代全球健康治理提供中国智慧。

"文化立世，产业兴邦。"一个国家如果硬实力不行，可能一打就败；而如果软实力不行，可能不打自败。践行中医药文化自信，加强中医药文化创新，促进中医药文化交流，为人民健康、经济发展、全球影响力的扩展提供更加有效的支持和有力的后盾，是我们这代中医药人必须重视的时代课题。

（于　勇）

试论坚定中医药文化自信

一、中医药文化自信的内涵

"文化自信"是十八大以来"四个自信"中最基础的自信，并渗透到道路自信、理论自信、制度自信之中。只有坚定文化自信，才能推动社会主义文化事业的发展。具体而言是指国家、民族或政党从意识认知、态度情绪、行为实践上，对自身文化的积极肯定和认同[1]，并且坚定信心认为自身文化具有繁荣昌盛的生命力。中医药文化作为中华优秀传统文化中的重要组成部分，与文化自信遥相呼应。中医药文化自信是指国民群众对中医药文化积极的肯定和认同，并且坚定信心中医药文化能够繁荣发展。中医药文化是中华优秀传统文化的结晶，是中华民族的瑰宝，要实现中医药事业的繁荣昌盛，必须树立高度的中医药文化自信。坚定中医药文化自信包括，"对中医药文化生命力的高度认同，对中医药文化价值的坚定信念和对中医药文化发展前途的坚定信心"。中医药文化自信更是大力发展中医药事业的前提和强大力量来源[2]。

1. 坚定中医药文化自信就是要高度认同中医药文化生命力

中医药文化历史悠久，具有旺盛的生命力和发展活力。中医药文化以中华传统文化为基础，结合中国传统哲学辨证论治思想，在中华民族几千年发展中，在不断与疾病、瘟疫抗争中，不断成熟发展，是理论与实践完美结合后形成的一套伟大的医学理论体系，为护佑人类的身体健康作出了重要贡献，时至今日仍然发挥着重要的作用[3]。

2. 坚定中医药文化自信就是要坚定中医药文化价值的信念

中医药学厚植于中华优秀传统文化的土壤中，蕴含着医学先贤的智慧和汗水，是中国传统哲学在医学中的体现，是古代的科学。习近平指出："中医药学凝聚着深邃的哲学智慧和中华民族几千年的健康养生理念及其实践经验，是中国古代科学的瑰宝，也是打开中华文明宝库的钥匙。"因此，"深入研究和科学总结中医药学，对丰富世界医学事业、推进生命科学研究具有积极意义。"

3. 坚定中医药文化自信是对中医药文化发展前途坚定信心

新时代是中医药学和中医药文化发展最好的时期，同时随着我国社会主要矛盾转变，人们对美好生活更加向往。作为美好生活的基础和前提，人们对身体健康的追求与中医文化中治未病的理念不谋而合，在全民推广普及中医养生理念势在必行[4]。

二、如何坚定中医药文化自信

文化自信是建立在文化自觉基础上的对自身文化生命力的坚定信念。要形成文化自觉、文化自信、文化传播、文化践行的螺旋循环，拓宽中医药文化发展平台，从中医药文化自信的高度、韧度、强度等特性探索践行路径[5]。坚定中医药文化自信，可从培养新一代中医药人的文化自觉，推动中医药文化传承创新，坚定中医医技和医药自信，坚定中医药疗效自信，挖掘中医药经典、提升文化高度，推进中医药国际化、弘扬中医文化几个方面着手。

1. 培养新一代中医药人的文化自觉

在近现代西方文化思潮冲击下，中华民族优良传统和文化受到国外媒体恶意诋毁，造成少部分群众盲目跟风。培养新一代中医药人的文化自觉[6]，要擦亮双眼，明辨是非对错，坚定中医药文化信心，紧跟党和国家政策发展中医药事业。中医药作为中华民族的智慧结晶，其为中华儿女的预防和治疗疾病作出了重大贡献。中医药在常见病、慢性病、传染病防治救治中所发挥的作用得到国际社会的认可。中医药文化更是作为中华民族文化中的杰出范例，其体现出了我国传统文化的核心理念与思想基因，中医药文化与中华民族文化之间的关系是相互依存的关系，后者是前者产生与发展的源泉，前者脱胎于后者，前者的成长与发展可使得后者更加丰富。

2. 推动中医药文化传承创新

中医理论传承创新是坚定中医药科学自信的学术根基。中医药文化博大精深，源远流长，提升中医药文化自信，必须在继承和弘扬中医药传统文化的基础上推陈出新，结合当代需求与时代特征，利用更加先进的理论，融合现代科学优秀成果[7]，对中医药文化进行创造性转化、创新性发展，为中医药文化注入更多新鲜血液。

3. 坚定中医医技和医药自信

中医药工作者加强学习传统的医疗技术，加强中医药理论功底，坚持精研经典医术，坚持开展望闻问切、辨证施治的诊疗技术。不断发掘中医医药文献和近现代名老中医运用中药方剂的学术经验和精华，结合现代的科学方法充分发挥中医药在常见病、慢性病、传染病等方面的诊疗优势，提升中医药的应用空间。此外，利用多媒体渠道将中医养生理念向大众宣传和交流，开展中医药特色养生文化宣讲活动，带动群众积极学习太极拳、八段锦和五禽戏等，使中医药走进社区、走进校园、走进大众中去，更使中医药文化惠及人民群众。加强具有中医药特色的媒体网络宣传、摄影书法、典礼仪式、节日活动等大学精神文化建设经典与创新并行。

4. 坚定中医药疗效自信

中医疗效优势是坚定中医药疗效自信的实践根基。中医药是中国古代科学的瑰宝，对于守护中国人民健康，庇佑中华民族繁衍发展发挥了重要作用。面对中西医并重的医疗体系格局，中医药必须彰显其整体观、系统论、辨证施治和预防保健"治未病"的特色优势，要在治未病中起主导作用，提高广大民众对中医药的认同度，不断满足人民日益增长的中医药健康需求。习近平总书记指出："增强民族自信，勇攀医学高峰，深入发掘中医药宝库中的精华，充分发挥中医药的独特优势。"中医药具有未病先防、不治已病治未病的医疗观念，积累了丰富的养生经验与技术，具有比西医学更广泛的全程、全周期护佑生命健康的优势[8]。

5. 挖掘中医药经典，提升文化高度

中医药是道、理、术的统一，中医理论与实践密不可分，中医理论是对临床实践经验的总结升华，而临床实践又需要新的理论指导。中医理论是中医药学科体系的核心，中医理论传承与创新是中医药实现千年发展的基础，也是实现中医药现代振兴的根本。传承就要守正，守正必须清源。中医药传承首先要回归原点，研究中医药经典，掌握中医药理论体系核心观念（阴阳、五行与精气学说等）的精髓要义，正确解读中医特色思维的本质核心，实现中医核心观念和思维模式在中医理论研究、临床实践中的运用传承，通过正本清源，固本强基，实现经典传承。

挖掘中医经典有利文化高度的提升，奠定了文化认同的基础。提升中医药文化高度要将传承发展中医药的历史机遇与中医经典的现代价值相结合。中医药高校应抓住机遇，更新办学理念，将国家和时代要求融入办学理念之中，加强中医药典籍研读、研究和致用。以浓郁的中医药文化氛围，滋养生发文化自觉的种子，扎稳文化自信的根基。"阴阳学说"是中华文化哲学智慧的具体体现，"大医精诚"是我们中华民族生命至重的人文关怀的具体体现。

6. 推进中医药国际化，弘扬中医文化

提升中医药文化自信，要推进中医药文化国际化。扩大中医孔子学院规模，提升其教学理念，使其成为撒播中医药文化的重要海外平台。利用"一带一路"倡议等国际交流平台，将中药材引种，将中医药的治疗理念输出，将中医药文化传播出去。加强国际学术交流和科研合作，积极参与世界医药学学术论坛，借助学术活动等传播中医药文化。中医药文化国际化还需要顶层设计，结合互联网技术，搭建并参与国际性交流平台，完善全球中医药文化传播体系，用"中医药语言"讲好中国故事，助推中医文化传播，提高文化传播的强度[9]。

三、小结

总之，增强推进文化自信的实践能力，是新时代的历史任务和文化使命。中医药既是解读中国传统文化的基因图谱，又是连接传统文化与现实生活的桥梁纽带，是我国具有原创优势的文化与科技资源，在国内外重大疫情防控中能够发挥独特作用，还是助推中华文化国际传播的先行者[10]。习近平总书记对中医药工作作出重要指示，他强调：要遵循中医药发展规律，传承精华，守正创新，加快推进中医药现代化、产业化，坚持中西医并重，推动中医药和西医药相互补充、协调发展，推动中医药事业和产业高质量发展，推动中医药走向世界，充分发挥中医药防病治病的独特优势和作用，为建设健康中国、实现中华民族伟大复兴的中国梦贡献力量。无论是从文化传承、文化创新，还是文化传播角度看，发展中医药事业对于弘扬中华传统文化，提升文化自信，促进与世界各地民心相通、文明互鉴均具有重要价值，是提升国家文化软实力和中华民族伟大复兴的战略选择和重要路径。

（潘杰灵）

参考文献

[1] 张怡，刘蓓，张蝶．文化自信视域下新时代传承发展中医药文化的意蕴和路径［J］．四川省社会主义学院学报，2022，128（2）：84-96．

[2] 朱燕．再谈中医药文化自信［J］．中国中医药现代远程教育，2021，19（17）：192-194．

[3] 占尚．后疫情时代增强国民中医药文化自信的对策研究［D］．南昌：江西中医药大学，2022．

[4] 于浩冉，洪烁，武东霞．新时代提升中医药文化自信的路径探析［J］．中国医药导报，2021，18（33）：189-192．

[5] 李俊．新时代坚定中医药自信的多维度审视与解读［J］．山西高等学校社会科学学报，2020，32（12）：58-61．

[6] 牛素珍，张晨，焦元清，等．论中医药文化自信视域下的人才培养［J］．光明中医，2020，35（23）：3815-3817．

［7］黄志峰.基于文化自信理念的中医药文化守正与创新［J］.中医药管理杂志，2021，29（14）：245-246.

［8］梁晶晶.中医药文化自信的本质内涵与提升路径［J］.中国医学伦理学，2022，35（9）：1023-1027.

［9］邢华平.文化自信视域下中医药现代价值与发展定位探析［J］.南京中医药大学学报（社会科学版），2022，23（1）：11-16.

［10］王红伟，李世裴，魏继平.坚定中医药文化自信的时代语境内涵价值及践行路径［J］.中医教育，2022，41（2）：73-75.

为什么要坚定中医文化自信，
如何坚定文化自信

中医文化自信，是指对中医文化和医学能力的肯定和认可。当我们谈及要坚定中医文化自信时，表明当今部分中医人面临自信心不足的切实问题，即对中医文化和医学能力产生了怀疑，这就需要我们去分析其深层次原因，并提出积极有效的解决措施。当下缺乏中医文化自信的人群往往是高等院校的在读医学生及年轻中医，其原因是多方面的，以下我将从在读医学生与年轻中医的角度进行论述，并提出个人建议。

一、为什么要坚定中医文化自信

1. 缺乏中医文化自信的原因

首先，实力是自信的根基。中医学源远流长、博大精深，中医人成长之路漫长而艰辛，要成为一名优秀的中医，需要坚实的理论基础、丰富的临床经验及较高的悟性。我们不仅需要掌握大量中医基础、经典及临床知识，还需要学习西医临床知识，相对于西医的学习量更大、难度更高、成长周期更长。而在读医学生与年轻医师对中医基础知识的掌握一般不够扎实，缺乏足够的临床经验与积极反馈，并且患者整体对年轻中医的能力存在质疑，因此，自身医学能力的不足，是导致缺乏自信的根本原因，而中医自身的难习得性及中医学需要大量临床经验的特点是导致年轻中医能力不足的客观原因。

其次，缺乏自信常来自不恰当的比较与自我怀疑。作为中医人，我们难以避免地会将中医与西医进行比较，而对两者的认识不够常导致不恰当的比较，从而对中医产生怀疑，影响自信。对中医进行文化溯源，它深深根植于中国传统文化，带有鲜明的中国特色，中医药学凝聚着深邃的哲学智慧和中华民族几千年的健康养生理念及其实践经验，是中国古代科学的瑰宝，也是打开中华文明宝库的钥匙。中医、西医都是人类在和疾病作斗争的过程中产生的，都为人类健康作出了非常杰出的贡献，但是二者在哲学基础、思维方式上又有着本质不同。我国义务教育更重视理科思维的培养，传统文化的熏陶不足，现代教育下的许多学生短期内不能很好地接受中医的理论体系，难以达到逻辑上的自洽。此外，中医常常被视为一种西医的"替代与补充"，这使得在与西医进行比较的过程中，非常容易怀疑自我，忽视中医的特色与优势，放大自身缺点，同时拿自身的不足与西医的长处进行比较，而不恰当的比较容易导致自信的缺失。

最后，与西医相比较而言，中医更具有不确定性。西医具有相对严谨的实验验证与指南规范，可按图索骥，疾病的治疗和药物的疗效相对确定，整体来说客观性更强。而中医的核心是辨证论治和整体观念，所谓千人千方，很难有统一的规范与指南，医生辨证开方更具有主观性、经验性，难以量化，年轻人很难准确掌握并灵活地运用中医。

2. 坚定中医文化自信的必要性和重要性

因此，需要积极采取措施坚定中医人的文化自信，只有树立在读医学生与年轻中医的信心，才能促进中医人才的培养，坚定学科自信，有利于中医药健康事业的发展，推动中医药走向世界。

如果不能坚定中医文化自信，将导致大量中医人缺乏自信、自我怀疑，对未来产生迷茫，使人才流失，不利于人才培养与学科发展。

二、如何坚定中医文化自信

1. 个人层面

要树立中医文化自信，在个人层面首先在于提高医学能力，所谓打铁还需自身硬，充分发挥主观能动性，夯实理论基础、丰富临床经验。认识到中医成长之路漫长，了解自身能力的不足，并以此为动力，激励自我，在成长进步的过程中不断树立信心，坚定信念，以高度饱满的自信心和热情，积极投身中医药传承和发展的事业。

其次，个人要树立对中医、西医的正确认识，认识到学科自身的优势，同时也接纳其不足。任何学科都存在不足之处，应客观地认识到中医与西医的优势与劣势，充分发挥中医的比较优势，要"以己之长攻人之短"，而非"以己之短攻人之长"，并在此基础上取长补短，在擅长的方面继续努力，发挥独特优势，在劣势方面，不逃避不害怕，正视缺点，努力追赶以缩小差距，不要在比较的过程中妄自菲薄、丧失信心。作为一名医生，中医与西医都是我们的工具，在理论学习与临床过程中，深刻认识两者作为"工具"的特性，提高使用"工具"的熟练度，在临床中结合具体情况，灵活运用两者，优势互补，以更好地达到治病救人的最终目的[1]。坚定中医文化自信的同时，积极主动吸收先进文化和有益文化，推动中医文化的创新性转化和发展，达到内化中医文化价值于内心，外化中医文化理念于行动的状态。只有这样，才能守住中医文化的生命之源，使之始终屹立于世界医学文化之中[2-3]。

2. 学科建设

将现代科技服务于中医，为我所用。西医能在近现代快速发展的原因，在于其不断吸收利用现代生物、物理、化学等多学科的最新理论、技术，现代科学不仅能为西医所用，同样中医也应该博采众长、兼收并蓄，充分利用现代科学最新最尖端的条件和技术来为中医的发展提供便利。当然，研究、运用中医药要遵循中医药自身发展规律，保持中医药本色，不能简单套用西医的方法手段去研究管理中医药，否则可能事与愿违，阻碍中医药发展。此外，要大力促进中医教学与临床的现代化、标准化，以提高中医学的可习得性，让中医更容易学，学得懂。

3. 人才培养

中医的发展关键在于中医人才的培养，要完善人才的培养方案，给予在校大学生正确的职业指导和文化熏陶[4]。中医的生命力在于临床，不仅要提高中医教学水平，还需加强经典学习与师承教育，给学生多多提供跟名师、做临床的实践学习机会，以提升学校理论学习与医院临床教学的紧密程度，促进学生对中医理论与实践的深入理解。通过师承教育模式，让具有丰富临床经验的老中医或中年中医在门诊进行带徒，使师父传其真、徒弟得其真，这样保证了学习上有个性、有深度，既有一定的理论性，又独到的实践性[5]。同时医院应该加强对实习与医师规范化培训的科学管理，使理论与临床结合，致力于培养年轻医学生的临床能力，提供更多的锻炼机会，以丰富其临床经验，使得在学校与医院系统、规范的培养下，毕业后能够具备较成熟的中医诊疗能力。

4. 新闻舆论

中医药文化自信，源自我们对中华民族五千多年文明及传统中医药文化的认可。中医药对中华民族的健康作出了巨大贡献，得到人民的高度认同。人民的认同是中医药文化自信发生的前提[6]。在新闻舆论的宣传工作上，应该加强引导，提高自身话语权，更加全面、深入、广泛地宣传中医药文化内涵、特色优势和惠民政策；要更加全面、深入、广泛地宣传中医药发展成就、特色品牌和先进典型，通过强化中医药新闻宣传工作，促进中医药事业快速、健康、持续发展，让中医药服务扎根基层、惠及百姓，纠正社会对中医药的部分偏见，帮助人民群众树立对中医药的认同[7]。

三、小结

总而言之，中医药的传承与发展事业任重而道远，道路虽曲折，但前途是光明的，需要我们一代代中医人去实践、去努力，树立正确的认识与信念，坚定对中医的文化自信，今后无论是在教学、临床还是科研岗位，脚踏实地，提升自我的中医能力，为中医药事业的发展贡献一分力量。

（张　伟）

参考文献

［1］唐乾利，何清湖．中医发展现状与现代化的若干问题思考［J］．中华中医药杂志，2011，26（11）：2728-2730.

［2］毛志强，熊官旭．中医文化自信的根源：理论基础·精神实质·主体自觉［J］．思想战线，2018，44（4）：139-145.

［3］李丹阳，彭清华．现代科技背景下中医学发展的瓶颈及对策评述［J］．时珍国医国药，2022，33（9）：2232-2233.

［4］侯秀娟，吕晓洁．中医药专业学生文化自信培育路径研究［J］．中国

医学伦理学，2021，34（3）：384–389.

　　［5］李峰，郭艳幸，何清湖.中国传统文化现状与中医发展策略［J］.中华中医药杂志，2014，29（5）：1499–1501.

　　［6］张书河，曹越，王萧，等.中医药文化自信指数研究［J］.中医药导报，2021，27（3）：219–222.

　　［7］何汉斌，胡慧远，韩健文.微时代中医药院校学生文化自信教育的内生逻辑［J］.时珍国医国药，2022，33（8）：2000–2002.

在中医药现代化过程中坚定中医药文化自信

2021 年，我国正式迈入全面建设社会主义现代化国家的新征程，这也进一步推进了中医药现代化的研究[1]。而在这个过程中，在科技竞争日趋激烈的背景下，我们如何发挥中医药的优势及实现中医药与现代科学的共同发展，促进中医药实现全面复兴，以坚定中医药文化自信，这是需要客观面对、理性思考的问题。

一、在发扬中医药优势中坚定中医文化自信

中医一直以来都是我们的国粹，自古以来为保护中国人民的健康都发挥了巨大的作用，而近些年来，中医药的自身优势展现得淋漓尽致，最鲜活的例子就是近两年席卷全球的新冠疫情。疫情突发时，面对未知病毒，西医一时间拿不出特效药，也没有针对性疫苗。而中医却从分析患者症状、体征入手，在传统伤寒、温病、疫病理论指导下，以一整套应对举措，与西医一道迅速控制疫情蔓延。事实上，中华民族与传染病作斗争的历史已有两千年，留下了《伤寒杂病论》《温病条辨》等若干经典著作，应对突发、未知的传染病可谓中医之所长，这类疾病就属于中医优势病种。凭借在抗击疫情中的出色表现，中医药受到了全世界极大的关注和认可，这有力证明了中医优势病种是中医振兴发展的突破口，对于世界认识中医的价值具有重要意义。总的来说，在现代科技的条件下，中医药也能突出其优势。

中医药有其自身的独特理论优势。中医药最重要的两个理论：一个是整体观念，在中医药认识疾病的过程中，不会简单地单独治疗疾病，而是会将人与自然环境都看作一个整体，不仅看重人的自身，同时重视人生存的环境对人体的影响。这与现代的科学认识方式的综合性和系统性相吻合，由此可见，中医

药的整体观早在千年便从宏观角度勾画出现代医学模型框架。另外一个理论就是辨证论治，中医药在治疗疾病时，认为人体的功能状态是对其内外环境做出的综合反应，在此理论基础上通过望闻问切四诊获得的信息，辨析疾病，进行治疗，这与现代科学的辩证性相吻合，由此可以看出中医药早在千年就有对患者的个性化治疗[2]。

中医药有其自身疗效的优势，中医药之所以有其疗效优势，首先是因为中医药治疗疾病灵活多变，不仅可以通过药物疗法中的方剂，进行多途径、多靶点、多因素、多方位的整体调节，应对各种病情复杂多变的状况，还可以通过非药物疗法包括针灸、推拿等方式对患者进行治疗。此外，中医药重视对未病的治疗，这对于一些亚健康状态的人群进行调理以及防止慢性疾病的恶化等方面都有其明显的疗效优势[3]。

中医药有其文献资料的优势。中医药有上千年的历史，总结了历代医家的观点，而他们也是在不同的时代下经过大量的临床实践和思考中得出了众多的医学文献，在中医药现代化过程中，这不仅有利于我们确立研究方向，还为我们使用现代科技对其进行研究成为可能，不断优化，开拓新思路[4]。

综上所述，我们应该利用在现在科学技术下的优势，继续加强弘扬中医药文化，更加自信地"推动中医药走向世界，充分发挥中医药防病治病的独特优势和作用，为建设健康中国、实现中华民族伟大复兴的中国梦贡献力量"。在发扬中医药优势中坚定中医文化自信。

二、在思考发展差异中坚定中医文化自信

不同的文化土壤导致了中医与现代科学发展过程中的思维模式的不同，因此中医会能提供与西医常规治疗完全不同的思路方法。但我们要理性思考，求同存异，把握好中医现代化发展的方向。中医和现代自然科学是从不同的层次和角度看待问题，而西医是以自然科学为基础，这就有了他们在发展过程中出现两种不同的理论体系。中医的哲学思想是对自然界现象和事物进行观察，寻找相似，以相似类推去构建学说，而西方的哲学思想的特点是注重客观性，任何理论都有其客观的现象与其相连，然后用逻辑推理寻找新的客观事实[5]。中医注重整体，而西医注重微观，就比如中医对于人体的五脏六腑有其藏象学说，但西医看待五脏六腑是以现代解剖学为基础，所以一个重在"象"，一个

重在结构[6]。这就导致他们看待同一个事物，用不同的评价体系得出不同的结论。

中医与现在科学的哲学思想不同，思维方式也就不一样，这就容易导致中医在现代化过程中与现代科学的碰撞难免会出现一些冲突。首先，在中医药现代化研究过程中，将很多中医药中属于人文文化的内容当作科学文化的内容去研究，这就导致了中医科研工作的盲目，最终导致中医现代化过程中慢慢走向西医化或者异化。事实上中医很多概念是不能用现代科学的物质结构去对应的，要更多地考虑到中医人文文化的特点[7]。此外，在中医药现代化过程中由于需要走向世界，面临着世界语言环境的变化，中医药理论体系以文言文为主题，导致了其一些概念模糊化，难以用现代科学语言就表述其内涵，造成了概念上的冲突。所以我们要探索创新中医药科学原理的表达方式与路径，用现代科学解读中医药学原理的目标一定会实现。

综上所述，中医药的现代化不是个一蹴而就的事情，文化决定理念，理念直接影响对别的医药学形式的接受，我们应该有长期奋斗的思想准备，理性思考在发展过程中遇到的差异。中医药在其发展的数千年间，无数次证明了临床实践的有效性，我们可以利用现代科技的发展去进一步揭示中医药的本质，而不能在差异中从原有的中医药理论体系游离出来[8]。许多当代世界顶尖的科学大师都对中医给予了极高的评价。美国当代著名的物理学家卡普拉就认为："中医把身体作为一个不可分割的、各个部分相互联系的系统的概念，显然比古典的笛卡尔模式更加接近现代系统方法。"钱学森认为，中医是顶级的人体科学。所以在中医药现代化发展的过程中，我们面对差异和冲突，应该更多的理性思考，既要把握好先进科学的发展方向，又要保留并且突出自身特色，从自身的原有理论出发，允许差异化发展，发扬中华文化，增强文化自信。

三、在践行守正创新重大使命中坚定中医药自信

对中医药进行技术创新是新时代"健康中国""传承精华、守正创新"的社会主旋律下能够满足人民日益增长的健康需求积极响应，同时是改善中医药业发展格局增强核心竞争力的有效手段。中医药文化底蕴深厚稳固、学科形成千锤百炼、继承方式保真务实，在掌握和传承中医药文化的精髓的基础上"守正"，有针对性地结合实际情况不断"创新"，有助于更好振奋中医药文化自

信，提升国家文化"软实力"[9]。在现代科技的环境下，对于促进中医的"守正创新"也是一次机遇。

中医经典理论和当代生命科学的发展有相同之处，这无疑推动了中医文化的守正创新。当代生命科学领域的分子理论和经典中医理论中的精气理论有着高度的相似处，这就证明了现代生命科学理论的发展和中医理论发展一致。而且，当代生命科学关于生命物质群的研究，目前仅仅关注的是物质群的存在方式，尚未关注到物质与物质之间、物质群与物质群之间的相互作用及其运动变化，中医药独特的阴阳互根、消长、转化和五行生克制化等理论能够为生命科学的发展提供指导意义。

现代科学技术从多方面都能促进中医药的发展，从而成为中医文化守正创新的支撑，随着现代科技的进步，多学科的融合，对中医药病因病机理论有了很好的解释及补充。而以现代科技手段扩展诊断范围，构建了微观辨证学，从而使中医学从传统的宏观辨证延伸到微观检查，进而促进了中医诊断学的进步。现代科学技术还发展出了中医经穴磁疗、中药离子导入等先进的治疗方法，不断完善中医药的临床运用。此外，还可以利用现在数学及其方法构建中医病证模型，将中医语言进行标准化描述；利用现代信息技术管理中药使用过程，让患者更加主动地积极地服用药物[10]。在这种情况下，一个坚守经典中医理论、开创人工智能辨证论治的时代正在到来。

所以，在中医现代化过程中要坚持守正创新，创立以中医传统为本，以现代科技为用的中医现代化发展模式，以普惠全人类为目标，用中医思维吸收现代科技成果，打造西医之外又一套现代医学理论体系和人类生命保障体系。中医药作为中华优秀传统文化的重要标志，具有深厚的民族根脉和文化认同，有责任在增强文化自信方面作出贡献。

（毛宇凡）

参考文献

［1］张雅娟，姜云耀."十四五"时期中医药现代化主要研究方向的探讨［J］.世界科学技术—中医药现代化，2022，24（3）：1309-1314.

［2］刘迅，邓奕辉.中医药发展的优势、劣势、机会与威胁分析［J］.医学与哲学，2021，42（13）：62-66.

［3］马骥.现代科学技术与中医药的传承创新［J］.中医药学刊，2006（1）：5-7.

［4］王晓明.传统中医药哲学与现代生命科学技术哲学发展的思考［C］//.全国中医学方法论研讨会论文集.中国中医基础医学杂志社（PublishingOffice，2008：167 170.

［5］袁秀敏，刘思佳，刘石，等.象思维在中医药领域的模式研究［J］.辽宁中医杂志，2014，41（8）：1638-1640.

［6］吴勉华.现代科技条件下中医药学术发展的反思与展望［C］//.中医药优秀论文选（上）.［出版者不详］，2009：58-62.

［7］贾晓波，康永.中医药现代化发展应处理好传承和创新的关系［J］.世界科学技术—中医药现代化，2019，21（1）：18-23.

［8］王爱平，王金平，管文，等.浅析传承与利用现代科学技术共同发展中医药［J］.微量元素与健康研究，2021，38（6）：2.

［9］赵丹丹，门瑞雪.坚定文化自信促进中医药海内外传播［J］.中国中医药现代远程教育，2022，20（5）：195-197.

［10］张甲乾.走现代科学技术中医化之路创建现代中医药科学［J］.中国医药导报，2007（26）：122-126.

坚定中医药文化自信，推进中医药文化传承与创新发展

中医药文化是中华优秀传统文化的结晶，是中华民族的瑰宝，是中华民族和中国人民不可或缺的伟大传承。党和政府高度重视中医药工作，党的十八大以来，习近平总书记多次就中医药工作发表重要讲话、作出重要指示，把中医药放在中华文明传承发展的历史长河中来审视，放在中华民族伟大复兴中国梦和构建人类卫生健康共同体的历史进程中来谋划部署，2015 年和 2017 年先后出台《中医药健康服务发展规划（2015—2020 年）》[1]（国办发〔2015〕32 号）和《中华人民共和国中医药法》，从政策上支持中医药发展，中医药发展迎来了前所未有的机遇。

一、新时代为什么要坚定中医药文化自信

在马克思主义中国化进程中，我们党和国家为什么会选择中医药并使之现代化，并且在新时代不断加强传承创新中医药事业力度？因为习近平总书记对中华文化有着独特情感和见解，他认为："中华文化积淀着中华民族最深沉的精神追求，是中华民族生生不息、发展壮大的丰厚滋养。"[2]中医药文化作为中华民族优秀传统文化的重要组成部分，在当今时代有着重要的意义和价值。

1.坚定中医药文化自信是传承和弘扬中医药文化的前提和基础

习近平总书记指出："中医药是中华文明瑰宝，是 5000 多年文明的结晶，在全民健康中应该更好发挥作用。"新中国成立以来，我国中医药事业取得显著成就，为增进人民健康作出了重要贡献，没有对中医药文化强烈的自信就没有中医药文化的蓬勃发展。作为中华民族独创的伟大医学理论，中医药文化从萌芽期、创造期到大成期无不涵盖无数医学前辈们的辛勤付出与伟大实践，是

他们将中医药文化传承创新，发展壮大，造福一代又一代人民大众。如果离开了对中医药事业和中医药文化的自信，中医药这个中华民族文化独有的特色将变成无源之水、无根浮萍，中医药事业发展也将失去文化灵魂和精神引领，从而逐渐丧失创造力和生命力。

2. 坚定中医药文化自信是推进中华文明伟大复兴的关键

习近平总书记强调"中医药学是打开中华文明宝库的钥匙"[3]。中医药作为中华民族原创的医学科学，是中华文明的杰出代表，深刻反映了中华民族的世界观、价值观、生命观、健康观和方法论，兼具科学和人文的双重属性。习近平总书记强调中医药学包含着中华民族几千年的健康养生理念及其实践经验，是中华文明的一个瑰宝，凝聚着中国人民和中华民族的博大智慧；强调中医药以其在疾病预防、治疗、康复等方面的独特优势受到许多国家民众广泛认可。中医药学作为中华民族独有的特色，以天人合一为理论基础，以人为本、治病救人为基本理念，符合中国传统文化基本思想，在中华民族文明中具有重要地位，在世界诸多文明中占据领先地位。

这些重要论述，深刻阐明了中医药学植根于深厚中华民族哲学智慧和优秀传统文化土壤，具有深入中华民族血脉的文化基因，是中华文明的一个重要标识；深入论述了中医药防病治病的独特优势、历史地位和时代价值，饱含对"用中国式办法破解医改世界性难题"的期望、中医药对未来世界医学发展作出贡献的信心和洞见。这些重要论述，从认识论的高度，回答了事关中医药发展最紧要、最现实的重大理论和实践问题，增强了我们振兴发展中医药学的文化自觉。

二、新时代坚守中医药文化自信的主要内容

中医药文化自信就是指"对中医药文化生命力的高度认同，对中医药文化价值的坚定信念和对中医药文化发展前途的坚定信心"[4]。

1. 高度认同中医药文化生命力

中医药文化历史悠久，具有旺盛的生命力和发展活力[5]。中医药文化以中华传统文化为基础，结合中国传统哲学辨证论治思想，在中华民族几千年发展

中，在与疾病、瘟疫抗争中，不断成熟发展，是理论与实践完美结合后形成的一套伟大的医学理论体系，为护佑人类健康作出了重要贡献，时至今日仍然发挥着重要的作用，拥有着难以磨灭的生机和旺盛的生命力[6]。

2. 坚定中医药文化价值的信念

习近平总书记指出："中医药学凝聚着深邃的哲学智慧和中华民族几千年的健康养生理念及其实践经验，是中国古代科学的瑰宝，也是打开中华文明宝库的钥匙。"中医药学厚植于中华优秀传统文化的土壤中，蕴含着医学先贤的智慧和汗水，是中国传统哲学在医学中的体现，是古代的科学。同时中医药作为优秀传统文化的重要载体，不仅在历史长河中熠熠生辉，还对当代医学事业发展具有重要意义，就如习近平总书记所说："深入研究和科学总结中医药学，对丰富世界医学事业、推进生命科学研究具有积极意义。"

3. 坚信中医药文化发展前途信心

新时代是中医药学和中医药文化发展最好的时期，以习近平同志为核心的党中央高度重视中医药的发展，颁布了各种有利政策，创造了中医药发展的大好条件；同时随着我国社会主要矛盾转变，人们更加向往美好生活。作为美好生活的基础和前提，人们对身体健康的追求与中医文化中"治未病"理念不谋而合，在全民推广普及中医养生理念势在必行[7]。

三、新时代如何坚定中医药文化自信

习近平总书记在多个场合都对中医药给予高度评价，指出"中医药学凝聚着深邃的哲学智慧和中华民族几千年的健康养生理念及其实践经验，是中国古代科学的瑰宝，也是打开中华文明宝库的钥匙"[8]，并强调要"努力实现中医药健康养生文化的创造性转化、创新性发展"。

1. 要充分发挥中医药文化引领作用

中医药文化作为中华文化的重要组成部分，新的时代面临着新的使命与重任。党的十八大以来，以习近平同志为核心的党中央坚持中西医并重，把中医药摆在了国家发展战略层面的重要位置，中医药振兴发展迎来天时、地利、人和的大好时机，中医药事业驶入了行稳致远的"快车道"。从中医药学"是中国古代科学的瑰宝"到"也是打开中华文明宝库的钥匙"，从"中医药振兴发展迎来天时、地利、人和的大好时机"到"切实把中医药这一祖先留给我们的宝贵财富继承好、发展好、利用好"，习近平总书记对中医药发展作出的一系列重要论述，赋予了作为中华优秀传统文化代表的中医药文化新的时代内涵，凸显了中医药学在中华优秀传统文化传承发展中不可替代的重要地位，为广大中医药工作者在"十四五"时期推动中医药振兴发展提供了强大的思想武器和行动指南。

2. 要充分发挥中医药文化的"引子"作用

中医药文化要主动与大健康、养老、制造、建筑、旅游、设计、信息、农业、体育等相关产业深度融合，让相对独立的传统产业结构因活跃的中医药文化因子介入，激发出新的活力，整合出新的资源，创造出新的价值，尤其是信息技术带来的产业革命，已经成为推动中医药文化发展新引擎。切实发挥好中医药文化的"引子"作用，能够促进中医药产业成为国民经济新的支柱性产业，全面提升中医药经济发展的内涵和市场竞争力。中医药传统文化有着面广量大的"非遗"光环，让"老字号"焕发新的活力，重塑中医药文化品牌价值。

3. 充分发挥中医药文化的宣传、传播和交流作用

习近平总书记强调："文明因交流而多彩，文明因互鉴而丰富。文明交流互鉴，是推动人类文明进步和世界和平发展的重要动力。"[9]新时代，人民对健康生活的美好向往不断升级，也将大大推动中医药健康产业消费结构的改变和升级。百姓的健康观念，已从被动看病转变为主动养生。新时代还是多元文化并存的社会，弘扬好中医药文化，要不断完善和改进文化宣传手段、平台、内容、人才、机制，要积极适应互联网时代的新形势，创新网络宣传的途径和方法，要运用好大数据、区块链、云计算、人工智能等信息技术，推进中医药文化的宣传普及。开展群众喜闻乐见、内容丰富、形式多样的中医药文化科普宣传活动，加大中医药文化传播和普及力度，让中医药文化更好地走进校园、社区、家庭，努力形成人民群众信中医药、爱中医药、用中医药的浓厚氛围，创造一批科学准确、通俗易懂的中医药文化精品。

中医药学既是传统的，也是现代的，是在实践中不断丰富发展的医学科学。如何实现传承创新发展，是中医药学面临的时代之问。我们要坚定中医药文化自信，采取有效措施，有力推动中医药文化的创造性转化、创新性发展，不断推动中医药事业在新时代迈上新台阶。

（戴想荣）

参考文献

［1］中华人民共和国中央人民政府.国务院办公厅关于印发中医药健康服务发展规划（2015—2020年）的通知http：//www. gov. en/zhengeecontent/2015-S/07/eontent_9704. htm.

［2］国务院新闻办公室会同中央文献研究室，中国外文局.习近平谈治国理政：第二卷［M］.北京：外文出版社，2017.

［3］张其成.中医文化是中华文明伟大复兴的先行者—纪念习近平中医孔子学院讲话十周年［J］.南京中医药大学学报：社会科学版，2020，21（2）：78-82.

［4］张宗明.论中医药文化自信［J］.南京中医药大学学报：社会科学版，2018，19（1）：1-5.

［5］殷亚迪.中西医疗中的防与治——关于瘟疫应对的社会学思考［J］.中医药文化，2021，16（2）：97-107.

［6］于浩冉，洪烁，武东霞，等.新时代提升中医药文化自信的路径探析［J］.中国医药导报，2021，33（18）：190-192.

［7］章力.新时代开展中医健康教育的意义和方法路径［J］.新中医，2019，51（4）：1-3.

［8］习近平副主席出席皇家墨尔本理工大学中医孔子学院揭牌仪式［J］.孔子学院，2010（4）：5.

［9］习近平.文明交流互鉴是推动人类文明进步和世界和平发展的重要动力［J］.思想政治工作研究，2019（6）：7-9.

中医药文化对于构建人类卫生健康共同体的思考

2019 年 12 月新冠病毒感染（以下简称"新冠"）疫情暴发，火速席卷全球，以压倒之势对各国全方位重创，并诱发多重危机，全人类的健康面临重大挑战。在严峻的疫情背景下，2020 年 5 月，习近平总书记在第 73 届世界卫生大会视频会议上首次明确提出"共建人类卫生健康共同体"的倡议，这是中国应对新冠疫情和突发性全球卫生危机贡献的中国智慧。自 2013 年习近平总书记提出树立"你中有我、我中有你"命运共同体意识的重大倡议开始，人类命运共同体这一伟大命题初具雏形，随后，相继提出中华民族命运共同体、周边命运共同体、亚洲命运共同体、亚太命运共同体等倡议。每个地区、国家并非孤立的个体，而是一个同呼吸、共命运的利益共同体。人类命运共同体符合历史潮流，是中国对世界发展趋势的准确把握。肆意蔓延的新冠病毒感染以特殊的方式提醒我们，全人类休戚与共，各国地区牵一发而动全身，无人可置身事外。人类卫生健康共同体是对人类命运共同体理念的延伸及丰富，是我国在与新冠病毒战斗中取得阻击战阶段性胜利后的思考，是对迅速解决新冠疫情全球困境的回答，是竭力推进全球公共卫生治疗体系改革的尝试，是大国担当的体现。人民至上、生命至上的全球人道主义精神，全球一体、同舟共济的全球合作共赢精神，尊重科学、协同攻关的科学理性精神及致力于完善全球公共卫生治理体系的共商共建共享精神是重要的精神内涵[1]。

此外，纵观全球公共卫生现状，面临着威胁多样化、治理能力薄弱、治理体系不完善、国家间合作缺位等诸多困境；在治理体系和治理能力建设方面，集体行动严重缺失、理念对接日渐失序、利益分配博弈激烈等问题亟待解决。诸多问题，令各参与国付出的人力物力等投入收效甚微。新冠疫情作为信号，提醒全世界重新审视全球公共卫生治理理念创新及治理方案改进的迫切性和必要性。为此，中国致力推进建设人类卫生健康共同体，坚持以人为本、公平公正、循序渐进的原则，预见性地打造低政治关联度的合作平台，这是符合时代需求且超越发展差异的先进理念，为在全球公共卫生治理困境中的全人类点亮明灯[2]。

一、中医药在新冠疫情防治中的担当

三年抗击新冠疫情经验，与国外部分国家的"群体性免疫"、毫不作为相比，我们从坚持动态清零的严格防疫政策，采取高效的管治措施，使国内疫情总体控制平稳。再根据毒株毒力逐步减低的特性，我们正在向可控的后疫情时代开放局面平稳过渡。这可控的防疫局面的是国家无数抗疫工作者的日夜奋战的成果。总结我国防疫经验，最突出的中国特色是中医药在疫情防控中起到的重大作用。上到国家决策层面，下至老幼妇孺，皆认可中医药尽早使用、全程参与、精准施策的理念。中医药凭过硬实力深度介入预防、治疗、康复的全过程，在新冠病毒感染危重症治疗的中西医协同作用、轻症及普通型治疗中的主导作用、针对敏感人群的分级预防作用及康复治疗中的核心作用[3-4]。国际社会迫切需要深化国际抗疫合作以保障各国人民生命安全和身体健康。自疫情暴发，中国始终向全球保持开放的姿态，接受不同声音的问询及质疑，主动报道疫情现状，公布新冠病毒感染研究进展，毫无保留地分享"中国方案"，推进全球抗疫合作，切实为构建人类卫生健康共同体贡献中国力量。

中国科学院院士仝小林曾说："中医是守正创新的。守正创新，即守'调态'之正，创'态靶同调'之新。"[5]拆开一剂抗疫药方研读，对病毒所致的不同症状，中药给予精准对症的药物，而对于变化多端的伪装下的致病内核，在整体观念及辨证论治思想的指导下，抓住病机关键，祛邪扶正，调节机体自稳态，助力正气抗邪外出。中医拟出治则纲领，总揽全局，定向打击，标本同治。中医药因其精准且全面的药效作用及独特而系统的理论在应对重大突发公共卫生事件中发挥了不可替代的作用。与此同时，中医药人守正创新，积极运用现代科学技术，从中医药理论、诊断、方药、剂型多方面的创新，让中医药的经方历久弥新，继续为人类的健康贡献力量。因此为加强与世界卫生组织及有关国家和地区开展抗疫合作和交流，推动中医药标准化国际化发展势在必行。

二、中医药是人类卫生健康共同体中的重要角色

习近平总书记指出："中国的发展离不开世界，世界的繁荣也需要中国。要秉持共商共建共享精神，打造人类卫生健康共同体。"中医药是中华传统文化的瑰宝，必将在构建人类卫生健康共同体中占据重要地位。

公共卫生健康问题无外乎防与治。中医的优势二者兼有。预防疾病，即从根源上阻断疾病的发生可能，在摇篮中扼杀疾病，对于提升全球卫生健康基线水平意义重大。《金匮要略》云"若人能养慎，不令邪风干忤经络"，此为强调在尚未发生疾病时，强健筋骨，调适机体，内养正气，避驱外邪，以保体健。此预防理念流传千年，发展传承的众多医药方法仍在指导着中医药人的运用。诸如起居有常、不妄作劳，房室节制、饮食有度，外避邪风等日常调护，以及导引、膏摩、针灸、药膳、预防方药等医疗策略。中医药治疗疾病的方法更是不胜枚举。源自中医古方的青蒿素挽救了数百万疟疾患者生命，为人类卫生健康共同体搭建了一块重要的屋梁。这一发现不仅让全世界重新审视中国，也代表中医药向世界发出一张醒目耀眼的名片。习近平总书记曾说："中医药是古代科学的瑰宝，是打开中华文明宝库的钥匙。"中医药文化中蕴藏着无尽的宝藏，可绵绵不断地为人类卫生健康共同体的构建添砖加瓦，持久不竭地为全世界人民的健康保驾护航。

三、中医药走向全球的困境

然而，国际社会对中医药认知不足、推广不畅，部分国家对中医药存在误解甚至排斥是普遍现象。中医药对世界而言，却是一颗蒙尘明珠。有诸多的历史现实复杂因素，阻碍中医药走向世界，难以展现其魅力。文化交流上存在着中医药文化传播"三重壁垒"。

第一重是中医药的传播平台单一，缺乏与国际沟通交流的渠道。国内，中医药的传播通常局限在同领域内的讨论，自封自娱式的宣传推广方式及力度难以获取全民水平的关注度。国内尚且如此，走向国外的途径更为稀少。官方交流渠道单一有限，中医药传播形式及载体落后陈旧，国内中医药转换商品价值虽具雏形，但尚未显现国际市场潜力，无形推手动力不足，而个人及小团体规

模的民间传播力量势单力薄，导致中医药文化难以迈出国门。

第二重是中医药国际推广中存在文化差异问题，难以适应当地的习俗和文化。中医药文化源自中华文明，数千年的历史渊源。而东西方文化存在巨大差异，思维方式截然不同，将中医药文化向不同的文化背景的国家人民介绍推广时，存在文化理解偏差，认可度将难以提升[6]。例如，中医典型的治法——和法，意为调和、和解，其中蕴含着中国的传统文化的厚重底蕴。国人皆知"以和为贵"的理念，易于理解并深刻认同和法在中医治疗中的重要性，疾病是人的阴阳失衡、正邪相争的表现，和法则是调和失衡状态，使阴阳平衡，所谓"阴平阳秘"，正是和法追求的机体和谐状态。对此，外国友人或许难以理解认同。同时，传播交流的过程还有宗教信仰、风俗习惯等地方因素干扰，可能导致中医药文化传入当地面临水土不服的难题。因此中医药文化的对外传播及交流深度有限。此外，语言障碍也是增大中医药传播及交流难度的因素。

第三重则是中药市场机制不完善导致中药产品质量下降。中药质量受产地、炮制工艺等影响，可能存在功效差异。若监管环节缺陷，出口的中药品质参差不齐，医生施方未见预期效果，将对中医药传播的终末端产生不良影响。传播途径、推广方式及交流形式都是中医药的外包装，而自身疗效才是最终硬实力的展现。良莠不齐的中药不仅影响服药患者的治疗体验，甚至是反向宣传效果，抹黑中医药的形象。

四、推动中医药走向全球的举措

国家高度重视中医药工作。2019 年 10 月，国务院印发《关于促进中医药传承创新发展的意见》，明确了发展和完善中医药的指导思想、基本原则和总体目标[7-8]。

中医药文化传播势头良好，促进中医药国际合作交流的各项举措取得新突破：国家卫生健康委在 2020 年重点工作安排中提出将"推动中医药在海外更好地传播"作为一项重要任务推进完成。2020 年 5 月 30 日，在巴黎召开的世界卫生组织传统医学委员会第 44 次会议通过了《保护与促进中医传统医学》国际标准；2020 年 10 月，中国工程院院士张伯礼当选为世界卫生组织传统医学委员会副主席。2021 年 7 月 30 日，中国—东盟中医药行业合作委员会第一次会议暨中国—东盟中医药产品推介会在贵州南明区举行，该会以防控疫情为契机，以守护健康为使命，携手各参与国推动中医药业合作发展。从建立区域中医药联盟、传统医药交流平台开始，再到支持 RCEP 区域国家中医药行业协会和学术团体建立。结合实际制定相关的学术行业标准来影响和主导传统医药行业在国际上的发展方向，助推中医药国际化发展[9]。2022 年世界卫生组织已明确提出将中医药纳入全球公共健康体系。这一步步都是我们推动中医药走向世界的行动足迹。

为了加强中医药文化传播交流，促进人类卫生健康共同体建设，我们还可以积极落实以下举措：①完善中医药国际化相关政策法规，推动中医中药国际标准制定与实施[10]；②加大中医药国际传播投入，搭建多元化合作交流平台，提升中医药话语权，讲好中国中医故事；③打造中医药海外研究和教育基地，并加强"中国—东盟中医药合作中心"建设[9]；④提升对外文化贸易水平，培育具有国际竞争力的高素质人才。

五、总结

中医药是中华民族的伟大创造，蕴含着深邃的哲学思想和独特的医疗保健优势。当前与今后一个时期，我们将继续深入挖掘中医蕴含的哲学思想、医学智慧和健康理念等内容，大力弘扬中医药优秀传统文化，全面提升中药质量、标准、产业国际竞争力；充分发挥"一带一路"沿线国家的独特优势，深化中医药国际合作；加强国际交流合作平台建设，扩大中医中药全球传播影响力。在推进人类卫生健康共同体建设过程中，中医药将以更高站位更大格局发挥作用。

（田　娜）

参考文献

［1］刘星.试析人类卫生健康共同体理念的时代背景与世界影响［J］.思想政治课研究，2022（2）：62-71.

［2］肖晞，高美晗，刘坤烨.全球公共卫生治理：历程、困境与发展趋势［J］.社会科学战线，2022（10）：247-251.

［3］本刊编辑部.为构建人类卫生健康共同体贡献中医药力量［J］.国际

人才交流，2022（6）：2.

［4］魏春宇，杨丽娜.参与全球疫情防控：论中医药在构建人类命运共同体中的作用［J］.中医药文化，2021，16（6）：507-513.

［5］仝小林.中西医结合不要被"传统"束缚［N］.健康报，2020-09-04（008）.

［6］中央全面深化改革委员会第九次会议审议通过《关于促进中医药传承创新发展的意见》［J］.中国中西医结合杂志，2019，39（8）：901.

［7］梁伟军，杜彧坤.人类卫生健康共同体：思想基础、实践困境与路径选择［J］.湖北行政学院学报，2022（4）：61-69.

［8］吕玲，杨丰文，黄明，等.改革创新，全面推进中医药振兴发展——《"十四五"中医药发展规划》解读［J］.天津中医药，2022，6（39）：681-683.

［9］侯小涛，刘昌孝.构筑中国—东盟传统医药人才交流合作高地［J］.中草药，2021，52（1）：前插2.

［10］肖永平.论推动构建人类卫生健康共同体的法治方法［J］.东方法学，2022（4）：120-131.

中医药为构建人类卫生健康共同体提供中国方案

中国人口是世界人口的重要组成部分。国家统计局发布的数据显示：2022年中国人口为 14.1 亿，而世界人口约为 76 亿，中国人口接近世界人口的五分之一。国内医疗系统承载了如此庞大的人口群体，其任务可谓艰巨无比。庆幸的是国内有两大医疗体系做保障：中医药学（含民族医学）和西医药学，两者相互学习、借鉴，相互补充、促进，共同支撑起了整个中华的健康大厦，构成了其他国家和地区没有的独特医疗体系，同时也是守护人类卫生健康共同体的重要组成部分，对世界的医疗卫生活动产生了重要的影响。

一、中医药文化根植于中华优秀传统文化的土壤

中医与普通老百姓有着天然的共性，与中国人血脉相承，文化相通。中医是在祖国肥沃的文化土壤中孕育出来的，中草药来自祖国大自然。远离城市喧闹、在农村长大的孩子，从小的一呼一吸都在感受着大自然的滋养，感知着身边的一草一木。他们和大自然的感情是与生俱来的，多少了解或目睹过乡邻村里用草药治病疗疾。所以，这些孩子对于中草药的伟大之处从心底里就会有认知。如果加上受过传统文化的熏陶，那将是真正的回归本源，就更容易学会、学好、学精中医中药。因此，她是来自大自然，根植于优秀的中国传统文化，是来自秦汉先祖、受益于炎黄子孙的一门属于中国人自己的医学，也是中国人的本源医学。作为一名华夏后人，我们没有理由遗忘甚至遗弃中医中药。

"文化，是一种社会现象，是人们长期创造形成的产物[1]。"在上下五千年漫长历史长河中，中医文化与儒释道等其他各家文化一脉相承，互不可分，相互影响，相互渗透，也相互促进，共同构成了古代优秀传统文化，成为华夏文明不可缺失的一部分。中医药学的理论基础、思维方式、治疗手段等，从各个

方面和角度极大地吸取了其他各家的优秀成果并加以改进运用，形成了独特的诊疗体系和养生防病理念，不管时代如何更迭变换，中医药已经完全脱离不开中华传统文化的土壤了。

"中医药学凝聚着深邃的哲学智慧和中华民族几千年的健康养生理念及其实践经验，是中国古代科学的瑰宝，也是打开中华文明宝库的钥匙[2]。"这是习总书记给中医药学的定位，点明了中医药在整个中华文明宝库中的分量，同时是激励我们中医人拼搏奋进的动力剂。中医药学具有的文化内涵，以及延绵至今仍然发挥着重要而无可替代的实际价值，即是她获得如此高评价的底气！

二、中医药在国内逐渐得到迅猛发展，正向健康中国目标稳步迈进

1. 中医药在国内得到迅猛发展的原因

（1）西医模式下医疗费用昂贵、慢病管理乏力

资本操控下的西医学模式必然会使医疗越来越昂贵，以手术、机器检测、化学药品等养医的时代依然在持续，资本在扩张必然要立足在业绩上，随之业绩要逐年甚至逐季逐月增加，即使公立医院也不能幸免，最终买单者要落到无辜的患者身上。在此经济压力下，大部分人的选择必然会偏向中医一边。

如今饮食结构相较20世纪八九十年代已经发生了很大变化，慢性疾病越来越多，亚健康体质的管理及调治已经成为医学研究的重点，越来越多疾病已经显现出西医的无能为力。而中医药能显现出全方位的优势。

（2）中国基本国情给中医药创造了机会

虽然中国已经跨过了小康的第一个一百年，大家富裕起来了，或随着共同富裕的洪流，大部分国人跃升到了中等收入行列，但占绝大多数的还是普通老百姓。"病来如山倒"依然是一个现实，是大多数家庭的潜在风险，即使达到中等收入的家庭也是一样。按西医模式诊断出的许多普通病种，在长期的治疗下都是一笔不小的支出。更别说有些危及或影响生命的疾病了，如果接受现代医疗，很多家庭根本承受不住。前段时间听到某位西医学同僚谈到外国治疗糖尿病和国内的对比举例：国外患者能维持治疗而可以活得较长时间，国内患者最终因为并发糖尿病足，住院期间因支付不起昂贵的医疗费用而选择放弃治疗

回家等待死亡来临，殊不知国外只有西方医疗下单一的治疗模式，有优越的医疗保险且大多数家庭收入远超国内水平，和国内怎么能一样？

这些情形下，如果中医药不站出来，单单西医模式下的医疗已经支持不住伟大的健康中国战略进程。我国现处在并将长期处在社会主义初级阶段，未来还有很长的路要走，还有很多矛盾需要解决，如医疗卫生保障及其服务体系尚未健全，国内一般收入水平还承受不住由国外发达国家引入的昂贵的医疗模式。因此，在国内占比大多数的普通大众的健康和医疗，需要中医药来保驾护航。中医药的复出与发展是目前及未来一段时间里中国基本国情所决定的。

（3）老一辈中医药人的坚持和守护

在近一百年的前半部分的时间里，中医药的发展遭受了沉重的打击与遏制。从民国时期喊出"科学"的口号以来，中医药学随孔孟儒学等古代传统文化一道被归入了"不科学"范畴，面临着不断被打倒的威胁，反复被蹂躏和摧残的窘境，一度跌入了无尽深渊。中医药学经历了一百多年来的洗礼，其中得到老一辈中医药人的坚持和守护，去反复展示其抹不掉且切实可靠的临床疗效，去争取建立自己的机构和出台适合自己发展的政策，才能幸免于失传的境地，顽强地存活了下来。近年来在国家层面的政策扶持已经成为常态，力度只会不断加大，中医药将得到迅猛发展。

2. 新冠疫情把中医药腾飞送上了快车道

近三年的疫情席卷了全球，让世界为之震动。但对于每一波疫情，如武汉保卫战、广州护卫战等，中国人民交出的抗疫答卷都值得全世界为之点赞。这份答卷归功于有着坚强的管理和领导能力的中国政府，全国团结一心互相提供的援助，源源不断的经济和后勤保证，更重要的是中国同时存在两种医疗体系。在这三年的疫情里，他们犹如两个亲密无间的战友，最大限度地为保障全国人民的生命和财产安全而坦诚相待、并肩奋战、共克时艰。这种中西医之间的合作是史无前例的，值得载入史册的，它是中西医诊疗思维碰撞后携手共赢的典型案例。

特别是中医药在其中展现出的疗效得到世界的认可，还有 2023 年初全国放开后的"奥密克戎"之战，国内在不到一个月的时间里成功地让其偃旗息鼓。中医药在整个中国抗疫过程中体现的强大力量必定会给世人留下深刻印象。同时也正是因为这三年疫情，得以让中医药跑上腾飞的快车道。这才是中医药真正迎来春天的时候，她正朝向健康中国的目标稳步迈进。

三、中医药正在通过文化交流的方式，走向世界

能走出国门，我认为是文化自信的体现，这一自信，尤指中医药文化的自信。这份自信的来源，应在于疗效，即国人和世人看到了中医药在治病防病上的疗效。而疗效着力点，在于临床。熊继柏国医大师说过"中医的生命力在于临床"，换言之，脱离了临床，中医就失去了生命力。因此把中医药文化带出国门，必须要以中医药临床疗效打头阵。特别是如今新冠疫情已经成为全球问题，在人类命运共同体的主张下，国际社会联合起来抗击疫情已经成为一种趋势，在携手构建人类健康卫生共同体之时，中医药显示的疗效大有用武之地。

"中华传统文化"虽有"传统"二字，但是这个开放包容式的文化，在坚持弘扬着平等、互鉴、对话、包容的文明观，以宽广胸怀理解着不同文明对价值内涵的认识。如果中国的医生们的思想都是根植于中华传统文化的，那他首先认可的应该是中医药学，而后才能拓展并大量接收现代科技成果及西医学，并把它们完全囊括在中医药学里。中医药学的包容开放性在于不管什么种族、什么地域、处在何种气候带，都来者不拒，其养生原则和诊疗思路也都一样奏效。面对这份宽阔的胸怀，面对如此神奇而丰富的东方文化，相信接受者和被接受者都愿意亲近。推己及彼，其他国家和地区的医生和朋友都会对这个中华传统文化里最为优秀的中医药学所吸引。

在全球化的现如今，面对这场文化交流，你我皆是信使。"各美其美，美人之美，美美与共，天下大同[3]"是我们文明交流的准则，以"求同存异"的精神，做到"和而不同"才能真正地实现"美美与共，天下大同"。走出国门，个人便是行走的名片，可利用身上的每一处地方宣扬我们的文化，传播我们的文明，向世界展现可信、可爱、可敬的中国形象，更重要的是向世界展示解决十几亿人口健康医疗问题的中国方案。未出国门，也要立足中国大地，讲好中华文明故事，有外国友人来交流时大胆表现，展示出我们最为优秀和神奇的医药技术，以及悠久而璀璨的中国历史、深沉而厚重的人文底蕴。

四、小结

从中国古代一路走来的中医文化再次遇上美好时代，焕发着炫目光辉。历史的车轮与世界文明相交融，中医药既作为打开中华文明宝库的关键钥匙，也作为走向世界的领头羊，责无旁贷地肩负起了历史赋予他的使命。

对于中医药本身，需要守护更多人的健康，需要攻克更多的疾患，当然也在不断努力充实国内健康医疗体系，在为构建人类卫生健康共同体展示出中国方案，同时还有很多的路要走，而我们需要借助历史与时代赋予的东风，攒足力气，把这一伟大的古代科学瑰宝展示给世人，并造福全球。

（冯恩敏）

参考文献

［1］范英，夏俊杰，刘小敏，等.文化强国论［M］.广州：广东高等教育出版社，2013.

［2］吴勉华，黄亚博，文庠，等.学习总书记重要论述 坚定中医药发展自信［J］.江苏中医药，2019，51（7）：1-9.

［3］苏格.平易近人习近平的语言力量外交卷［M］.上海：上海交通大学出版社，2018.

加强中医文化交流互鉴，推动构建
人类卫生健康共同体

文化是民族灵魂的象征，中医文化承载了中华民族对生命健康、疾病发生、药理应用的宏观认知，是中华民族的伟大创造，习近平总书记曾说过："中医药学凝聚着深邃的哲学智慧和中华民族几千年的健康养生理念及其实践经验，是中国古代科学的瑰宝，也是打开中华文明宝库的钥匙。"[1]人类卫生健康共同体的概念是在全球疫情蔓延，抗疫形势严峻的关键时期由习总书记提出的重要理念，具有鲜明的时代特征，得到了国际社会的高度肯定。中医药凭借自身独特的临床优势，通过中医文化交流在全球抗疫的过程中为构建人类卫生健康共同体提供了新路径。因此，深入探究中医药文化在构建人类卫生健康共同体的价值，推动中医药文化交流互鉴，壮大中医药人才队伍，突破文化壁垒，在当下后疫情时代具有重要意义。

一、加强中医文化交流互鉴对于构建人类卫生健康共同体的价值意义

一切价值体系都是基于时代需求建立起来的，自 2019 年末，新冠疫情反复席卷全球，给人类的生命健康安全造成严重威胁，构建人类卫生健康共同体来实现全球战"疫"是与时俱进的必然趋势[2]，中医文化不仅立足于中国几千年的优秀传统文化，而且其丰富的理论基础和临床实践具有哲学和科学双重属性，在抗击新冠疫情中，中医文化和医药资源向世界各国展示了其重要价值，从构建人类卫生健康共同体的角度来看，中医文化交流互鉴创新了世界文明交流互鉴的模式，在后疫情时代具有极强的现实意义。

1. 中医文化为构建人类卫生健康共同体提供了智慧支持

中医药文化蕴含丰富的哲学思想和人文精神，是几千年来中国人民在认识和思考自然和宇宙中形成的独立于西医学的完整理论体系，以天地人三者之间的关系为对象，阴阳、五行、精气血津液等学说为基础，形成"人医精诚""天人相应""以人为本"等核心价值观，国家中医药管理局将其概括为"仁和精诚"四字[3]，"仁"为仁爱之义，强调医者应尊重敬畏生命，如《备急千金要方·序》所云："人命至重，有贵千金。"以仁爱之心珍重全球人民的生命健康，是构建人类卫生健康共同体的目标指向；"和"贯穿中医文化始终，是中医文化的精髓所在，"和"其"失和"是中医治疗疾病的基本原则，"天人和合""阴平阳秘"则是中医追求的健康状态，在与不同文化交流的过程中秉承"和而不同"的理念，在交流互鉴中实现共同发展；"精"指"医术精湛、精益求精"，要求医生不断提升自己的医术水平来应对日益复杂的医疗状况，满足人民的健康需求；"诚"则强调"以诚相待"，以诚挚的态度与各国之间建立起互惠互利互信的伙伴关系，加强合作与交流，从而助推人类卫生健康共同体的构建。除此之外中医"不治已病治未病"的思想也为构建人类卫生健康共同体提供了重要启示，坚持预防为主[4]，顺应四时养生的原则，体现了中医药防治疾病的独特理念，由此可见中医文化为构建人类卫生健康共同体提供了精神支点，丰富了其内涵，深化了其价值取向。

2. 中医文化为构建人类卫生健康共同体提供了实践方案

文化因多样而交流，因交流而互鉴，因互鉴而发展，"一带一路""两廊一圈""欧亚经济联盟"等拓展了文化交流互鉴的途径[5]，中医文化汲取从古至今的人文自然精华，强调"整体观"和"天人观"，通过"以表知里""司外揣内"的方法诊疗疾病。在"新冠"全球盛行的严峻背景下，没有一个国家能置身事外，团结合作才是打赢这场全球战役，构建人类卫生健康共同体符合世界人民的共同现实诉求。中医药在抗疫中充分展现治未病、辨证施治等独特优势[6]，积极应用于全球疫情防控，为世界民众的健康和全球公共卫生事业作出了巨大贡献，以中医药为窗口，中医文化的交流互鉴便有了良好的平台和场域，在后疫情时代，中医药传递的健康生活方式理念，增强了人们的医疗保健意识，对常态化疫情防控下的医疗行为提供了更加科学的指导路径[7]，为构建人类卫生健康共同体提供了实践经验和方法指导。因此，加强中医文化与其他文化的交流互鉴，融合不同文化并创新，由文化渗透医疗，为世界人民的健康作出贡献。

二、中医文化参与构建人类卫生健康共同体的具体策略

1. 创新和完善中医文化，实现中医药产业化现代化

中医文化想要获得持久生命力，既要薪火相传，更要与时俱进，革故鼎新，汲取时代精华，顺应时代发展，秉承"和而不同"的态度，在交流中互鉴，在互鉴中创新[8]，不断丰富完善中医药文化内涵，取长补短，系统梳理中医药文化基础知识和思维理念，翻译改造中医术语中晦涩含糊的表达，赋予新的时代意义，始终坚持中医药文化自信和创新论，推动中医药产业化现代化，通过药物有效成分分析，临床试验等现代科学研究手段提升中医药产品的科技含量和可信度；同时支持中医药科研院所及医疗机构跨国际交流合作，鼓励优质企业通过境外合资共建中医药产业园，促进中医药成果转化[9]，将人类卫生健康共同体的建设落实到"一带一路"的建设中，使中医文化既保留自身优势，又具有现代科学特色，推动中医药接轨国际，实现中医药产业现代化，为构建人类卫生健康共同体夯实文化基础。

2. 建立中医文化话语权，推动中医药文化传播

中医药文化典籍伴随着中医药文化的传播，已被翻译成各国语言走向世界，但从各个维度来看，其外文译本认可度并不高[10]，原因在于中西方语言文学、医学模式等方面的巨大差异，中医药文化要参与构建全球人类卫生健康共同体，需要建立自己的话语权，国家层面应有相应的政策扶持，加强与世界卫生组织的合作，突显中医药在防治新冠疫情中的独特地位；其次，发挥新媒体、人工智能等新媒介[11]，打造多元化的中医药文化传播体系，利用远程医疗平台实现互动性交流，打破文化壁垒，让世界人民真切体会到中医药在疾病防治领域的独特优势，使中医药优质资源惠及世界人民。

3. 加强中医药文化专业人才队伍建设，推动中医文化走向全世界

文化的交流互鉴依赖于人才的力量，所以培养中医药专业人才是推动构建人类卫生健康共同体的战略性举措。首先要多维度培养中医药复合型研究型人才，根植经典，守正创新，巩固中医理论基础的同时强化临床思维与实践技能，提高其跨文化交流互鉴的能力，同时培养多学科交叉型和创新型人才，跨学科研究，多方位多视角研究中医药，为推动中医文化"走出去"提供人才储备；加强"一带一路"周边国家的交流与联系，培养中医药翻译人才，海外增设中医药文化交流中心，培养中医药国际跨文化传播人才，以文化带动医学，科普中医药传统文化，提供中医药诊疗咨询服务，推动中医药文化国际交流互鉴；国内中医药高校设立国际交流学院，帮助鼓励海外留学生系统学习理解中医药文化，将中医药基础理论运用于临床实践，在中医药文化交流互鉴中发挥桥梁作用，推动中医药文化走向全世界，服务全人类。

三、中医文化交流互鉴参与构建人类卫生健康共同体的思考与警示

由于东西方在自然条件、地理环境、政治经济、文化思想等方面都存在着巨大差异，构建人类卫生健康共同体的过程中，必然面临文化观念、社会科学、医学模式、国际关系等方面的冲突和困境，其中文化差异[12]尤为重要，中医继承了古代哲学思想，以"象"思维观察分析问题，善于"取象比类"，站在宏观的角度，强调整体，注重事物之间的联系，而西医更注重微观，追寻本原，将问题细化，生理病理过程具体到组织、细胞、分子层面。这些无疑成了中医文化接轨国际的阻碍，也因此难以与西医学同等平台共建人类卫生健康共同体。

站在现实的立场，为突破文化壁垒，加强中医文化交流互鉴，首先国家实力强大是根本保证。经济基础决定上层建筑，国家政局稳定、经济富足的条件下，中医药学才能快速发展壮大，吸引周边国家交流互鉴；中医药文化传承千年之所以能够生生不息，在于其包容万象、兼收并蓄和传承创新。梳理中医药文化传承发展史，其在发展过程中不断汲取其他文明之精华，多文化交流互鉴，且在此基础上改革创新，才能源远流长，经久不衰。

四、结语

习近平总书记提出的文化交流互鉴思想，不仅使中医药文化走出国门，让世界人民认识到中医药为全球人民健康作出的巨大贡献，而且在构建人类卫生健康共同体中具有重要现实意义，新冠疫情让世界认识中医药文化，为中医药文化交流互鉴推动构建人类卫生健康共同体提供了窗口，进而为维护世界公共卫生安全，促进人类健康发展提供了更多可能和空间，由此可见其在构建人类卫生健康共同体中的中心地位，我们应秉承人类卫生健康可持续共同发展的理念，充分发挥中医药的独特优势，使中医文化深入人心，为后疫情时代人类卫生健康作出积极贡献。

（谭惠中）

参考文献

[1] 国家副主席习近平指出：中医药学是打开中华文明宝库的钥匙 [J]. 中医药临床杂志 .2010，22（5）：416.

[2] 王媛 . 构建人类卫生健康共同体视域下的新冠疫情防控研究 [J]. 池州学院学报 .2022，36（5）：85-88.

[3] 张其成 . 中医药文化核心价值"仁、和、精、诚"四字的内涵 [J]. 中医杂志 .2018，59（22）：1895-1900.

[4] 贺鑫颖 . 习近平健康中国战略研究 [D]. 上海：华东师范大学，2022.

[5] 习近平 . 深化文明交流互鉴共建亚洲命运共同体——在亚洲文明对话大会开幕式上的主旨演讲 [J]. 时事报告 .2019（6）：4-6.

[6] 薛萌萌 . 抗疫有"方——说说新冠肺炎疫情中的中医药担当 [N]. 团结报，2022-1-13（004）.

[7] 于钦明，鲁晓凡，霍丽丽 . 中医药助力构建人类卫生健康共同体的价值意蕴及实践路径 [J]. 卫生软科学 .2022，36（9）：3-6.

[8] 严冬 . 习近平文明交流互鉴思想与中医药文化国际交流传播研究 [D]. 昆明：云南中医药大学，2021.

[9] 蔡坚雄 . 推动中医药科技成果转化的实施策略与思考 [J]. 中医药导

报．2020，26（3）：78-80.

［10］宋春生．推动中医药文化国际传播 构建人类卫生健康共同体［J］.传媒．2022（15）：23-24.

［11］黄晖，何姗，唐小云．新媒体对中医文化传播的影响［J］.亚太传统医药．2018，14（1）：16 17.

［12］贾英民，李瑞玉，霍延红，等．东西方文化差异比较与中西医学的互补融合［J］.现代中西医结合杂志．2018，27（6）：675-677.

加强文明交流互鉴，促进中医文化传播

习近平总书记指出，"中医药是中国古代科学的瑰宝，也是打开中华文明宝库的钥匙"。中医文化是中医药事业的根基和灵魂，传承发展中医药文化是目前我国新时代背景下特色社会主义事业的重要内容，加快中医药文化的传承与发展，不仅增强民族自信和文化自信，对推动构建人类命运共同体也具有重要意义。中医药文化有着悠久的历史，近年来，在国家高度重视及多方面多组织的共同努力下，中医药文化已经得到了一定的传播。中医药已经成为我国人文交流、与世界各国文明交流互鉴的重要内容。

当今世界文化交流空前活跃，中医药文化的交流互鉴也得到了发展，但在国际传播中，仍存在不少困境之处。如何更好地促进中医文化的传播，探究推动中医文化国际化传播的解决策略，发展新式传播途径成为热潮下最关键的任务。

一、中医文化国际传播的困境

1. 中医药文化的认可度偏低

中医药是中华民族的瑰宝，在全民健康中重要的地位和明显作用不容置疑。但中医药文化的认可度偏低，我国尚有许多公众对中医药不认可，这可能与中医药文化传播形式单一、内容专业化等因素导致中医药文化普及程度不高。在国际上，由于中医和西医文化的不同，使西方对中医文化的理解接受困难，虽然对中医感兴趣，但是对中医文化的认同度不高。随着中医药文化的传播影响，中医药文化在国际范围内虽已受到一定认可，但大多还停留在中医技术普及和中药用药层面[1]。因此，对中医药文化领域的内容涉及传播还不够，尤其是要加大对中医药文化哲学、伦理价值的传播。

2. 中西医文化差异大

历史传统和社会背景的不同，使中西医从各自的传统文化中继承了不同的特征，从而导致人们的思维方式和意识形态截然不同。中国文化根植于中国传统文化，具有鲜明的民族特色。中医文化作为中国文化的重要组成部分具有文化的多层性特征，它包含以儒家、道家思想为基础的理论文化，以阴阳五行学说为主体的精神文化，以养生习俗技法为代表的中医民俗文化，它是一个多层性的文化复合体[2]。中医基本理念是"阴阳平衡，天人合一"，遵循的是整体、抽象、辨证的思维方式，注重事物的联系；西医是科学、循证、线性的思维模式，从微观出发，注重事物的结构、实体求原。

3. 语言文化的障碍

目前中医药国际传播的主要方式包括国际学术会议研讨、文化交流、教育合作、外事侨务和经贸商务等。在国际传播过程中最直接的障碍就是语言文化的异同，特别是中医药大都是以繁体字和文言文记载，具有浓厚的传统文化色彩。对外传播时，通常会因漏译、错译和节译造成"文化折损"，使公众无法理解、接受和掌握中医药文化的内涵，这也是为什么在国际范围内中医药传播主要还是停留在中医技术和中药用药层面。且在中医药文化的对外传播中，部分海外医者、学者绕过中医传统理论这一"高语境"话语，摒弃中国传统医药基本理论和文化内涵，形成脱离传统中医形态的"海外中医"治疗手法，呈现出"去中国化"的现象。

二、推进中医文化国际传播的思考

1. 坚定中医文化自信

习近平总书记在十九大报告中指出："文化自信是一个国家、一个民族发展中更根本、更深沉、更持久的力量。"中医药学是中国古代科学的瑰宝，是中华民族的伟大创造，也是打开中华文明宝库的钥匙，凝聚着中华民族几千年的哲学智慧和实践经验，是中华民族优秀文化的重要组成部分。经过几千年的凝聚及实践应用，中医药不论能否得到自然科研的验证，其临床疗效确实不可否认的。从 2003 年的"非典"暴发，到此次的"新冠"，中医药都发挥了重大作用，对人类的健康促进均有不可比拟的价值。因此，在中医药对外传播的过程中，我们理应坚定中医文化自信，要坚定对其理念、思维、临床优势的自信，在传播技术与方法的同时，更重要的是传播中医文化理念与精神思维，引导不同文化背景的人群认知中医文化，并由此用中医思维看待中医药学，相较于寻求自然科学认证，文化认同显然更有影响力[3]。

2. 创新中医文化对外传播方式

随着互联网、信息技术的迭代更新，5G 和人工智能时代的来临，为中医文化国际对外传播提供了更多的方式。当下，我们处在全媒体时代，需要将传统传媒手段与新媒体手段的融合发展。

首先，要做好官方渠道传播，建设具有权威性的中医国际传播平台，提高国际受众获取信息的可信度。随着微博、微信、秒拍等一系列新兴媒体产品和多样化的传播渠道的出现，大众获取信息更为简便和迅速，而很多良莠不齐、未经证实的信息在新媒体传播中也容易传播与扩散。因而建设具有权威性的中医药国际传播平台是非常重要的，并且要加强信源意识，及时传播最新信息。

其次，开拓中医文化传播方式，使中医传播智能化。中医学对大众而言晦涩难懂，部分传播方式和内容让受众听得云里雾里。因此，如何制作出通俗易懂的中医文化作品，创造让受众喜欢的新的中医文化传播方式，也是非常必要的。在全媒体时代下，理应顺应互联网＋的潮流，开拓"中医＋"等多形式、多途径的文化传播方式，制作出让大众感兴趣的、通俗易懂、容易接受的中医药宣传品。在新时代的中医文化传播策略中，应充分发挥新媒体与自媒体等融媒体的优势，打造出专业且生动有趣的多元化传播机制。

此外，在国际传播中，也要借鉴吸取海内外主流新媒体平台经验，将中医文化这一"高语境文化"转为更贴合国外受众理解与接纳的"低语境文"，利用视听等非语言形式传播我国博大精深的中医文化[4]。

3. 培养中医文化国际传播人才

中医文化具有多层性，其语言载体具有专门性，因此，对于中医文化国际传播人才队伍建设有更高的要求，要求人才队伍具有中医药文化认知、实践能力和传播能力。因中医文化差异和话语体系的不同引起的跨文化交际能力缺乏，是导致中医文化国际有效传播的直接影响因素。因此，培养中医文化国际传播人才队伍，是推进中医文化国际传播，促进中医药国际化发展的有效手段。那么该如何培养专业中医文化国际传播人才呢？

（1）加强高校中医文化国际传播人才的培养

国内的高等中医药院校一直有中医药文化的教育，主要是使中医学者具备基本中医人文素养，培养中医药文化认知能力，但因缺乏传播相关知识的学习，因而其传播能力差。故一方面可以通过对中医行业内人员进行传播相关知识的培训，加强其传播能力。另一方面可以在高校专门开设中医文化海外传播专业，从中医药文化认知能力、实践能力到传播能力的培养，全方位地为中医药文化传播培养专业人才，使中医文化得到更高质量的传播。

（2）促进海外学者的中医文化传播能力。

目前国内许多高等中医药院校都有开展留学生教育，加强这些留学生的培养，对于中医文化的传播也非常重要。对于留学生的教育，首先不仅是汉语的学习，还应加入"中医汉语"的学习，加强留学生中医药语言文化的培养，这样他们才能更好地理解中医文化，促进中医文化的广泛传播。此外，中医孔子学院也是中医药对外教育与文化传播的重要平台，但中医孔子学院在海外教学中存在教师语言交流障碍、教师缺乏对外教学经验、教学环境局限、教学媒体单一、教学内容欠丰富和规范化等问题[5]。因此，培养中医文化国际传播人才，加强海外学者中医药文化能力的培养，可以使中医文化更广泛地传播。

三、小结

如今，中医药影响力在国际上日渐提升，赢得了国际社会的认可，随着中医药走向世界舞台，也为增进我国与世界各国之间的友好关系搭建了桥梁。我们要坚定文化自信、民族自信，学好中医故事、用好中医故事、讲好中医故事，不断提升中医药的国际影响力，发挥中医药在疾病预防和治疗中的特殊功效，为人类的健康发挥其应有的价值，与世界各国共同构建人类卫生健康共同体。

（夏　云）

参考文献：

［1］渠淑洁.“一带一路”合作倡议下中医文化国际传播中的伦理问题思考［J］.大学教育，2020（11）：147-149.

［2］许静荣，王朝阳，姚群峰.中医药文化国际传播人才培养模式研究［J］.时珍国医国药，2022，33（9）：2246-2248.

［3］何清湖.论坚定中医文化自信［J］.湖南中医药大学学报，2020，40（10）：1189-1192.

［4］许冠玉.“他者”视角下中医文化国际传播的问题与策略研究［D］.郑州：中原工学院，2022.

［5］郑扬康，詹杰.提高中医孔子学院教学质量，推动中医药国际化发展—伦敦中医孔子学院教学引发的思考［J］.时珍国医国药，2018，29（5）：1220.

中西协同构建"人类卫生健康共同体"的思考

中医是中国文化的宝藏，是一门以理论与实践经验为主体，深受中国古代哲学影响的综合性学科。在远古时期，中华民族在劳动、生活实践中不断累积经验。战国时期，中医顺应着时代的发展，形成了自己的理论体系。在社会的不断发展下，中医理论、技术也随之创新与提高。因为清朝中末期的封建社会对思想、文化与科技的限制，中医文化逐渐落于下风，在不断进步与发展的西方医学逐渐开始占据主导地位。2019 年新冠病毒的暴发几乎击垮了全球医疗体系，中医积累的丰富抗疫经验在此时发挥了作用，中西协同治疗可以在一定程度上缓解病人症状、降低病重病死率。中国致力于传播传统中医中药文化、派驻医生至国外为外国友人提供医疗服务，也在不断地学习国外的先进医疗技术，取长补短，致力于建设"人类卫生健康共同体"。

一、中医文化的兴起与衰败

中国传统文化起源于公元前 2000 年，是世界四大古文明之一。作为最早诞生的原生文明，四大古文明对其派生文明及周围区域都产生了深远影响。中医文化是中华文明的代表性产物之一，战国时期前中医文化在古代人类生活经验中被孕育。战国时期，百家争鸣，中国的科技、思想、政治等进入黄金时代，蓬勃发展，为中医文化的发展提供了得天独厚的条件。中医四大经典《黄帝内经》《难经》《伤寒杂病论》《神农本草经》在此期间相继问世，标志着中医基础理论的形成，此时的中医文化已由社会实践层面提升至理论层面。秦始皇通过统一文字、度量衡、钱币等措施统一思想，奠定了中国此后 2000 多年封建社会的基本格局，促进了中国文化的交流、传播，此举对中国文化、科技的发展影响深远。汉代董仲舒提出"罢黜百家，独尊儒术"，儒家思想对中医文化影响深远；贾成祥[1]认为"中和"是中医文化的核心思想，中医思维、路径和情怀，无不透露出儒文化对中医思想的影响。此时中医文化发展开始进入鼎盛时期，于是便有了隋代巢元方所著的《三因论》、唐代孙思邈所著的《备急千金要方》、明代李时珍所著的《本草纲目》等医学名著；"金元四大家"——刘完素、张从正、李东垣、朱震亨分别提出了"火热说""攻邪说""脾胃说"和"养阴说"，这四大学术思想丰富了中医医学思想，自此中医进入了一个新的阶段。

中医学自秦汉时期起，已经开始在邻国传播。"丝绸之路"的开辟，将东西方文化交流推向高潮，中国的科技、文化、医学也在交流碰撞中擦出新的火花，登上了新的巅峰。直到清朝末期，清政府实施"闭关锁国"，重理学而薄科技，固化人民的思想，逐渐摧残了地方经济的发展，经济的落后也拖了科技、文化的后腿，中医学自此开始衰败。由于当时中国文化领先于世界，在"闭关锁国"政策之始，清政府并未察觉到科技退步给国家带来的负面影响。封建保守、愚昧无知的社会性格致使本来在科技方面处于领先地位的中国落后于他人。

先进文明所带来的力量，才能促使文化传播。19世纪前，中国科技、文化、医学鼎盛，思想也较为开明，东西方文化的交流，为双方思想带来了新鲜的血液，促进了文明、技术的发展[2]。而经历过"闭关锁国"之后的中医文化，在封建固化的社会环境中失去了创新性，经济发展也落后于人。中医的主导性权威也因19世纪后传教士所带来的西医技术而倍受挑战，由于当时中医技术对急性感染性疾病、开放性损伤疾病及一些需急救的疾病手段有限，而西医能便捷、迅速地解决这类疾病，这些疾病也常常发生于动荡不安的半封建社会中，两相对比，中医逐渐因为"落后"而被社会所摒弃。一门学科的兴盛与否取决于其科技手段、创新活力。如今中医临床诊疗技术仍停留在过去，还是需要医生"真听、真看、真感觉"来诊断疾病。技术落后、规模化应用不足、缺乏创新能力的短板导致中医发展受限[3]。

在此劣势环境下，中医长期被误解为"伪科学"，降低了公众对中医文化的认同感。进入新媒体时代后，通过科学传播普及中医的科学方法、传播科学精神，让大家正面地认知中医药文化，有利于中医药文化的传播，这也是中医药发展的新机遇，我们需要牢牢把握[4]。

二、中医在抗击"疫情"时发挥的作用

自 2019 年新型冠状病毒暴发，世界人民的生命健康被疫情严重威胁，中国积极防控、阻击疫情，为社会卫生健康事业作出巨大贡献[5]。2020 年初，习近平总书记积极倡导"打造人类卫生健康共同体"，顺应了历史客观发展规律。但某些以大国自居的国家却不以为然，置人民生命安全于水深火热之中，做了一个坏榜样，搅乱了社会健康治安秩序。中医药疗法全程积极参与"新冠"的防、治、复，在抗击新冠疫情的战争中有着亮眼的成绩。加强了中医人的文化自信，刷新了世界对中医药的认知，改善了民众对中医学的印象。中医的进步，来自中医的觉醒。随着时代进步、改革开放，中医界也开始在探索自己的现代化社会主义道路以适应时代发展。中医开始学习科研知识，交叉融合现代科学元素，开创中医药学的科研体系。在提升科研能力后，虽然未见中医科研像西医那般将科研与临床互证以补充二者不足，但中医行业发展与思维提升都受到了极大影响[6]。这证明，中医通过交流学习西方体系的科学知识的方式对专业提升是非常有效的。

经大量实践结果检验，中西医方法在新冠病毒感染治疗上各有优势，中医对新冠病毒感染的轻型、普通型及对其预防有着更好的疗效，西医在抢救危重病人方面有着其独特优势[7]。新冠病毒感染在中医理论中属瘟疫范畴，瘟疫在古代又被称为疾疫、疫疠。自先秦时期就已在史书、医籍中有着记载瘟疫的记录。如《周礼·天官·冢宰》中有记载："疾医掌养万民之疾病，四时皆有疠疾。"《素问·刺法论》也提道："五疫之至，皆向染易，无问大小，病状相似……正气存内，邪不可干，避其毒气。"在秦朝时期，古人已懂得隔离染上瘟疫的病人，并记录瘟疫患者的症状和死因，有着大量的临床经验和抗疫历史。中医温病大家层出不穷，如吴又可、叶天士、薛生白等，中医药学在治疗瘟疫有着丰富的经验，各位温病学大家所提出的观点、思路为中医抗疫提供了宝贵的经验和学术思想。中国采用"中西结合"抗击疫情的方法，为全世界作出了良好的示范。中国公开透明信息，迅速甄别病原体，及时主动地分享有关病毒序列。中国在本次疫情中所展示出的速度、规模和效率为他国称赞[8]。由于新冠病毒感染病情特殊，造成疫情多次反弹，但中国本着建设"人类卫生健康共同体"的目标，坚持"动态清零"方针，曾多次有效地控制疫情。中医药

在新冠疫情中发挥的作用，让世界了解中医药文化。中医医学对构建"人类卫生健康共同体"起到了其独特的作用，中医资源的充分利用将推动"人类卫生健康共同体"的发展，为全球人民生命健康利益谋福祉。因此，中国不仅向国外学习交流先进科技技术，让西方技术"走进来"，同时也要中医文化"走出去"，向全球展示中国引以为傲的社交名片——中医学。

三、我国为建设人类卫生健康共同体所做出的努力

中国一直致力于建设中医药国际贸易服务，多方面弘扬中医文化理念，传播中医药技术。"丝绸之路"是通过物质文明为载体，传播、交流各国精神文明的优秀历史实践，它推进了人类的健康发展、改善了人民的生活条件、推进了各国文化理念的交流、提高了人类共同体的意识[9]。丝绸之路的文化和内涵仍是人类文明发展的明鉴，自 2013 年始，中国与中亚友好国家共建"丝绸之路经济带"，将健康作为"一带一路"政策的重要组成部分。

政府在多个国家开设医疗保健机构，定期派驻中医专业医生为当地居民提供医疗服务，并教授当地医师中医技术[10]，并且大力建设孔子学院，开设中医药课程，扩大中医药影响力，针对性传播中医药的影响力。通过文明交流、互鉴打破文明隔阂、消除文明冲突，弘扬以"和"文化为中心的全人类命运共同体的价值观，构建中西协同的"人类卫生健康共同体"。

四、讨论

中医因经济发展和科学技术的落后而逐渐衰落，但这并不代表中医学是一门落后、封建的学科。中华子孙与中华文明的荣辱与共，中华文化的精华和糟粕从来不是由其诞生和发展的社会环境、社会类型而被分类。晋代郭璞的《蚍蜉赋》提道："伊斯虫之愚昧，乃先识而似恕。"意思是初见一些未经了解的事物会感觉它愚蠢，但在了解后才发现它其实具有一定哲理。这句话提示我们，未经仔细研究，是不能随意评价事物的好坏的。仅仅因为中医理论不依据西医体系评估病情、制定治疗标准，未给出精准数据就妄下断论，否定中医的存在显然是不合理的。这也启示中医人，在吸取其他文化的精华时，也需要进行深入的了解，而不能走马观花、生搬硬套。

全球健康危机重重,建立健全"人类卫生健康共同体"制度迫在眉睫,相信中医文化的融入和交流,将为构建"人类卫生健康共同体"带来新的思维方式,注入生命力。人类卫生健康体从来不是一家之言,也不是一个人、一个国家的事情。这是全球人民的共同利益,需要地球公民共同来完成这一伟大的工程,多国医疗文化的交流、碰撞将为"人类卫生健康共同体"的工程建设提供力量,完成这一伟大的追求。

(曾 雯)

参考文献

[1]王廷信,刘太恒.儒学与文明.第三辑[M]//贾成祥.从中医文化的核心价值论儒家仁学的崇高境界.郑州:大象出版社,2021.

[2]韩建业.早期东西文化交流的三个阶段[J].考古学报,2021(3):317-338.

[3]胡镜清,张伯礼.发挥中医药特色优势,完善中西医并重的抗疫体系[J].世界科学技术-中医药现代化,2020,22(3):540-543.

[4]惠小珊,张振鹏,刘咏梅,等.科学传播对中医药文化影响刍议[J].世界科学技术-中医药现代化,2022,24(10):3667-3672.

[5]管仕廷,周世杰.构建人类卫生健康共同体的多重意蕴与实现途径[J].决策与信息,2021(7):49-54.

[6]仝小林,张博荀,赵林华,等.培养具有科研头脑的临床中医师[J].中国卫生事业管理,2021,38(7):481-483+486.

[7]张永华,孟意琳.中西结合战新冠肺炎[J].浙江中西医结合杂志,2020,30(3):177-178.

[8]新华社.习近平会见世界卫生组织总干事谭德塞[N].人民日报,2020-01-29(001).

[9]惠小珊,张振鹏,刘咏梅,等.科学传播对中医药文化影响刍议[J].世界科学技术-中医药现代化,2022,24(10):3667-3672.

[10]魏明珠,田静,邹苏.中医药资源助力构建人类卫生健康共同体[J].南京中医药大学学报(社会科学版),2022,23(3):155-160.

中医药文化国际传播症结与对策研究

作为中国文化"走出去"的重要组成部分，国家文化软实力提升的重要资源，中医药文化海外传播备受关注，势头良好。但同时，政府主导效力有限、适宜技术不可持续、传统渠道捉襟见肘、文化折扣降低价值等要素也在制约中医药文化海外传播。海外传播急需创新思路、突破瓶颈。本文将利用美国学者拉斯韦尔提出的 5W 传播模式，分析中医药文化对外传播的现状与症结，探索新媒体时代讲好中医药故事、传播好中医药文化的新思路、新策略。

一、传播主体：政府主导效力有限，民间外交大有可为

1. 政府主导效力有限

从中医药文化"走出去"前期开荒阶段至今，中医药文化海外传播主要依靠政府力量推动。例如，屠呦呦获诺贝尔奖后，我常驻联合国代表团成立"抗生素耐药性问题之友小组"促进交流；我驻蒙古使馆大力支持和推进了《黄帝内经》西里尔蒙文版的翻译出版[1]。此类官方主导文化交流信息权威、执行有效、传播迅速、影响广泛，是目前中医药海外传播的最重要渠道[2]。但同时，由于文化霸权的存在、"中国威胁论"的抬头，使得中国文化"走出去"在部分国家或地区被视为强势文化输出，效力日趋削弱。

2. 民间外交大有可为

官方遇冷的同时，以李子柒为代表的一批自媒体博主却在海外悄然走红。铁一般的数据证明，在大众传媒广泛运用的今天，政府主导不再是单一选项，公共外交、民间外交大有可为。具体到中医药文化海外传播，在官方、半官半

民传播主体外，可补充企业、学术精英、普通民众等民众力量推动中医药文化走出去。成功案例如云南白药等中医药企业的国际化之路，打入海外市场，推介中药疗效，展示特色文化。目前，海外数百个中医药协会、数万个中医诊所、数十万中医药工作者及留学生都已成为推动中医药文化对外传播不可忽视的力量[3]。推进中医药文化民间外交，在大幅降低传播成本的同时，有利于增强传播的针对性、亲和力，达到潜移默化、润物无声传播效果。

当然，官方色彩淡化不等于政府主导的缺失，为使民间外交发挥更大效用，政府应明确中医药文化海外传播主体准入标准，着重把握其专业素质、外语素质及传播内容取向[4]。鼓励既有主体，培养具有跨文化沟通能力的中医对外交流人才。

二、传播内容：适宜技术不可持续，求同存异追求普世价值

1. 适宜技术不可持续

长期以来，中医药文化国际传播内容主要包含中医药基本理论、养生保健知识、针灸推拿拔罐等中医特色适宜技术。据世界卫生组织统计，中医药已传播至 196 个国家和地区，113 个世界卫生组织成员国认可针灸等中医药诊疗方式。重视技术、以针灸为先导的传播策略迅速推动中医药"走出去"，但不可避免导致重表轻里问题。中医药文化海外传播中，其核心价值、历史伦理、审美情趣、行为礼仪等深层价值正越发被忽视[5]。当前，中医药文化民族性不断弱化，海外中医药发展出现中国渊源淡化，中医、中药与适宜技术的割裂等问题。

2. 求同存异追求普世价值

以技术推动文化国际传播，模式虽常见，但很难持续。为扭转中医药国际传播本末倒置现状，应做好传播内容"世界性"与"民族性"的平衡功夫。一方面，要立足本身，树牢中医药文化自信，始终以我为主，尽快总结凝练中医药文化核心价值理念，构建具有传统特色、符合时代特征的中医药文化核心价值体系，用"上医医国"家国观、"致中尚和"价值观、"大医精诚"职业观等

引领中医药文化海外传播[6]。另一方面，要放眼全球，秉持医学共同价值，坚持文化多样性，以救死扶伤、增进人类健康为准绳，以中西医医学文化相容点、交叉点，如平衡理念为突破口推进中医药文化的海外传播。

三、传播途径：传统渠道捉襟见肘，新媒体助力大众传播

1. 传统渠道捉襟见肘

一直以来，我中医药文化国际传播以人际传播、群体传播及组织传播为主，经典翻译、学术会议、教育交流、科技合作、中医药援助、中医药博览会等活动稳步推进。如《黄帝内经》《难经》《神农本草经》等中医经典著作的英译本已翻译出版；世界中医药大会、中医药文化大会定期召开；《中国的中医药》白皮书、英文版新冠病毒感染中医药诊疗方案权威发布[7]。但此类活动专业性强、受众面窄、传播速度慢、传播效力有限，尚未形成多层次、宽领域、全方位的中医药文化对外宣传推介。

2. 新媒体助力大众传播

面向精英还是大众，坚持传统渠道还是转道新兴媒体，这一中医药文化国际传播的选择难题凸显整体中华文化走出去的困扰：专业性重要还是外交性先行？尽管新媒体已不断验证"所有人对所有人"大众传播的可行性，但不少人仍在质疑，"短平快"的网络讲不了"高精深"的中医药文化，追求热闹无异自取灭亡。这一观点关注到中医药文化的专业性，却忽视了其外交属性。中医药文化海外传播不是为了让海外受众都能搞懂中医药，从事中医药事业，而是希望通过中医药名片促进中外人文交流、民心相通[8]。

随着新媒体的广泛应用，新时代讲好中医药故事也有了新的载体与方式。除发扬中医经典著作翻译、适宜技术等形式，创新孔子学院、中医药海外中心等平台，发展世界针灸学会联合会、世界中医药学会联合会等学术团体外，中医药文化"走出去"急需利用好新媒体，提升跨文化叙事能力，面向所有外国人讲好中医药故事。要随大流，主动入驻海外主流社交媒体；着小处，做阿胶糕、人参蜜，讲日常生活中的中医药短故事；比巧劲，利用季节、节气、节日

等关键节点串联故事，在中华文化里讲中医药。只有主动拥抱新媒体，加强故事性、交流感，弱化理论性、说教感，才能在中医药故事的讲述中提高中国文化软实力。

四、传播对象：文化折扣降低价值，非语言表达塑造正面印象

普遍认为，海外受众对中医药文化认知局限，认同不足[9]。经脉、穴位、阴阳、气血等概念不易理解，"辨证施治""君臣佐使"等专业术语更是无从谈起。针对不同文化背景的人在理解其他国家的文化产品时，因语言、历史、文化背景、逻辑思维等因素会降低文化原本价值产生的"文化折扣"现象，学界曾从中西医文化通约性、文化交流认同、中医药话语体系现代化、中医药外语翻译标准化等方面着手，尝试把抽象、晦涩、理论的中医药知识转化为海外受众易于理解接受的语言和表达方式，但成效不佳[10]。

面对无法避免的文化壁垒与文化折扣，可考虑通过与听众构建情感反应，展现超越文化障碍新思路。社会认知理论认为，尽管理论上人们对物体的印象来自其各方面特性总和，但现实中受众往往来不及了解全部特征，便已根据有限甚至片段的信息，如人与自然和谐相处的氛围、真善美的价值取向，加工整理成总体印象。

因而，中医药文化海外交流可更多注重精神与情感的表达，用非语言表达保持信息价值。寸步不离跟着赤脚医生的小狗，专属于采药人的云中日出，这些离题万里的"真善美"记忆点，通过对非语言表达的直观理解和解释，可有效减少文化折扣，与观众一起绘制意义，不着痕迹地引导其对中医药文化、对中国形成正面印象。当然，这对传播主体的人文、美学素养提出较高要求，可考虑由各中医药高等院校先行试点建设全职、跨专业领域传播团队。

中医药文化海外传播是讲好中国故事、提供中国智慧的重要基础，是世界人民了解中国的有效途径。十八大以来，为加快中医药国际传播，中共中央、国务院及国家中医药管理局等制定多项政策、法律、规划，明确中医药文化海外传播的内容、目标、路径等，为中医药文化走出去打下坚实框架，指明发展前景。政府部门、学术组织、主流媒体及普通民众为讲好中医药故事进行了积极实践探索，积累了可观经验启示。分析中医药文化对外传播的现状与症结，

探索新时代讲好中医药故事、传播好中医药文化的新思路、新策略，一个根本的出发点和落脚点在于中医药文化不但"走出去"，更要"走进去"。为此，要高度重视民间的传播力量，以高度文化自信展现中医药文化内涵，主动应用新媒体助力纵深传播，并不断优化策略和技巧让中医药故事深入人心。

（李文术）

参考文献

［1］崔为. 新媒体环境下中医药文化传播体系的重构［J］. 社会科学战线，2021，（12）：25–32.

［2］刘成，钟海桥，王小芳，等. 基于SWOT分析的中医药文化对外传播策略探析［J］. 中国中医基础医学杂志，2022，28（1）：114–116+137.

［3］赵贺. 传统文化国际传播的策略分析——以中医药文化的国际传播为例［J］. 青年记者，2019，（27）：49–50.

［4］宋春生. 推动中医药文化国际传播构建人类卫生健康共同体［J］. 传媒，2022，（15）：23–24.

［5］王小芳，刘成. 浅析中医药文化国际传播思路［J］. 中华中医药杂志，2016，31（11）：4626–4629.

［6］李文术. 李子柒案例对中医药文化国际传播的启示［J］. 湖南中医杂志，2020，36（8）：128–129.

［7］李玫姬. "一带一路"战略背景下中医药文化国际传播的机遇、挑战与对策［J］. 学术论坛，2016，39（4）：130–133+180.

［8］司高丽，司富春. 中医药文化对外传播的现状、问题与对策研究［J］. 时珍国医国药，2022，33（8）：1963–1965.

［9］任孟山，王琳. 人类卫生健康共同体背景下的中医药文化国际传播［J］. 传媒，2021，（19）：71–73.

［10］常馨月，张宗明，李海英. 2014—2019年中医药文化国际传播现状及思考［J］. 中医杂志，2020，61（23）：2050–2055.

新时期中医药文化传承创新的基本路径研究

作为我国传统文化的重要组成部分，中医药是中国古代科学的瑰宝，是打开中华文明宝库的钥匙[1]。《中共中央 国务院关于促进中医药传承创新发展的意见》中指出"传承创新发展中医药是新时代中国特色社会主义事业的重要内容，是中华民族伟大复兴的大事"，对于"弘扬中华优秀传统文化、增强民族自信和文化自信，促进文明互鉴和民心相通、推动构建人类命运共同体具有重要意义"[2]。党的二十大报告提出"促进中医药传承创新发展"[3]。新时代如何促进中医药文化传承与创新，把祖先留给我们的中医药继承好、发展好、利用好，是关乎民族复兴的重大问题。

一、中医药文化传承创新概述

1. 中医药文化传承创新的内涵

中医药文化是中医药学发生发展过程中形成的精神财富和物质形态的总和，汲取了哲学、史学、天文、地理、自然及儒、释、道等文化精华，形成的我国中医药独特的理论思想、方法体系和核心价值理念。中医药文化包括精神文化（如天人合一、尚中贵和、大医精诚、救世济民等核心观念）、行为文化（如治未病不治已病等行为准则）、物质文化（如中医药典籍、文物古迹、舞蹈书法雕塑等器物技财）[4]。中医药文化是中华民族传统文化的重要组成部分，是认识生命、维护健康、防治疾病宝贵经验的总结积累，并随着历史时代的变化而不断完善创新，其本身就是动态传承的过程和发展创新的结晶。

传承创新，是新时代中医药发展的主旋律。继承不泥古，创新不离宗。中医药文化传承创新，要在遵循中医药核心价值观、思维模式、行为准则的基础上，促进其与现代科学、现实实践的结合，促进其理论方法和应用价值的突破，服务于人类健康，服务于经济社会发展。中医药文化传承创新包括两个方面的内容：

一是中医药文化的继承和传播。继承是保存、挖掘、认识、利用好前人留给我们的宝贵财富，比如中医古籍的搜集整理，名老中医的师承教育等都是中医药文化的继承。传播是人们关于中医药知识、生活方式、思维方式、行为规范、价值理念等中医药文化内容的一种互动的社会活动[5]，包括国内传播与国际传播，比如学术机构和组织举办中医药讲座、论坛等，中医药高等院校在海外建立中医孔子学院等。

二是中医药文化的创造性转化和创新性发展。中医药具有原始创新的优势和开放纳新的优良传统，中医哲学思维和理念虽相对恒定，但其诊疗方药与技术方法在与时俱进，这正是中医药源远流长、亘古长青的不竭动力。中医药文化的创造性转化和创新性发展，体现在对中医理论思维的灵活运用与验证转化，如陈可翼院士的"血瘀证和活血化瘀研究"科学验证了清代医学家王清任《医林改错》中的活血化瘀理论，并据此研制了多种活血化瘀及芳香温通药物，成为心脑血管疾病治疗的临床常用药；体现在对中医古籍文献的新理解、对经典名方的新利用、对古老技法的新突破，如屠呦呦从葛洪《肘后备急方》获取灵感成功提取青蒿素有效成分，李梢利用系统生物学提出基于生物网络的中药方剂研究框架，张亭栋运用三氧化二砷治疗白血病等。守中医内涵规律之正，集现代科技之成，中医药理、法、方、药不断创新，中医药的理论与实践的时代应用价值与活力不断提升[6]，能更好地服务于全民健康、全生命周期及政治、经济、文化、社会、生态方面的建设。

2. 中医药文化传承创新的重大意义

作为中国传统文化的重要组成部分和优秀代表，中医药根植于中华民族文化，又形成了自身独特的宇宙观、生命观、疾病观、生活观，中医药文化传承创新具有十分重要的历史和现实意义。

首先，中医药文化传承创新是建设健康中国，推进中医药事业高质量发展的需要。习近平在全国卫生与健康大会上强调："推动中医药振兴发展，坚持中西医并重，推动中医药和西医药相互补充、协调发展。"中医药与西医药学共同构建了具有中国特色的医药学领域，中西医结合为中国人民提供了具有"中国特色"的医疗保障体系。中医药文化传承创新，一方面继承发扬中医药理法方药，培养中医药人才，促进中医药保持特色、继往开来；另一方面通过临床实践应用，促进中医药理论的不断发展完善、与时俱进，从而更好地满足人民多样化、差异化的健康需求，有效地应对多种健康挑战，更好地发挥中医药在治未病中的主导作用、在治疗重大疾病中的协同作用、在疾病康复过程中的核心作用及中医药"简便验廉"的特色优势，为人民群众提供更高质量的健康保障。

其次，中医药文化传承创新是建设文化强国，促进中华民族文化复兴的需要。中医药文化是中华民族原创独有并集中国智慧与理论思维于一体的优秀传统文化代表，根植于中国传统文化沃土，汲取了中华传统文化精华，植入了中华传统文化基因。其"天人相应"的自然观，形神统一的整体观，辨证论治的治疗观，不治已病治未病的预防观，阴阳自和的调理观，司内揣外的功能观，取象比类的思维观，与中华传统文化一脉相承、同源同构，"仁、和、精、诚"的中医药核心价值观与"爱""和谐""诚信""敬业"等方面与社会主义核心价值观相互呼应、内在统一[7]。中医药文化传承创新，进一步挖掘其文化底蕴与内涵，在历史长河中阐释其与中华传统文化的联系，在现实需求中推进其与各个学科、各个领域、各行各业相融合，扩大其普及度与覆盖面，提升其社会影响力、文化渗透力和基层凝聚力，不仅能更深入探寻中华古代文明之精华，坚定中医药文化自信，而且能管窥中华文化之博大，唤醒人们内心深处的传统文化基因，树立文化自觉与文化自信，进而有助于文化软实力的提升，有助于文化强国建设。

再次，中医药文化传承创新是构建人类卫生健康共同体，推动世界医学多元化发展的需要。作为"东方科学"，中医药以开放包容之态，为人类卫生健康作出了巨大贡献。早在秦汉时期，中医药文化已传播至周边国家，明清时期发明了预防天花的种痘术为后来的疫苗提供启发，如今中医已传播至183个国家与地区，针灸治疗技术被103个成员国认可使用和18个国家纳入医疗保险体系，中药以药品形式在俄罗斯、古巴、越南、新加坡、阿联酋等国注册，中医药正逐步得到世界医学国际评价体系的认可。特别是新冠疫情暴发以来，中医药在面对百年未遇的公共卫生危机中发挥了重要作用，中西医结合救治方案获得国际认可，"三药三方"向全球分享，中医药被视为中国参与全球健康发展的"中国方案"重要部分，中医药正成为构建人类卫生健康共同体的重要角色[8]。中医药在健康养生和防病治病等方面具有不可替代的价值,与西医学"生物－心理－社会"模式及人与自然和谐共生的理念具有内在一致性[9],有潜力成为中国与世界各国民心相通的"健康使者"。作为一套与西方医学并行的医疗体系,中医药文化传承发展和对外交流,有助于中西医学文化的互通互鉴,促进异质医学文化的共生共长,为完善人类医学模式提供"中国范式",从而形成"各美其美,美美与共"的人类卫生健康共同体。

二、中医药文化传承创新的困境

新中国成立以来,在党和国家政策的扶持下,中医药文化得到传承发展,特别是党的十八大以来,党中央、国务院将中医药作为国家战略,中医药发展迎来了天时地利人和的大好时机,中医药医疗、教育、科研等取得了显著成绩,截至 2020 年年底我国中医类医疗卫生机构达 72355 个,中医总门诊量10.6 亿人次,中医药从业人员总数为 828871 人,高等中医药院校 44 所,科研机构 96 个,中医药类重点学科 188 个,在研课题 4056 个,中医药健康文化知识普及率达 94.2%[10],中药营业收入达到 6919 亿元[11],中药大健康产业更加受到国内外的关注和重视,世界对中医药需求也不断增长。但是,我们应清醒地认识到中医药文化传承创新发展之路"道阻且长"。

1. 中医药传承不足

在西医学主导医疗的背景下,中医发展处境艰难,中医药文化传承不足。

一是中医药人才,尤其是高层次人才不足。中医药从业人员总数 828871人,占全国卫生技术人员数比例为 7.8%,中医人才力量薄弱,一方面中医的"传者"短缺,另一方面中医的"承者"也不足,这导致了具有较强临床实践能力的中医医师极为缺乏,极大地影响了大众对中医药服务的选择。

二是中医思维主体性的缺失。近代以来,中医受到西方文化冲击,对自身理论进行了内部"科学化"形式"现代化"的调整,构建了以西医模式为参照的中医学科体系,思维方式从博物传统向数理传统的嬗变,中医主体思维一定程度上有所异化。这体现在中医药学科体系、中医学术标准、统一病名、编审教材等按照"西式"系统后的重构,用削足适履的方式重构的学术和诊疗体系,使得中医文化传统内在一致性的知识、价值和思维方式被割裂,中医话语权缺失[12]。这种"以西律中"还体现在现实实践中，比如中西医并重并未完全落实到位，西医仍占医疗体系的主导地位，现行中医院管理、中医医师管理、药品管理及中医院校课程管理等，都存在"西医化"，用西医药的标准或方法简单套评中医药，导致中医药教学、临床与研究过程中经常会产生困惑，这本身就违背了中医药发展规律，不适应中医药发展需要。

2. 中医药创新乏力

一是中医理论的现代化诠释不够。中医药学是我国具有原创性的科技资源，但是对于中医药理论的诠释，尤其是怎样用现代语言说明白、讲清楚中医药的原理与疗效，怎样用现代先进的科学技术研究中医药理论，揭示中医药发挥作用的本质，怎样以天人合一的认识框架对中医药概念进一步诠释，怎样不断验证、升华中医药知识并形成新的理论，推进中医药学术发展与时俱进，仍任重而道远[13]。

二是中医药的现代化创新研究不多。为了对接西医学的评价体系，很多中医药研究已从中医药原有的体系中游离出来，比如有的按西医多靶点的概念定义中药功效，有的基于化学成分的思路用西医药理作用的思路来研究中药成分，有的从成分分析角度揭示中药的功效可能是叠加作用和毒性分散效应，真正基于中医思维和中医理论，以辨证论治、整体观念为导向的体现中医药特点的药效物质和作用机制的现代化研究不多，特别是针对西医尚缺有效方法的重大疾病的临床研究，如老年性退行性疾病、精神及神经系统疾病、功能性疾患、重大慢病及并发症防治等方面的中医药临床疗效评价研究还比较缺乏[14]，这与国家对中医药科研的期待还有很大的差距。

三是中医药学科交叉融合不够。中医辨证变易的思维及"个体化"诊疗特征与"效率医疗"的矛盾，基于四诊合参与经验辨析的临床诊断与客观化、可测量化的矛盾，使得中医药难以大规模传承，影响了诊断的可信度和可重复性，成为制约中医发展的瓶颈。要解决这些问题，需要在继承中医药精髓的基础上开展学科交叉融合研究，而目前中医药与系统生物学、大数据、人工智能、区块链等其他学科进行交叉融合不多，与现代科学的接轨成果不多。比如，大数据技术与辨证，区块链与中药材追溯、生物识别技术与四诊等领域尚需挖掘，智慧医疗、智慧药房、中药制药装备智能化等尚需加强。

3. 中医药作用发挥不充分

一是中医医疗"量"的比例不高。根据《2020年中医药事业发展统计提要报告》，中医类医疗卫生机构占全国医疗卫生机构总数的 7.1%，中医类床位数占全国床位数 15.7%，中医总诊疗量占全国总诊疗量 16.8%，这些数据表明，西医占据我国医疗体系的主导地位，中医医疗比例尚需提高。二是中医药"质"的特色不明显。由于中医药临床装备不多，技术水平相对落后，导致中医药标准化、智能化、规模化能力严重不足，中医药特色优势得不到充分发挥。对中医治未病的宣传科普不够，针灸、推拿、太极拳等非药物疗法使用不广，中医望闻问切和辨证施治的传统诊疗技术正逐渐弱化，聚焦重大疾病开展的中西医协同攻关实践不多，多学科、多模式的联合诊疗较少，中医药在治未病中的主导作用、在重大疾病治疗中的协同作用、在疾病康复中的核心作用还得不到充分彰显。

4. 中医药传播不畅通

一是中医药标准化的问题。标准是推动学术交流和知识传播的有效媒介[15]。中医药标准化是中医药现代化、国际化的关键。虽然中医药标准化建设取得了一定成效，比如 WHO 通过了《经穴部位国际标准草案》，但标准的缺失成为中医药国际传播的主要障碍。我国的中药达不到西方药物或质量安全的标准，中药材种子种苗标准、炮制加工标准、中药材等级标准及中成药生产环节的质量控制标准等与国际标准对接不够，国内的很多标准得不到国际认可，市场准入成为难题，技术壁垒难以突破，中医药国际贸易与传播处处碰壁。

二是文化差异化的问题。中西医学的差异实际上是中西不同文化的反映，中国传统文化根植于农耕文明，形成了内向、静态、保守的文化，突出宏观思辨、抽象模糊的特征，强调天人合一和顺应自然，反映在中医学中则表现为追求和合，强调整体宏观和辨证论治；而西方文化受到海洋环境影响，形成了外向、动态、开放的航海文化[16]，强调天人对立，注重个性，反映在医学上则体现为以解剖学为基础，注重微观结构和逻辑推理。基于不同的文化，西方人很难理解阴阳五行、脏腑经络等中医理论，再加上中医学以古籍与文言文为载体，中医经典翻译传而不透、传而不通、传而不正导致的中医理论误读误传。中华文化的哲学思维与西方文化的科学思维的差异，东西方民众的文化结构差异，严重阻碍了中医药文化的海外传播。

三、中医药文化传承创新的路径与思考

1. 立足文化强国的战略高度，增强中医药文化的引领力

一是要提升中医药的战略定位。中医药文化是中华文化的集大成者，是中华民族自然观、人生观、生命观的独特体现，其传承创新发展关乎文化强国建设，是打造国家"软实力"的必要环节。习近平总书记曾多次对中医药作出重要指示，他强调："中医药学凝聚着深邃的哲学智慧和中华民族几千年的健康养生理念及其实践经验，是中国古代科学的瑰宝，也是打开中华文明宝库的钥匙。"时任国务院副总理刘延东曾指出："中医药是我国独特的卫生资源、潜力巨大的经济资源、具有原创优势的科技资源、优秀的文化资源、重要的生态资源。"这说明中医药学在中华文明探源和中华民族复兴中具有显著地位，在统筹推进"五位一体"的战略布局中具有重要作用。鉴于此，要充分认识中医药文化的特殊价值和独特优势，坚定中医药文化自信和科学自信，站在国家战略的高度，统筹规划、整体推进，推动中医药产业化、现代化、系统化、大众化、国际化，推动中医药在中华民族伟大复兴的进程中作出新的更大的贡献。

二是要加强中医药的顶层设计。2017年《中华人民共和国中医药》正式颁布，这为中医药事业发展确立了法律依据，《中共中央 国务院关于促进中医药传承创新发展的意见》《国务院办公厅关于加快中医药特色发展的若干政策措施》等政策文件相继出台，明确了中医药文化传承创新的路径方向、制度措施和保障机制。但是中西医并重、中西医并用及中医药作为文化的普适性并未真正落实到位，仍有很多需要打通的体制机制障碍。中医药文化传承创新发展任重而道远，需要国家层面从宏观上予以引导，组合出拳、系统性完善评价机制和发展环境；从微观上针对痛点、难点、堵点问题实施专项工程予以政策扶持。

三是要营造浓厚的中医药文化氛围。文化的传承受到文化生成机制和社会运行机制两种无形力量的制约，这两种力量与文化的相互作用最终使文化的发展具有生物学中基因和根的属性[17]。中医药文化的传承发展，需要加强宣传推广，推动中医药文化进基层、进社区、进校园、进机关、进家庭，营造爱中

医、信中医、用中医的良好氛围，形成适宜文化的"土壤"。加强名老中医学术经验、老药工传统技艺传承，收集整理民间中医药验方、秘方和技法，推进中医药文化活态传承。探索"中医药文化＋新媒体""中医药文化＋餐饮旅游""中医药文化＋医养康养"等，打造一批宣传中医药文化的影视、图书等文化精品，建立中医药博物馆、中医药文化宣传栏等文化宣传教育基地，推进中医药文化器物传承。举办中医中药中国行等活动，开展名医名家经验分享、社区中医药知识讲座竞赛等，推动中医药理念融入人民的伦常日用之中，化作人民的行为习惯和生活方式，如夏贴三伏、冬吃膏方、日练太极等，使中医药成为人民群众促进健康的文化自觉。

2. 高度重视人才培养，提升中医药文化的生命力

一是改革中医药院校教育。充分发挥院校教育的主体作用，分层、分级、分类发展中医药院校，形成以"双一流"建设高校为引领、省属重点中医药院校为中坚、医药类本专科院校为补充的中医药院校格局。遵循高等教育规律和中医药人才培养规律，深化教育教学改革，加强中医经典理论与临床实践教学，注重中医药传统文化教育与中医思维培养，注重厚经典重传承、突创新显特色，培养一批批具有较高学术继承能力、中医思维能力和临床创新能力的中医药人才。

二是强化中医药师承教育。师承是传统的中医药人才培养模式，比如家传、师带徒，师傅手把手地教徒弟，并把几十年的临证经验口耳相传给徒弟，很多国医大师都得益于师承教育。师承教育强调因材施教、跟师临证、理论与实践密切配合、注重临床实践，使学生有所"专攻"，以"个性化"为特征，但培养时间长、规模小。新形势下，应在院校教育主体上，充分借鉴师承教育模式，创新性开展拜师跟诊，举办名医工作室、国医精诚班等师承班，创造条件让学生早跟师、多跟师、跟名师，更好地实现早临床、多临床、反复临床，培养具有良好中医思维和临床技能的传承人。

三是重视中医药娃娃教育。文化传承是民族的"文化基因"通过心理传承在代际间作纵向复制传递的过程[17]。中医药文化传承创新，亦需一代一代人接力式地传承发展，亦需培养一代一代中医药传人。《中医药文化传播行动实施方案（2021—2025）》提出，将中医药文化作为中华传统文化的重要组成部分，引导中小学生了解中医药文化的重要价值。"[18]为提升中医药文化自觉，

中医"童子功"须从娃娃抓起，通过课堂教学、社会实践活动、中医药文化博物馆参观、药膳文化体验等，推进中医药文化融入国民教育全过程，培养中医药文化的传承接班人。以湖南中医药大学为例，学校与诺贝尔幼儿园合作，建立了全国首个儿童中医研究院，开发系列中医药教材，通过互动式、体验式教学，让孩子们从小了解中医、认识中医、学习中医，为我们提供了中医药文化从娃娃抓起的生动实践。

3. 聚焦原始创新和关键技术突破，激活中医药文化的创造力

一是以理论创新为基础，促进中医药学术繁荣。中医理论是中医药学的核心，是中医药可持续发展的源泉。中医药文化绵延数千年的发展史，就是一部不断吸收各类学术思想、不断围绕新的疾病族谱和生理病理创新理论的历史，从发展之初有的放矢地吸收儒释道到近现代创造性地借鉴西医，从寒凉派的创立到火神派的发展，无不彰显着中医理论创新。直至今天，传承精华、守正创新，仍是中医药发展的时代主题。传承创新，必须固本强根、正本清源，根深则叶茂，源远方流长。中医药理论创新，前提便是回归经典，把握中医药核心观念和中医思维本质，把握中医理论主体这个根和魂，并在此基础上吸收现代科技文明成果，用现代科学解读中医药理论和作用机理原理，指导临床技术和方法的改进。同时，以理论的创新推动学术流派的形成与涌现，形成百花齐放百家争鸣的学术繁荣现象，并反过来促进学术的新生和理论的创新。

二是以关键技术和产业发展为突破，赋能中医药高质量发展。疗效是中医药的生命力所在，也是建立中医药文化自信的关键所在。在传承名老中医专家经验方法的基础上，应广泛借鉴西医学成果，重点突破心脑血管疾病、糖尿病、免疫性疾病、代谢性疾病、恶性肿瘤、重大传染性疾病等领域，在临床疗效和关键技术上取得新突破[19]，在发挥中医药疗效中增进人民群众健康福祉，提升中医药临床自信和文化自信。要充分发挥中医药的原创优势，发展中医药这一具有自主知识产权和自主创新能力的产业，实现中医药产业化、现代化。要围绕产业链布局创新链，围绕中药种植、中药工业、中药商贸流通、中药文旅等全产业链加强创新研究，开展中药种植、研发、生产、流通等关键技术攻关，开展"中医药＋互联网"中药现代物流模式创新研究及中药制药装备智能化、生产数字化、中医诊疗器械精准化等研究，拓展中医药大健康产业新业态，集聚高能级要素，建立中医药创新产业园区，以产业集群创新促进中医药产业强链、延链、补链。

三是以多学科交叉融合为路径，发挥中医药独特优势。近年来，世界科技呈现交叉融合的趋势，科技创新呈现出系统性、整体化特征[20]。作为生命科学领域的中医药，必须对接学科融合的未来趋势，与信息科学、人文社会科学、生态学、物候学等学科交叉，可能产生诊断计算机学、治疗生物化学、预后信息分析学、中药煎取成分分析化学等，利用大数据、人工智能、生物学等多学科前沿科技，可实现健康干预、疾病风险预测等；借助分子生物学和西医学，可开辟重要配方研究新领域，找出特定疾病的重要配方中的某种关键组成部分，可阐释中医"证"的本质，阐释中医治病的现代科学原理；利用物理力学，可解密"医者，意也"，实现客观准确地描述中医脉学。这些都表明开展中医药交叉学科研究前景十分光明。通过交叉研究，将应用新方法新技术，开辟中医药传承创新的新领域，探索新路径，实现新时代的转型升级与成功转化，推动中医药原始创新实现新突破。

4. 坚持兼收并蓄和开放包容，增强中医药文化的影响力

一是加快中医药国际标准体系建设。作为中医药学的发源国，应在中医药标准体系上作出示范，制定一套权威的中医药标准规范体系和评价认证体系，并充分发挥好世界中医药学会联合会等国际组织的"桥梁"作用，加强中医药标准化制定、修订、推广实施等方面的国际合作，加强与世界卫生组织、联合国教科文组织、国际标准化组织等国际机构的交流联系，努力扩大政策措施和技术磋商的主动权，努力使中医药国际标准获得国际认可。加强海外中医药中心、海外中医诊所及中医疗援助平台的规范化建设，以国际合作项目为抓手推动中医药国际标准的推广应用。要进一步完善中医药基础标准、技术标准、服务标准和管理标准及中医药标准支撑体系的建设，培养一批相关的专业技术人才，积极对接国际标准，强化我国在中医药领域的主动权。

二是加强中医药跨文化传播。充分利用构建人类命运共同体和"一带一路"国际合作的平台，充分发挥中医药文化的独特优势，促进中医药海外传播。加强中医经典的翻译与解读，用外国人听得懂的语言，讲述中医药文化的故事，讲好中医药蕴含的哲学思想与价值理念，传播"和合"思想，推动中外文化的交流互鉴。以孔子学院、海外中医医院为平台，开展生动的文化实践活动，积极普及宣传中医药疗效，让更多的人了解、认识、接受和认同中医药文化。以中西医结合为途径，开展中、西医两种医学体系的交流，积极开展中西医结合抗疫合作，推广中西医结合治疗方案，以大国担当为人类卫生健康共同体建设贡献中国方案。

三是加强中医药国际交流与合作。努力发挥中医药在促进医疗民生、人文交流、服务外交的独特作用，以实质性国际合作推动中医药文化的生根发芽。支持高等学校、科研院所、医疗单位在国外建立孔子学院等，开展境外合作办学、联合办学、涉外短期培训等，建立国际合作实验室、院士工作站等，支持中医药服务出口基地建设，推动中医药产品在"一带一路"沿线国家和地区注册，支持与"一带一路"国家开展中医药产业合作，推动中医药融入当地医药产业和医疗卫生体系，实现教育、科研、医疗、文化、贸易等组团出海，形成中医药全方位、多途径的对外传播格局。

（廖　娟）

参考文献

［1］习近平谈中医药传承创新发展［J］.健康中国观察，2021，（6）：8-9.

［2］徐永红.中医药文化传承战略思考［J］.学术界，2022，（5）：172-180.

［3］党的二十大报告：全面推进健康中国建设！［J］.卫生经济研究，2022，39（11）：26.

［4］胡真，王华.中医药文化的内涵与外延［J］.中医杂志，2013，54（3）：192-194.

［5］张潍漪，孙春玲，杜易洲.浅析文化社会学视角下中医药文化传播［J］.中国社会医学杂志，2016，33（2）：110-112，120.

［6］国家卫生健康委党组成员、国家中医药管理局党组书记余艳红，国家中医药管理局局长于文明.做好中医药守正创新传承发展工作［N］.学习时报，2021-7-26（001）.

［7］黄汀，张曾宇，唐彬荃.中医药优秀文化融入思政课教学的三重维度［J］.湖南中医药大学学报，2022，42（2）：343-348.

［8］苏婧，丹娜·巴吾尔江，童桐.世界的中医：后疫情时代公共外交视域下的中医新角色［J］.国际传播，2021，（1）：24-32.

［9］王云屏，樊晓丹，何其为．推动"一带一路"中医药合作构建人类卫生健康共同体的实施路径分析［J］．湖南中医药大学学报，2021，41（6）：952-957．

［10］《2020年中医药事业发展统计提要报告》出炉——中医药人员总数突破八十万人［J］．中医杂志，2022，63（4）：355．

［11］国家中医药管理局办公室．2020年中医药事业发展统计提要报告［Z］，2022．

［12］谢茂松．强势西医思维下，中医何以挺立 中医思维：破解中西医之争的关键点［J］．人民论坛，2020，（15）：48-50．

［13］黄璐琦．对中医药发展规律及特点的传承与创新认识［J］．中医杂志，2022，63（17）：1601-1606．

［14］张伯礼，张俊华．中医药现代化研究20年回顾与展望［J］．中国中药杂志，2015，40（17）：3331-3334．

［15］张玄，郭义．中医药标准化中医 药标准与创新应相互促进［J］．中医临床研究，2015，7（18）：11．

［16］王点凡，张宗明．中医药文化国际传播助力人类卫生健康共同体建设［J］．南京中医药大学学报（社会科学版），2022，23（3）：141-146．

［17］赵世林．论民族文化传承的本质［J］．北京大学学报（哲学社会科学版），2002，（3）：10-16．

［18］国家中医药管理局．国家中医药管理局 中央宣传部 教育部 国家卫生健康委 国家广电总局关于印发《中医药文化传播行动实施方案（2021—2025年）》的通知［DB/OL］．http：//www. satcm. gov. cn/bangongshi/zhengcewenjian/2021-07-07/22232. html．

［19］周然，施怀生，张波．创新是中医药学永续发展的第一动力［J］．中医杂志，2018，59（19）：1621-1623．

［20］邢华平．文化自信视域下中医药现代价值与发展定位探析［J］．南京中医药大学学报（社会科学版），2022，23（1）：11-16．

中医文化的创造性转化与创新性发展浅探

2022年12月7日，国务院联防联控机制发布《关于进一步优化落实新冠肺炎疫情防控措施的通知》，中国正式进入了"放开"模式，面对这场传播速度最快、感染范围最广、防控难度最大的疫情防控战，中医药是打赢防疫攻坚战的关键一步，中医面临着新的挑战。习近平总书记在《求是》杂志发表重要文章《把中国文明历史研究引向深入 增强历史自觉坚定文化自信》，文章就继续推进、不断深化中华文明探源工程进行了部署。其中，一项重要部署工作就是，推动中华优秀传统文化创造性转化、创新性发展，为民族复兴立根铸魂[1]。

中医药是中国古代科学的瑰宝，也是打开中华文明宝库的钥匙[2]，是中华优秀传统文化的重要组成部分，以习近平同志为核心的党中央高度重视中医药优秀传统文化的传承创新发展，要求"坚持把马克思主义基本原理同中国具体实际相结合、同中华优秀传统文化相结合"，要求"切实把中医药这一祖先留给我们的宝贵财富继承好、发展好、利用好"[3]。要运用马克思主义立场、观点和方法，守正创新，找准中医优秀传统文化创造性转化的方向，制定创新性发展的可行措施，传承发展中华医学美德，使中医优秀传统文化成为新时代治病救人、育人育德、立根铸魂的综合性文化资源，对树立中华传统文化自信具有重要的理论和现实意义。

一、中医文化创造性转化、创新性发展的重要性

中医文化是中华民族几千年来认识生命、维护健康、防止疾病的思想和方法体系，揭示了疾病产生、发展和防治的方法，是中医治病救人的思想基础[4]；更是传统中医药学发展历史凝结的智慧结晶，是中华民族的精神财富和物质财富。中医文化也蕴涵着中国古代深邃哲学智慧和高尚医学美德，理论

萌芽于西周，形成于《黄帝内经》时期，逐步形成了以"未病先防""欲病救萌""既病防变"及"瘥后防复"为内涵的中医预防理念，凝聚着中国古代朴素唯物主义思想及两千多年的健康养生理念和实践经验[5]。

西医文化致力于研究基因、蛋白等人体微观结构，针对具体病情针对性治疗，治已病，其多靶点和机制研究也是西医的治疗效果广受认可的原因。中医强调宏观辨证、三因制宜、从整体上把握病情，同时中药具有扶正固本、君臣佐使配伍及毒副作用小等特点。但因其作用靶点多，物质基础机制尚未明确，其发展仍然存在不足和劣势。尽管政府一直鼓励支持中医的发展，不断推进中西医的融合深入进程，但中医仍然锢进在质疑声中，被认为只能治慢病和养生保健。沉淀了五千年历史的中医药在 2020 始的疫情战中迎难而上，实时的《新型冠状病毒感染的诊疗方案》从第三版更新到第五版，逐渐完善了中医的病证分型及对应治疗药物，在疫情大考中取得了令人信服的成绩，发挥了举足轻重的作用。数据显示，中医药参与救治确诊的病例占比达 92%，治疗的总有效率也超过 90%；各省推出的新型冠状病毒中药预防方，增强了机体免疫力，补益正气，充分彰显了中医治未病的优势，以治未病为主导的具有中医药特色的健康保障体系，调动了整个社会的积极性，能有效运用有限的医疗资源取得最大的防治效果。

中医是我们中华优秀传统文化中的佼佼者，且中医的创新发展潜力非常足。因此，在技术井喷的当代，中医的重要性不言而喻。我们要推动中华优秀传统文化创造性转化、创新性发展，坚持守正创新，使得中医文化的治疗理念传播更宽阔、理论和知识体系构建更规范完善、物质基础和作用机制更加明确、治疗效果更显著、影响力和传播力更大，推动中华优秀传统文化同社会主义社会相适应，展示中华民族的独特精神标识，更好构筑中国精神、中国价值、中国力量。

二、中医文化如何实现创造性转化

1. 精华萃取

学者研理于经，可以正天下之是非；征事于史，可以明古今之成败。考古古籍及古代瘟疫大事件，我们发现从西汉到清末，中国至少发生过 321 次大型瘟疫，在每一次的抗疫中，中医的参与都避免了高死亡率的悲剧，在抗疫过程中也不断形成了较为完善的疾病防治理论和体系，此次新冠疫情中医药也发挥了其特色优势。五千年沉淀积累了大量的医方古籍，我们要深刻把握古方的深刻医理，诺贝尔奖获得者屠呦呦先生，从《肘后备急方》中获得启发，采用低温萃取提取青蒿素，提高了疟疾的治愈率。现官方推荐的防治"新冠"中药方，如连化清瘟颗粒、复方金银花颗粒等也是在古方的基础上的二次创新。加强医学考古工作。保护搜集补全完善科学化医学古籍，推动相关高校古籍整理研究专业机构建设，通过平台、项目来带动工作开展、加强队伍建设，使古籍工作的规模和质量都得到提升，为研究中华优秀传统文化提供更加准确可靠、更加丰富的文献基础。我们要学会用唯物史观科学提炼中医精华，用历史发展的眼光看问题，既要守正，汲取中医历史精华，又要创新，在新的时代背景下，利用多学科、多技术发展中医，丰富中医的内容。

2. 当代适配

结合医学发展实际，促进中西医结合融合发展，中医西医应该摒除谁优于谁的机械比较，而是相互配合，相互为用。新冠疫情初始，大家都未曾认识到此次疫情的险恶，依靠西医学确定病毒全基因组序列并分离出病毒毒株，这为后面的治疗及疫苗的研制奠定了基础，但是并未找到治疗"新冠"的特效药，传统的抗病毒药物并未起效。在此背景下，中医提出了预防一号方、二号方，君药皆为黄芪，其有效成分黄芪多糖是天然的干扰素诱导剂，干扰素能够有效控制病毒的侵袭。这也是中医的价值所在。但在危重症救治面前，呼吸支持、循环支持、生命支持就尤为重要，在这一方面，西医的优势就凸显出来。因此加强中西医融合发展，能够有效地促进临床和预防结合。

3. 召唤参与，传播中医文化

加强学科建设和人才培养工作。加强中医专业学科建设，通过协同创新推进"新文科"建设，利用好中医研究平台和中医跨学科人才培养项目，加强中医拔尖人才培养。创建中医论坛、讲座、文化培训班，形成中医文化学习的热情氛围，更好认识和传承中华文明。党的二十大报告提出，坚守中华文化立场，提炼展示中华文明的精神标识和文化精髓。要利用现代化多途径、多领域在"提炼"中华文明的"标识"和"精髓"方面不断着力。在未来，随着媒介形态和信息传播模型的不断演进、现代科技的不断发展及人们对中医文化理解力的不断提升，中医文化的创新性转化更需要动态适应当代人的信息接收方式、体验认知方式、文化价值方式的特质新变，中医行业也须不断丰富"提炼"中华文明"标识"和"精髓"方面的方式方法，不断增强中医文化传播力、影响力，加快构建中医现代化、精准化、数字化体系的进程，探寻中医发展的传承密码。

三、中医文化如何创新性发展

1. 不忘初心，牢记使命

首先结合传统优秀中医文化，打造文化平台，助力文化的交流传播，在相关科研院所、中医师生中开展传统文化教育，传承儒家、道家、释家文化精髓，开医德、晓医理、通医技，打铁还需自身硬，锻炼一支经得起考验的中医队伍。

2. 中西融合，叠加效应

再次结合时代背景，从实际出发，以解决实际病例、增强中医治病本领本事为目的，以帮助弱小医患、服务人民群众为宗旨，以传播中医精神、弘扬中医文化为导向。创建中医论坛、讲座、文化培训班，弘扬中医文化，宣传中医理念，开启全民相信中医、学习中医、使用中医的中医文化新浪潮。中医药与现代科学不是互斥的，而是能够相得益彰、共同发展的。中医药现代化并不是西化。医学分中西，但是患者不分中西、科学技术也不分中西，攻克疾病、维护人类健康是中西医学的共同目标。目前肿瘤等疾病高发，中医、西医都需要进一步发展。充分利用现代科学技术，建立符合中医药特色的科技创新体系，揭示中医药的科学原理，不断提升中医药解决疾病、维护健康的能力，这是中医药现代化。中医文化现代化发展，要加强多学科联合攻关，推动中医文明探源工程取得更多成果，深化研究中华文明特质和形态，为人类文明新形态建设提供理论支撑。

3. 引进来，走出去

最后，推动文明交流互鉴，推动构建人类健康命运共同体。据不完全统计，目前有几十味中药在海外进行临床试验，随着"一带一路"的不断深入交流合作，未来将有更多地中药进入国外市场，拓展中医药国际化之路，我们要坚持平等、互鉴、对话、包容的态度，以宽广胸怀理解中西医文明对中医文化价值内涵的认识，向世界展现可用、有用的中医文化，促使世界读懂中医、用好中医。对中医文化，不能一概否定，要坚持古为今用、推陈出新，继承和弘扬其中的优秀成分。要建立现代化、标准化中医文化研究学科体系、学术体系、话语体系，为人类健康文明新形态实践提供有力理论支撑。我们坚持同具体实际相结合、同中华优秀传统文化相结合，不断推进中医标准化、现代化，推动中医文化创造性转化、创新性发展。

四、小结

习近平总书记说道："中医药学是中华民族的伟大创造，是中国古代科学的瑰宝，也是打开中华文明宝库的钥匙，为中华民族繁衍生息作出了巨大贡献，对世界文明进步产生了积极影响。"综上，我们要传承精华，守正创新，促进中医药文化的创造性转化与创新性发展。一方面我们既要继承中医药文化的科学内涵和精髓，规范诊疗标准，在各项政策的支持下，坚持经方的二次开发，坚持以临床价值为导向的新药开发战略，坚持中医药基础理论与临床实践相结合，中医药传统诊疗方法与现代科学技术设备相结合；另一方面加强对外合作交流，扩大中医药的影响力和传播力，为人类的健康事业添砖加瓦，在"一带一路"的基础条件下，加快中药的国外临床研发进度。

中医药学凝聚着深邃的哲学智慧和中华民族几千年的健康养生理念及其实践经验，是中国古代科学的瑰宝，也是打开中华文明宝库的钥匙。深入研究和科学总结中医药学对丰富世界医学事业、推进生命科学研究具有积极意义。

（雷慧珺）

参考文献

［1］习近平.把中国文明历史研究引向深入 增强历史自觉坚定文化自信［J］.求是，2022（14）：4-8.

［2］承续血脉 振兴发展［N］.中国中医药报，2015-12-23（001）.

［3］习近平.在庆祝中国共产党成立 100 周年大会上的讲话［N］.人民日报，2021-07-02（002）.

［4］国家中医药管理局关于加强中医药文化建设的指导意见［N］.中国中医药报，2011-12-29（003）.

［5］杨璠，李连新，陈菊.人工智能在中医治未病领域的研究现状与发展［J］.电脑知识与技术，2022，18（7）：12-15.

中药文化创造性转化和创新性发展研究

中药是在中医药理论指导下，用于预防、治疗、诊断疾病并具有康复与保健作用的物质，包括中药饮片、中药配方颗粒、中成药等。文化即"观乎人文，以化成天下"，指人类在社会实践过程中所获得的知识、所创造的物质、所达成的共识。中药文化是我国传统文化的重要组成部分，中药的本质在于"拯黎元于仁寿，济羸劣以获安"，即利用中药拯救百姓、援助弱小，以使患者身体安康、延年益寿，由此形成了"以人为本、济危助困""阴阳平衡、调和致中"的中药文化内核，对中华民族的繁衍生息作出了重要贡献，也对世界文明的创新发展贡献了力量[1-2]。

一、新时代传承发展中药文化的重要意义

1. 传承发展中药文化有利于增强民族自信

《中共中央关于深化文化体制改革推动社会主义文化大发展大繁荣若干重大问题的决定》指出："优秀传统文化凝聚着中华民族自强不息的精神追求和历久弥新的精神财富，是发展社会主义先进文化的深厚基础，是建设中华民族共有精神家园的重要支撑。"国务院《关于促进中医药传承创新发展的意见》首次将中医药传承创新发展上升为国家战略，是中华民族伟大复兴关键一步。近代以来，世界风云变幻，我国在科技、文化等领域出现了一定程度的落后，在社会层面形成了一股"自我否定"的思潮，如"国外的月亮都比中国圆"等。在药物应用领域，我国使用的化学药、生物药 90% 以上均为国外原创，在未进行仿制药疗效一致性评价之前，的确存在仿制药疗效不稳定、个别不及原研药的现象，在群众中产生国产药品不及进口药品的印象。中药是我国的传统优

势产品，对大部分疾病能起到很好的预防、治疗、保健作用，提高群众的中药认知，营造"爱中药、信中药、用中药"的氛围，让群众在疗效获得中认可产品，在产品应用中达成共识，从而主动去了解中药知识，学习中药文化，宣传中药产品，势必将有利于提升民族自豪感，增强民族自信心。

2. 传承发展中药文化有利于塑造核心价值

一株小草改变世界，一缕药香穿越古今。历经数千年传承，中药文化中蕴含了丰富的、有益的核心价值，部分价值观与社会主义核心价值观不谋而合。如北京同仁堂的古训"炮制虽繁，必不敢省人工；品味虽贵，必不敢减物力""修合虽无人见，存心自有天知"；湖南九芝堂的古训"药者当付全力、医者当问良心"无不体现"敬业、诚信、友善"的观念。又如一些中药不仅可以治病救人，也可以寓廉。莲子能补脾止泻、益肾涩精、养心安神，来源于莲，莲"出淤泥而不染，濯清涟而不妖"；菊花能疏风散热、平肝明目、清热解毒，"耐寒唯有东篱菊，金粟初开晓更清"，可寓廉明志，从而在中药生产、应用中营造和谐、清廉的社会氛围。

3. 传承发展中药文化有利于壮大中药产业

我国现代中药产业经过几十年的发展取得了一定成绩，但总体仍不如化学药企业。据统计，销售纯中药制剂收入超过1000亿的企业尚无一家，超过100亿的企业也屈指可数。在国际中药市场，日韩占据绝大多数份额，且原料多从我国进口。在许多购物平台上，日本的中药卖到了大几百，而中国同样的中药产品却只卖十几块钱。不少群众认为化学药、进口药价格可以很贵，但国产中药不能贵，如治疗新型冠状病毒感染药物中辉瑞制药的Paxlovid（奈玛特韦/利托那韦片）售价可以高达2300元/盒，而相关中成药若每盒超过100元都可能被骂、甚至被市场监管部门处罚。造成这种现象的原因之一可能就是群众对国产中药品种及中药文化的认可度较低，"爱中药、信中药、用中药"的氛围不够浓厚，人们对于内心认可的东西才愿意花费更昂贵的代价。故传承创新中药文化，提高群众对中药及中药文化的认识和接受程度，将有力促进中药产业的健康发展，提升产品质量，赢得更广阔的市场空间[3-6]。

二、中药文化传承发展遇到的危机与困境

1. 中药理论认知存在文化障碍

中药药性理论中的"四气、五味、升降、沉浮、功效"等与现代知识融入不够，解析欠缺，与群众从小接受的科学文化教育不匹配，甚至存在冲突，导致部分群众接受中药存在文化障碍。如"升降、沉浮"难以通过直观的实验验证，而氯沙坦等化学降压药可以通过直观的动物降血压实验验证，其作用机制中涉及的酶、受体学说也在中学科学教育中进行了详细的介绍，反观某些中成药的功效介绍、作用机制仍使用大众不容易理解的话语表述。

2. 中药文化受到抹黑和冲击

近代以来，抗生素在细菌感染中的神奇疗效、疫苗在疾病预防中的有力作用、化疗药在肿瘤治疗中的可观效果、高血压等慢性病的有效控制使得化学药、生物药得到了广泛认可，而自清末民初以来的中医中药废弃观念却持续存在。外国资本为了获得更大利润，涉嫌通过不同渠道多次抹黑中医药，甚至以点扩面进行全面攻击。如从《不要吃连花清瘟预防新冠》这一网络爆款文案来说，某平台通过树立"连花清瘟胶囊用于预防"的靶子，然后通过科普解读攻击"预防"二字，进而抹黑连花清瘟，甚至是抹黑整个中医药，但历版《新型冠状病毒感染诊疗方案》均未记载这款药品是预防药，且规定了明确的适用证型。

3. 中药文化的宣传教育亟须改进

目前，中药文化的宣传教育以政府为主导，社会参与度不够，甚至在中医药院校中"爱中药、信中药、用中药"的氛围也不够浓厚，如何在医学生思政教育融入中药文化，在中药文化传承创新中践行大学使命、培养中药事业接班人值得思考[7-11]。同时，宣传手段相对单一，远不如化学药、生物药丰富。如关于化学药研制的科普文章、书籍已较为普遍，但介绍中药研制过程的科普文章、书籍则相对缺乏；影视作品方面，像《我不是药神》等具有广泛社会影响力的作品，中药相关作品仍未见面世；宣传平台方面，抖音号、微信公众号中

宣传中药的顶流仍未形成，自媒体健康榜中排名靠前者均以宣传化学药、生物药为主。

4. 中药产业链需进一步完善和发展

所谓产业兴则文化性，中药文化的传承和创新一定是建立在中药产业及产业链的蓬勃发展上。与化学药产业链相比，中药产业链还存在原材料质量不稳定，成药质量有待提升；中药作用机制、不良反应、主要用途需进一步阐明，并用现代易懂的语言表达；中药应用的群众基础、人才队伍应进一步扩大；中药应用的可及性、便捷性应进一步提升等问题。一个显而易见的问题，现在仍愿意费时煎煮中药服用的人群占比在不断下降。

三、促进中药文化传承发展的措施与建议

1. 扎实开展中药文化的源流、内涵和特征研究

根深才能叶茂，深入才能浅出。应充分挖掘、整理中药文化精华，为传承创新奠定基础。如整理中药文化中的敬业、诚信、关爱、友善观念，打造工匠精神，宣传大医精神，与社会主义核心价值观同频共振；挖掘中药文化中的廉洁文化，以药寓廉，治病救人，打造中药特色的清廉校园、清廉机关、清廉文化；创新中药文化的爱情文化，吸引年轻人群关注中药，认可中药等。

2. 积极把握时代需求，回应群众需要，探索中药文化融入新时代社会生活的可行路径

在应用上，突出治疗和保健的双重功效，与推进健康中国战略有机结合，扩展中药的应用范围，凸显中药的治疗实效，特别是与社会热点结合，提高宣传的可及率、可信度，如突出报道中药在新型冠状病毒感染预防、治疗、保健中的成效，在应用中提升群众对中药的认可度。在实施上，充分发挥中药企业的主体作用，研制核心产品，提升中药质量，加大宣传力度，开展工业旅游，打造一批诸如六味地黄丸、板蓝根颗粒、健胃消食片、蒲地蓝消炎片、藿香正气口服液、云南白药、片仔癀、益安宁丸、复方丹参滴丸等明星产品，充分满足群众的用药需要；在手段上，充分借鉴《本草中国》《本草中华》等科普作

品成功经验，同时制作一批中药动漫视频，从"娃娃"抓起。重视新媒体的应用，打造一批中药宣传达人，开发一批中药文创产品。

3. 增强自我批判意识，吸收西药文化精华

一是充分吸收化学药在作用机理普及、剂型多样性、给药方式等方面的优点，加强中药创新研究，用现代科学易懂的语言解释中药，指导群众选药用药，推广中药配方颗粒或提供便捷代煎服务，提升中药的认可度、可及性、便捷性，解决群众自行煎煮药物不方便、自我药疗缺指导等棘手问题。二是加强中药文化在中小学的科普力度和与中小学科学知识的融合力度等，如开展中小学中药趣味知识竞赛，中药技能或职业体验，中药的化学解读等，让大众从小体会到中药的有趣、有用，努力解决中药理论认知存在的文化障碍，更加主动适应现代社会发展。

（于　勇）

参考文献

［1］彭志强，宋金玉，樊圣丽.中医药高职教育的中药传统文化传承与创新——以山西药科职业学院中药类专业为例［J］.山西经济管理干部学院学报，2020，28（2）：84-87.

［2］张媛.中药文化的内涵与特征分析［J］.文化产业，2019（10）：22-23.

［3］谢瑞，林蔚.推动中医药文化创造性转化、创新性发展研究［J］.海峡药学，2022，34（7）：84-87.

［4］肖红梅，叶利军.试论中医药文化的创造性转化和创新性发展［J］.湖南省社会主义学院学报，2019，20（6）：80-82.

［5］刘玉洁.中医药健康养生文化创造性转化、创新性发展研究［D］.合肥：安徽中医药大学，2020：36-39.

［6］梁尚华，章林，李海英，等.关于中医药健康养生文化"创造性转化与创新性发展"的研究与思考［J］.中医药文化，2017，12（6）：50-53.

［7］李芳，邓斯琪，潘晓彦.医学生思政教育融入中医药文化的必要性与路径探析［J］.光明中医，2022，37（16）：2916-2919.

［8］高式英.文化育人视域下高等中医药院校美育课程教学改革探索［J］.湖南中医药大学学报，2022，42（8）：1394-1397.

［9］王芳，时军，陈求芳，等.从中医药文化渗透浅谈中药药剂学课程思政建设［J］.广东化工，2022，49（1）：199-200.

［10］杨明，张定堃，钟凌云，等.对传统中药炮制文化与哲学的思考［J］.中国中药杂志，2013，38（13）：2223-2226.

［11］靳琦.在中医药文化传承创新中践行大学使命［J］.北京教育（高教），2012（10）：61-63.

挖掘区域中医特色，推动中医文化"两创"

习总书记十九大明确提出，坚持中国特色社会主义道路，坚持中华文化立场，坚持中医药文化的创造性转化、创新性发展，极具重要作用和意义[1]。"创造性转化、创新性发展"简称为"两创"，是新时代中医药发展的必由之路，也是新时代中医药向前发展的时代命题，具有丰富的内涵。首先，"创造性转化"就是促进中医药现代化的重大举措。其将中医药传统文化赋予新的内容与属性，能够与新时代潮流和现代观念相结合。"创新性发展"就是在继承中医药传统的基础上，进行新发现、创造和突破。中医药文化的"两创"需要从多方面进行，要围绕转化和发展，促进中医药文化全面协调可持续发展。创新来源继承，坚持继承才能创新。中医药文化源远流长，博大精深，其发展应尊重本身的发展规律，突出其原创性、特色性。

"两创"实现中医药自身再发展和优化，又能充分满足现代社会人民群众对健康的要求，有利于中医药文化发展和广大人民群众对中医药的认可。在中医药实现"两创"过程中，必须要有大力和各方面的措施。有学者提出增强文化自信、完善政策法规及机制、普及中医药教育、开发两创产品、挖掘区域中医特色等[2]。本文认为挖掘区域中医特色是关键点，并提出应因地制宜、突出重点，充分发挥中医药文化的区域特色，全面推进统筹中医药文化事业与产业发展，结合新时代潮流。在继承的基础上创新性发展，才能促进中医药文化的创新与转化，推动中医药文化在世界范围内丰富和发展。

一、推动中医药文化"两创"发展的机遇和重要性

实现中医药文化"两创"，不仅实现自身再优化，也能够充分地满足现代社会中人民群众对高质量健康状况的追求，更有利于促进广大人民群众坚定对

中华民族优秀文化的文化自信。习总书记多次提及，中医药文化是中华民族的瑰宝，是中国优秀传统文化的精华和体现。因此，目前中医药"两创"迎来了天时、地利、人和的"春天"，而我们应当抓住机遇[3]。

中医在保卫中华民族的健康上发挥着巨大作用。比如，中医治疗疫病有几千年的历史，积累了大量的经验。中医在2003年的"非典"、2009年的甲流H1N1期间，都发挥了重大作用。2019年末，新型冠状病毒席卷全球，无数人经历疾病痛苦，深受其害。新型冠状病毒感染至今西医无特效药，但"非典"和"新冠"均属于中医"疫病"范畴，中医有完整的认识体系和丰富的治疗"疫病"经验，在本次新冠疫情期间凸显优势。在全国疫病流行之时，虽然都是呼吸系统传染性疾病，大部分都表现为发热咳嗽、咽痛头痛身痛等症状，但南北差异患者证型有较大差异，区域特色很典型。比如北方风寒表闭者较多，南方多湿热或寒湿，因此处方用药也不同。也正是因为地域的特点，中医长期以来形成了区域各具特色的风格和用药习惯。中医要发展，必须重视根本，在继承基础上发展创新，实现"两创"。中医药在发展过程中，形成的区域特色，是数千年形成的经验累积，需重视传承与发展。

二、区域中医文化特色挖掘内容

1. 中医文化地域特色

中医特色具有地域性，不同地域形成了多种学术流派，其间的相互争鸣与渗透，又进一步促进了中医学术的发展，最终形成了中医学"一源多流"的发展格局。比如中医地域学派有：湖湘中医文化、岭南学派、浙江浙派中医、绍兴邵派中医、江苏孟河医派、黑龙江龙江医学、安徽新安医学、西藏藏医、苗族苗医、蒙古族医学等，均具有地方特色和独一无二的优势。比如在历史上，不同区域影响至今的马王堆养生文化[4]、蒙古族医学文化等。由于各地环境、气候、饮食习惯、人文等不同，人群体质不同，在疾病的中医证型不同，处方用药自然不同。而在不同时期的不同地域，由于经济发展不同、社会流动、地域文化等原因，又形成了各具特色的状态。在不同时期和不同区域的人民在认识疾病的过程中，因地制宜，总结出了一套具有区域亮点及优势的中医药文化，此为中医独有特色，因此当代也要充分发挥地域特色中医文化。

2. 中医道地药材特色

天然药材的分布和生产特点，与其生长所在地的自然环境息息相关。我国幅员辽阔，地理广袤，自然地理状况十分复杂，水土、气候等生态环境各地不尽相同，因此中草药的生产具有一定的地域特色，而产地与其产量、质量皆有着密切关系。正是因为环境差异与区域特色，不同的环境适合不同的药材生长，形成了多种偏性的植物，才有了药材的多样性，才有了道地药材，药材的生产、产量、质量、品种等均具特色。比如"四大怀药"（怀山药、怀牛膝、怀地黄、怀菊花）、"浙八味"（芍药、杭菊花、延胡索、玄参、白术、浙贝母、麦冬、温郁金）、东北人参、四川川芎和黄连、云南茯苓、宁夏枸杞、安徽丹皮、河南山茱萸等。

3. 中医药材炮制特色

中药炮制是历史悠久又十分神奇的技术。各个地域有不同地域炮制特色，使用工具也各不相同，每个地区在中药炮制技术及医药知识上，不仅拥有自己独特的理论体系，还具有不同特色的炮制方法和手段。现在中医炮制技术也在不断改革创新，若要发展更为长远，便不能脱离传承与继承。因此，现代化的中药炮制技术发展应加深对传统的中药炮制技术的发掘、整合与传承。最大限度地保留传承优质的部分，与现代化的科学技术手段、工艺、设施设备进行有机结合，优化对中药材的炮制过程与技术。

三、如何挖掘和发展区域中医特色，从而推动中医文化"两创"

1. 传播区域特色中医文化

各区域积极活跃的中医药文化氛围，是传播区域特色中医文化的重要条件。新冠疫情期间，中医药为人民群众解决很多危重、后遗症等问题，带来了很多深刻的影响。中医再一次从解决临床实际问题中体现了实际疗效，也让大部分人了解中医是可以快速解决临床问题的。通过此次疫情，中医药在其中起到了巨大作用，也向全国甚至全世界展现了中医的特色和疗效，也让部分中国人民重拾对中医的信任和认可感，改变了对中医的偏见，也给中国儿童树立了一个信念、认同感和良好影响。各地方学校应大力发展中医药文化特色的传承教育，如可以开设区域中医特色课堂、开展中医药文化知识竞赛活动、中医药经典知识宣传栏等，推动实现中医药文化的薪火相传。区域还可建立中医药文化主题公园、建立地方中医药博物馆、设立地方中医药文化长廊、媒体广播网络等中医药文化科普课堂等[5-6]。

2. 促进各区域中医文化交流

各区域有各自特色，但是并非各自自由任意发展，而是应求同存异。要促进区域发展，需要各区域进行中医文化交流，促进共同发展。首先，应将各自区域的中医文化特色进行系统总结，多开展全国学术交流会议，进行各区域的特色学术特点讲解，相互吸取其他区域的特色和优势。同时，还可促进与其他学科结合，多学科协同创新，促进各创新领域的联系与成果转化，不断地融合发展，推陈出新，实现创新性发展。中医药文化源头的学习交流，中医四大经典是源头，而各个区域有不同医家学术思想和流派，但根源还在中医经典。因此，中医的文化和临床交流是有共同点，又有不同，求同存异，共同发展。

3. 打造区域中医特色品牌

"两创"要求转化和发展，因此可利用区域特色的中医药转化为特色品牌，将区域特色让更多人熟知。这是时代的要求，也可顺应时代潮流和人民健康的需求，更是中医药文化创新发展的题中之义。比如江西有"江中"品牌的猴菇米稀、湖南有马王堆文化的养生枕头、加多宝凉茶等。中医的太极、功夫、针灸也越来接地气，打造属于中医的特色品牌，在国外受到普遍喜爱。还可以开发更多有中医药文化元素的纪念品或养生产品，如茶饮、香囊、药膳等，让中医药文化"两创"更有生命力。

四、小结

随着中医药"两创"的提出，中医药的发展更进一步，让人们意识到中医药创新发展的重要性，而亦应更加抓住中医药的发展机遇。中医药文化如何进行"两创"发展是一个关键问题，可以采取多方面的措施，但发展中医药区域文化特色是一个重要举措。

（黎　柳）

参考文献

［1］孙光荣．努力实现创造性转化、创新性发展［N］．中国中医药报，2017-06-07（001）.

［2］肖红梅，叶利军．试论中医药文化的创造性转化和创新性发展［J］．湖南省社会主义学院学报，2019，20（6）：80-82.

［3］刘玉洁．中医药健康养生文化创造性转化、创新性发展研究［D］．合肥：安徽中医药大学，2020.

［4］甘宁，陈小平．马王堆养生文化创造性转化与创新性发展应处理的关系［J］．科教文汇（下旬刊），2019（11）：169-170.

［5］郭敏．中医药文化进课堂是中医复兴的重要抓手［J］．国医论坛，2021，36（3）：64-66.

［6］汪立亮．中医文化进课堂进教材融合出版的可行性分析与探索［J］．科技与出版，2020（2）：116-120.

发展基层中医药事业对乡村振兴战略的意义

中医药为我国医疗事业作出了巨大贡献，是我国优秀的传统文化之一。习近平总书记强调："中医药学包含着中华民族几千年的健康养生理念及其实践经验，是中华文明的一个瑰宝，凝聚着中国人民和中华民族的博大智慧[1]。"中医药源于中华民族特有的思维方式，是上千年来传统农耕文化培育下的人们生活生产体验的理性升华[2]。2013 年全国中医药工作会议中河南省中医药管理局局长张重刚曾提出："中医药的根在农村、在基层，中医药所具有'简、便、验、廉'的特色优势尤其适合基层[3]。"中医药文化扎根基层，保存了中华文明的优秀基因，与乡村、农民、农业有着天然联系，是乡村振兴战略中最具活跃的因素之一。党中央大力发展中医药事业、实施乡村振兴战略布局，基层中医药事业的发展将在乡村振兴战略中进一步发挥其影响力和作用。

党的十九大报告中提出的乡村振兴战略是实现中华民族伟大复兴的重大举措。乡村振兴战略包括产业振兴、人才振兴、文化振兴、生态振兴、组织振兴，其与中医药事业的发展密切相关。中医药是中华民族几千年以来防治疾病的经验总结和智慧结晶，在乡村振兴战略中具有重要的意义。在新时代"百年未有之大变革"背景下，基层中医药事业的发展面临诸多挑战，发展基层中医药事业迫在眉睫，应重点从人才培养和经济发展等方面加强建设，以推动基层中医药事业发展，助力乡村振兴战略的实现，为实现中华民族伟大复兴贡献出中医药力量。

一、发展基层中医药事业在乡村振兴战略中的意义

中医药文化博大精深，包含人们的价值观、认知思维、医患关系、健康理念、诊疗方式、中药处方及运行模式等知识体系和医疗服务体系[4]。从经济层面讲，中医药具有我国优秀传统文化与产业相结合的特征，中药材的种植、加

工等相关产业链的发展，具有促进基层经济增长和扶贫的天然优势。建立以促进增收脱贫、提高质量为核心的中医药产业扶贫机制，是增加基层收入、调整基层产业结构、打赢脱贫攻坚战、促进基层生态文明建设的重要举措，亦是促进基层中医药发展和建设健康中国的重要内容之一，是实现党中央乡村振兴战略的重要举措。从物质及精神层面讲，当前中医药在社会经济发展中的地位日益显赫，其已成为潜力巨大的经济资源、产业资源、科技资源、卫生资源和生态资源[5]。因此发展基层中医药事业是乡村振兴战略中的中流砥柱。

1. 经济产业价值

基层中医药事业具有潜在的巨大经济价值，主要体现在三个方面：①经济来源。中药材来源于基层农业，主要包括动植物药和矿物药，与之相应的中药材种植养殖、采集、加工炮制、销售等产业都是基层人民重要的经济来源，亦是基层致富创收的有效途径[6]；②旅游资源。基层乡村分布着许多中医药的文物、遗址等，历史源远流长；吸引着广大游客前来观光。中医药材主要分布在乡村、深山、森林等，这些景区生长着大量的中药材，有着得天独厚的优势，蕴含着中医药文化，亦是旅游观光的重要内容。随着原始生态环境与健康产业融合形成的，产生了"康养小镇""森林康养""移动医疗"等新业态，吸引了大批游客驻足，带来了显著的经济效益[7]；③产业链条。中医药作为经济产业的重要支持，可形成工业、农业、第三产业等链条，如河南西峡的宛西制药，依托自然生态环境生产好药材，久负盛名，带动了地方百姓致富。又譬如2021年长沙县开慧村正在全力打造乡村振兴的标杆区、文旅融合的样板区。将姜盐芝麻豆子茶等农产品与动人的开慧故事融合，开启红色文旅产业新路子。

2. 医疗保健价值

中医药自问世以来为保障中华儿女的生命健康作出了巨大贡献，在古代中医药是治疗疾病的主要手段，对千百年来中华民族的繁衍生息起到了屏障保护作用。中医的诊病、治病、预防、养生的理论和技术，是经过千百年来的临床实践证明行之有效的防治疾病的理论和方法。中医发展史中涌现了大量名医大师，其运用精湛的医术和崇高的医德驱除病魔，守护人们健康，为中医药事业的发展作出伟大贡献[8]。中医蕴含着"天人相应""形神统一"的观念，以人为本的个体化辨证施治模式，其疗效确切、优势明显，在防病治病中发挥了无可替代的作用[9]。其价值具体体现在：①医疗体系。中医药事业治病救人、救死扶伤，是基层医疗最重要的部分；②健康养生。中医养生学蕴含着颐养身心、强健体魄、预防疾病、延年益寿的理念，对基层人们身心健康能起到很好的作用。③防止因病致贫、因贫返病。我国基层人口众多，群众健康素养有待提高，中医药防病治病具有"简、便、验、廉"的特点，有利于改善偏远地区基层人们"因病致贫、因贫返病"的状况[10]。中医药以其简便、方便、低价、有效的优势受到广大群众的认可，中医药的发展主要源自长期临床实践，医师们在长期临床实践过程中，积累了治病的经验，总结出简便、价廉、效佳的经方验方，在治病过程中发挥了巨大作用。正因如此，贫困人群也可通过中医药得到一定的治疗，尤其适合长期处于总体贫困的基层民众。

3. 教育文化价值

中医药文化内涵与现代社会文明相适应，可促进基层精神文明建设，中医讲究"仁"，主张德艺双馨，其核心价值体系和中国社会主义核心价值体系有着相同的道德准则和价值取向，显现了中华民族的优良传统。中医药文化的核心价值是中医药的人文精神，是中医药人的精神信仰。守正中医药人文精神不仅是中医药文化传承、创新和发展的需要，还可帮助中华儿女坚定中医文化自信，为培养优秀的中医药人才的项目指明方向。在临床实践中，历代中医需"立医心、修医德、匡医风"来守正中医药人文精神[11]。中医药文化经过几千年的传承和发展，不断融合历代精华，形成了生命科学和人文知识相融合的体系，丰富了中华文化的内涵，亦形成了独特的中医药文化特色。中医药文化三大核心：核心价值观即天人合一；核心思维模式即象思维；核心行为准则即谨熟阴阳、以平为期。中医药文化不仅是开启中国优秀传统文化的钥匙，也是国际化交流发展的重要枢纽，亦是中国传统文化走向世界的桥梁。坚定中医文化自信有利于中华优秀传统文化的传播，有利于建立中医学科自信，有利于提高全民健康素养，有利于发展中医药事业。唯有深刻把握中医文化的内涵，才能更好地促进文化传承与中医药发展[12]。大力发展中医药事业就是弘扬和传承中国优秀传统文化，而传承和弘扬中国优秀传统文化亟须大力发展中医药事业。

中医药文化教育应从小学习，不仅加强对中华传统文化的认识，最重要的是有利于培养民族自信，增强民族自信心。传统中医药文化启迪智慧，培养人们的哲学思维。中医认为宇宙是一个密不可分的、对立统一的有机整体，处于不停地运动变化中，人生活在自然界，与自然环境息息相关，即"天人一体观"的整体思想。中医"天人合一"的整体思想，强调顺应自然、形神共养，人与自然和谐统一，有利于帮助民众建立良好的世界观和价值观。

二、基层中医药事业存在的问题

1. 基层中医药的断层现象

现今农村对中医药丢失了很多记忆，新一代青年对中医理论亦十分陌生，认识药物的能力也下降，过去许多老人认识几十味中草药，现如今能认识的没几个人，口口代代相传作用逐渐消失。近年"民族虚无主义"盛行，对中医产生了强烈的冲击，谣传抹黑中医，导致许多老百姓对中医失去信任，中医药文化难以传播。许多有发展潜力的中医药优质项目亦传承无人。如今具有一定医疗服务能力的基层医生极其缺乏。基层卫生健康事业发展的最大短板是乡村医师数量短缺和质量不高。很多地方的村医是"赤脚医生"，没有接受过系统的医学教育。对于常见病、多发病，基层医生不具备一定的诊疗水平，基层百姓常因为基层医生不能解决基本问题而"小病不治"或"小病大治"。对于大病、重病，当基层医生或医疗机构无力救治的时候，要做到尽早诊断、精准转院，才能够真正保障大病、重病患者的生命安全。而对于慢性病及疾病愈后阶段患者，基层医生要善于利用健康管理、康复治疗及持续治疗等手段，才能保障患者拥有较好的生活状态。目前，乡村医生的医疗服务能力较低，远不能满足基层百姓对健康的需求。

2. 基层中医药的潜力挖掘不足

国家缺乏专门的人员对基层中医药文化进行研究和开发，村医数量大大减少，缺乏基本的中医服务体系。基层中医药文化资源挖掘不足，许多文化遗址得不到及时保护，逐渐消失。基层中医师对中医的整体观念认识水平和应用能力较低，尚未系统掌握宏观与微观的内在联系，存在许多证据空白，基层整体中医水平亟待提高。目前亦未形成系统的基层中医药从业人员教育体系。全国各省市都未有成熟的基层医生学历教育和继续教育体系。基层医生不能获得优质的医疗教育资源是目前医学教育最大的"痛点"。基层医生的潜力尚未挖掘，如何让基层医生获得高效、保质、低成本、广覆盖的医学教育资源是目前亟须解决的难题。

3. 相关政策法规支持不够

基层中医药事业的发展虽然得到党和国家的重视，有了一定的发展和规划，但仍然存在许多问题：①中医地位大大降低。由于乡村中的"乡村医师"规范化管理政策的实施，许多中医乡村赤脚医生改行或回归农耕生活，新生中医师力量难以及时补充，越来越多人更加追求疾病快速恢复、倾向使用西医治病。②"以西律中"的管理模式使得基层中医师执业困难，中医药的特色治疗难以展现，"简、便、验、廉"的技术手段开展不够。基层中医严重缺乏存在感，老百姓心中存在误区，总以为中医疗效慢，殊不知中医既可治急症，亦可治慢病。③许多基层百姓嫌熬药麻烦，使用中药的患者也越来越少。现今基层中医药发展普遍存在"散、少、无、乱"的问题，同时其面临着生存、发展、信任和传承危机。面对当前危机，党和国家应高度重视大环境及乡村振兴战略提供的机遇，牢牢抓住，有所作为。2018年国家中医药管理局对中国公民中医药健康文化素养调查显示："全国15～69岁人群，具备中医药健康文化素养的人数超过1.58亿。"说明全国中医药健康养生理念普及工作仍需大力推进，人们的中医药文化素养还需提升。为满足基层百姓对中医的迫切需要，从根本上解决基层看病难、看病贵、因贫致病、因病致贫等问题，亟待建立健全的中医类农村医疗服务保障体系。

4. 基层中医药人才极其匮乏

大力发展基层中医药事业需要优秀中医药人才的推动，中医药人才的培养是基层中医药稳定持续发展的重要保障。《中医药人才发展"十三五"规划》提出建设基层中医药人才队伍，加强基层医疗卫生人员的岗位培训，提升基层中医药临床诊疗能力，为我国基层中医药事业的发展指明了方向。基层中医药人才匮乏原因如下：①人才引不进。基层中医药人才来源匮乏，大多数高等医学院校毕业的学生不愿回到基层工作，如今基层中医药从业人员数量少、学历偏低、职称偏低、能力不强、技术不高、缺乏核心骨干。我国目前有54.2万个行政村共设62.2万个村卫生室，村卫生室人员达144.1万人，而村卫生室人员学历为大专及以上的仅为8.3%，即11.96万人；执业（助理）医师人员只占到村卫生室人员总数的26.46%，即38.13万人。②人才难用好。基层人员管理难，专业技术人员潜力难以充分挖掘，难以做到人尽其用，造成人才浪费。进而降低中医药人才的工作积极性，医疗服务效果也大打折扣。③人才留不住。基层中医药从业人员工资低、社会福利待遇差、日均工作量大、社会地位不高等种种因素导致基层医疗人才大量流失。同等条件的西医从业者，其工资待遇均高于中医。老百姓思想根深蒂固，认为急性病只能看西医，同时健康养生意识差。因此这也加大了中医药在基层发展的困难，一些优秀的中医药人才也不再坚守"纯中医"阵地，逐渐"西化"。

三、结语

中医药文化是中医药事业发展的灵魂，其具有文化哲学性且内涵丰富，是发展基层中医药事业的根本源泉，弘扬中医药文化亦是发展基层中医药事业的关键所在。中医药传统文化积淀深厚，并且有着辉煌的历史成就、顽强的生命力，中医药是一个伟大的宝库，党和政府高度重视中医药发展，其在中国乡村振兴战略中不可或缺，更是助推中国优秀传统文化"走出去"的先锋[13]。

发展基层中医药事业在乡村振兴战略中意义重大，因此我们要直面问题，破解难题：首先要进行思路建设，提升对基层中医药文化的认识，不仅是管理层需要提升对中医的认识，更要让老百姓深入了解中医，近距离接触中医；二是纳入城乡发展规划，纳入当地的发展规划中，做好中医药发展的合理设计和布局；三是加强管理，净化中医药发展空间，与西医学知识发生良性互动，鼓励中西医结合医学的发展；四是加强对传统中医药的研究及资源的挖掘整合，努力创造一批优秀成果，打造优质中医药文化；五是加强中医药人才队伍建设，激活人力资源，积极引进人才，提升基层中医药人员的水平和整体医学素养，既要创造更好的"医疗软件"，也要顾全"医疗硬件"，改善基层工作环境和薪资待遇；六是要鼓励医学院校开展基层医生远程教育工作。建设完善的基层医生培训体系，是以培养基层医生为基本目标的医学院校的职责。通过信息化、智能化手段帮助乡村医生提高临床操作能力和诊疗水平。基层医生可通过培训促进其掌握较扎实的临床技能，并打通学科壁垒成为中西医全科医生，正是加强建设基层医生培训体系的目标所在。基层医生要具备五大临床能力，包括"无病擅防、小病擅治、大病擅识、重病擅转、慢病擅管"。这些能力的提升都需要医学院校的优秀教师开展系统的、针对性的基层医生教育才能得以实现。

同时，要依据党和国家发展的需要，在前人的基础上努力创新，做好乡村振兴战略中基层中医药事业的发展，从健康养生、疾病防治、文化传播、人才培养、中西结合等方面加强建设，推动基层中医药事业和产业飞速发展，帮助乡村振兴战略早日实现，推动优秀的中医药文化走向世界，大放异彩，为建设健康中国和实现中华民族的伟大复兴贡献出中医药的巨大力量。

（张媛婷）

参考文献：

［1］王君平．传承好中医药文化瑰宝［N］．人民日报，2019-11-13（009）．

［2］李其忠．中医发展需要文化滋养［J］．中医药文化，2009，4（6）：1.

［3］刘惠敏，谢谨如，彭婷，等．基层中医药人才培养现状及思路探析［J］．考试周刊，2018（16）：165-166.

［4］毛嘉陵，康赛赛，王晨，等．中医药科学文化传播的战略分析（二）—中医药的未来与传播战略［J］．中医药通报，2020，19（2）：1-5.

［5］王国强．以高度文化自信推动中医药振兴发展［N］．人民日报，2017-02-24（007）．

［6］孟长海，郭德欣，王治英．乡村振兴战略下农村中医药文化的重构［J］．中医药管理杂志，2021，29（10）：225-228.

［7］金媛媛，王淑芳．乡村振兴战略背景下生态旅游产业与健康产业的融合发展研究［J］．生态经济，2020，36（1）：138-143.

［8］胡永干．中国共产党领导发展中医药事业研究［D］．武汉：武汉大学，2017.

［9］曹洪欣．中医药振兴发展70年 实现五大重点突破［J］．产业创新研究，2020（4）：86-88.

［10］何清湖．打通健康最后一公里［N］．健康报，2021-09-29（005）．

［11］王薇，陈小平．中医药人文精神"守正"探析［J］．湖南中医药大学学报，2020，40（12）：1581-1584.

［12］何清湖．论坚定中医文化自信［J］．湖南中医药大学学报，2020，40（10）：1189-1192.

［13］张宗明．论中医药文化自信［J］．南京中医药大学学报（社会科学版），2018，19（1）：1-5.

从"湿邪"小视角浅谈坚定中医药文化自信大布局

〔摘要〕通过问卷调查，分析湖南中医药大学第一附属医院及湖南省中医院就诊患者对中医湿气的认知情况。结果显示，患者认为湿气重的主要症状是大便稀烂、头昏头重和四肢酸胀；湿气难愈是患者对湿气性质的主要理解；患者对体内湿气自我判断的主要方式是大便情况及舌苔情况，治疗方式倾向于服用中药及通过饮食调节；患者对湿气认知程度自我评分平均 57.34，对中医治疗湿气信心评分平均 81.32。湿气认知程度越高的患者对中医的信心越强。

〔关键词〕湿邪；中医药；文化自信；问卷调研

毛泽东同志曾对中医药作出重要指示："中国医药学是一个伟大的宝库，应当努力发掘，加以提高。"2022 年 10 月 16 日上午 10 点，中国共产党第二十次全国代表大会在人民大会堂开幕，习近平总书记在报告中提出，推进文化自信自强，铸就社会主义文化新辉煌。中医药根植于中华传统文化，是中国古代科学的瑰宝，亦是打开中华文明宝库的钥匙。近年来，"一带一路"的合作倡议推动中医药文化在国际广泛传播[1-2]。然而随着西方医学的快速发展，国内的"中医不自信"现象愈发严重[3]。坚定中医文化自信不仅是中医人的使命，民众同样责无旁贷。如何提高中医自信，让民众信中医、爱中医、用中医，这是目前中医药事业亟待解决问题之一。

2022 年党的二十大报告指出踔厉奋进，促进中医药传承创新发展；2021年国务院印发的《关于加快中医药特色发展的若干政策措施》把"增强中医药发展动力"作为重要举措之一，这说明了我国对中医药文化的重视。中医药文化是先进的文化，理应树立中医文化自信[4-5]。提高中医文化自信，理应着手于找到消除群众对中医误解的途径及办法[6]。2020 年，张伯礼院士在全国两会上建议推动中医药文化进校园，提升青少年文化自觉和自信。民众对中医药文化的认知程度越高，则对中医的误解越少，才能更有利于文化的传承。因此，加大中医药文化知识的宣传普及是提高国内民众中医自信的有效策略之一。

"湿邪（通常又称湿气）"作为中医药文化与群众衔接的重要线索之一，理应首先加大其宣传力度。"湿气"作为机体的一个致病因素[7]，其在中医药传统文化传承的悠久历史中发挥着重要角色。众所周知，在中医院，几乎所有就诊患者都会询问中医师其体内是否存在湿气。身体不适的患者相对于健康人而言，其对"湿气"的认知具有更高的主动性。另外，"湿气"具有迁延难愈的特点，可发展成寒湿、湿热，甚至造成瘀血内停[8-9]。中医古话说："千寒易去，一湿难除"，这也表明了湿气重的患者往往需要较长时间的中药调理[10]。若患者对湿气认知程度低，长时间的治疗会降低患者的中医自信。因此，在中医药文化宣传的大布局中应首先着手于中医"湿气"小视角的普及。调查组受于湖南中医药大学博士课堂"小题大做"启发制定湿气认知程度问卷，依托广于湖南中医药大学第一附属医院及湖南省中医院进行调研分析，旨在了解患者对湿气的认知情况，为中医药文化宣传普及提供参考方向以进一步提高我国的中医自信。

一、资料与方法

1. 资料来源

为了解就诊患者对中医湿气的认知情况，加强中医药文化的普及宣传。本研究依托于湖南中医药大学第一附属医院及湖南省中医院进行，调查问卷的设计及调查过程得到医院数名教授的支持。

2. 调查内容

①患者的年龄、性别、受教育程度等基本信息，因问卷采用匿名形式，故不收集患者姓名；②患者对湿气引起的症状、湿气的性质等认知情况；③患者对湿气认知的自我评分及中医治疗湿气的信心评分。

3. 调查方法

本次调查问卷设有电子版和纸质版，发放于湖南中医药大学第一附属医院及湖南省中医院的脾胃科、针灸科等科室住院及门诊的患者，调查时间为 2022 年 09 月 22 日至 2022 年 11 月 22 日。

4. 纳入标准

配合度高且自愿完成调查问卷的就诊患者均纳入。

5. 排除标准

①不能配合的患者；②酗酒、昏迷等意识不清的患者；③消化道出血、急性脑梗死、急性胰腺炎等病情危重的患者；④不满 16 岁的患者。

6. 统计方法

通过建立 Excel 文档记录数据并分析数据。

二、结果

1. 基线资料

本次调查问卷共发放 576 份，回收问卷 576 份，其中有效问卷 574 份，有效问卷率 99.65%。在 574 个调查对象中，性别构成：男性患者 245 人，占 42.68%；女性 329 人，占 57.32%，女性的依从性较男性偏高。文化程度构成：初中及以下 82 人，占 14.29%；高中 / 中专 / 高职 96 人，占 16.72%；本科 / 大专 379 人，占 66.03%；硕士研究生及以上 17 人，占 2.96%。年龄构成：18 岁以下 9 人，占 1.57%；18 ～ 30 岁 144 人，占 25.09%；31 ～ 45 岁 231 人，占 40.24%；46 ～ 60 岁 161 人，占 28.05%；60 岁以上 29 人，占 5.05%。在本次调查对象中，表示自己身体不适时很少看中医的有 72 人，占 12.54%；偶尔看中医的有 236 人，占 41.11%；经常看中医的有 266 人，占 46.34%。为便于数据分析，将结果绘制成可视化图（见图 1）。

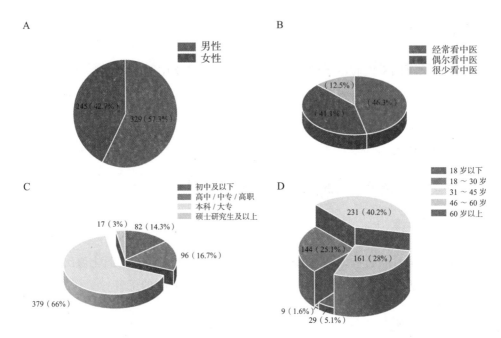

注：A 是性别构成；B 是就诊频率构成；C 是受教育程度构成；D 是年龄构成。

图1　基线资料可视化图

2. 患者对湿气引起症状的认知情况

机体因发生疾病而表现出来的异常状态定义为症状。症状是患者的主观感受，亦是患者就诊的主要原因。问卷第一题"您认为湿气重可能会出现哪些症状？（不定项选择）"，此题意在将湿气与患者主观感受结合，初步调查患者对湿气导致的临床症状的认知程度（见表1）。为了尽可能得到高质量的问卷调研，在问卷调查过程中，将症状的概念进行了口语化解读以便于患者的理解。调查结果显示，在湿气引起的临床症状条目中，患者最认可的3项分别是"大便稀烂""头昏头重"和"四肢酸胀"。其中"大便稀烂"被选440次，占76.66%；"头昏头重"次之，被选392次，占68.29%，"四肢酸胀"又次之，被选389次，占67.77%。中医理论认为，脾主运化，脾气健旺，运化功能正常，水精四布，则痰饮水湿无以停聚；若运化失司，则水湿内停。另外，喜燥恶湿是脾的生理特性之一，外湿侵入或内湿停聚，困遏脾气，脾脏则更虚。因此，"湿盛"与"脾虚"构成恶性循环。脾气虚损，运化水谷的功能减退，则机体的消化吸收功能失常，从而导致大便稀烂；运化水液功能减退，则机体的水液代谢障碍，多余的水液往上则头昏头重。《素问·生气通天论》有言："因于湿，首如裹。"若水湿往下则四肢酸胀，滞于中则食欲不振、胸中闷胀、恶心呕吐等。从表可以看出，患者普遍认为大便稀烂是湿气重的临床表现，而湿气引起的其他症状认知度不高。此外，个别调查对象补充其他的临床症状，具有一定的借鉴意义，例如"困倦""头发油"等。

患者对中医湿气的认知程度可能会因就诊频率、受教育程度及年龄的不同而存在差异，为了尽可能排除这些干扰因素，调查组做了进一步的分类分析。分类信息如下，就诊频率：将所有患者分为很少看中医、偶尔看中医、经常看中医 3 类；受教育程度：将所有患者分为初中及以下、高中 / 中专 / 高职、本科 / 大专、硕士研究生及以上 4 类；年龄：将所有患者分为 18 岁以下、18 ~ 30 岁、31 ~ 45 岁、46 ~ 60 岁、60 岁以上 5 类。值得注意的是，在将患者分类后得到的问卷调查结果中，"大便稀烂""头昏头重""四肢酸胀"皆入选前三。很少看中医的患者看法是"头昏头重"排第 1，偶尔及经常看中医的患者看法是"大便稀烂"排第 1（见图 2，其中连线越粗表示支持度越高；颜色区分不同部分）；年龄与受教育程度的分类分析结果与总体分析结果一致。

表 1　您认为湿气重可能会出现哪些症状？

临床症状条目	频次（次）	百分百（%）
大便稀烂	440	76.66
头昏头重	392	68.29
四肢酸胀	389	67.77
身重而痛	348	60.63
脘腹胀满	327	56.97
食欲不振	317	55.23
关节屈伸不利	297	51.74
胸中闷胀	235	40.94
恶心呕吐	184	32.06
其他	40	6.97

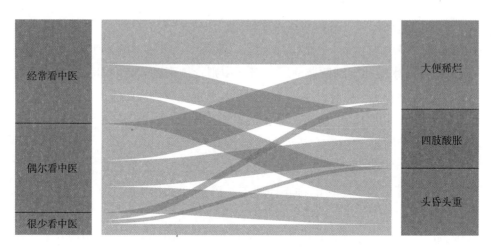

图2　不同就诊频率的患者对湿气症状的看法

3. 患者对湿气性质的认知情况

湿气致病的特点是由于湿气的性质所决定的。因此，调查组认为湿气的性质对于反应湿气认知程度至关重要。问卷第二题"您认为湿气具有哪些性质？（不定项选择）"，此题稍有难度，意在进一步调查患者对湿气的认知程度（见表2）。在问卷调查过程中，调查组同样将性质条目进行了口语化解读以便于患者的理解。调查结果显示，在湿气的性质状条目中，患者最认可的3项分别是"湿气难愈""湿气黏滞"和"湿气沉重"。其中"湿气难愈"被选346次，占60.28%；"湿气黏滞"次之，被选311次，占54.18%，"湿气沉重"又次之，被选288次，占50.17%。值得注意的是，"完全不懂"被选128次，占22.30%，这说明湿气性质相关知识的普及程度有待加强。

表2　您认为湿气具有哪些性质？

性质条目	频次（次）	百分百（%）
湿气难愈	346	60.28
湿气黏滞	311	54.18
湿气沉重	288	50.17
湿气浑浊	276	48.08
湿气趋下	225	39.20
完全不懂	128	22.30
其他	0	0.00

4. 患者对湿气的判断方式

体内水湿的停聚是慢性疾病的根源之一。然而，由于患者对体内湿气的存在缺乏判断，加之对慢性疾病的忽视，故疾病逐渐进展，甚则造成寒湿、湿热、虚实夹杂等。因此，调查组认为患者在认识疾病的情况下依从性才会更高，问卷第二题"您通常如何判断体内有湿气（不定项选择）"，结果见表3。调查结果显示，在湿气的判断方式状条目中，患者最认可的3项分别是"大便情况""通过镜子看舌苔"和"身体有沉重感"。其中"大便情况"被选471次，占82.06%；"通过镜子看舌苔"次之，被选450次，占78.40%，"身体有沉重感"又次之，被选369次，占64.29%。大便稀烂是患者认为湿气重的主要临床表现之一，故通过大便情况判断体内是否有湿气，本条目的调查结果与湿气引起的症状调查结果大致相符。舌苔是中医的术语，其与湿气密切相关。湿气重，则舌苔偏腻。近年来随着中医文化的发展，在日常生活中人们也逐渐密切观察自己的舌苔。在本条目的调查结果中，"通过镜子看舌苔"仅次于"大便情况"，这说明在就诊的患者中，中医舌诊文化普及程度尚可。

表3　您通常如何判断体内有湿气？

判断方式条目	频次（次）	百分百（%）
大便情况	471	82.06
通过镜子看舌苔	450	78.40
身体有沉重感	369	64.29
头发容易出油	358	62.37
四肢乏力	338	58.89
胃口不好	287	50.00
其他	0	0.00

5. 患者对治疗湿气方式的选择

治疗疾病是认识疾病的最终目的。问卷第四题"您通常选择何种方式治疗湿气（不定项选择）"，结果见表4。调查结果显示，在湿气的治疗方式状条目中，患者最认可的3项分别是"中药""食疗"和"拔罐"。其中"中药"被选472次，占82.23%；"食疗"次之，被选378次，占65.85%；"拔罐"又次之，被选 276 次, 占 48.08%。此外, 还有调查对象补充了"莲子扁豆薏米粥""红豆薏米粥"等食疗具体方式, 表明患者对中医养生文化认知较好。当自觉体内有湿气时, 有 65.85% 的患者会选择食疗的方式干预, 这也表明患者在一定程度上具有治未病意识。

表 4　您通常选择何种方式治疗湿气?

治疗方式条目	频次 (次)	百分百 (%)
中药	472	82.23
食疗	378	65.85
拔罐	276	48.08
针灸	256	44.60
刮痧	246	42.86
其他	20	3.48

6. 患者对中医湿气的了解程度

中医药文化是我国优秀传统文化的重要部分。然而, 文化的传承与发展是一场持久战, 拼的是时间和耐力。问卷第五题"您对中医湿气认识程度的自我评分? (单项选择)", 结果见表 5。调查组采取自我评分的方式 (满分 100 分) 对患者中医湿气认知程度进行了调研。574 例调查对象中, 认为自己对中医湿气一无所知 (0 分) 的有 28 人, 认为自己对中医湿气了解非常全面 (100 分) 的有 43 人, 全体平均分 57.34 分。调查组以 60 分为界限, ≤ 60 分表示对中医湿气的认知程度低, 共计 350 人, 占 60.98%; > 80 分表示对中医湿气的认知程度较好, 共 92 人, 占 16.03%, 这说明患者对中医湿气的认知尚未达到普及程度, 需要加大中医药文化知识的传播度。

表 5　您对中医湿气认识程度的自我评分?

分数段 (分)	人数 (个)	分数段 (分)	人数 (个)
0 ~ 10 分	82	51 ~ 60 分	72
11 ~ 20 分	41	61 ~ 70 分	92
21 ~ 30 分	41	71 ~ 80 分	40
31 ~ 40 分	31	81 ~ 90 分	51
41 ~ 50 分	83	91 ~ 100 分	41

患者对中医湿气认知程度的自我评分可能会因就诊频率、受教育程度及年龄的不同而存在差异，调查组同样根据就诊频率、受教育程度及年龄进一步分类分析。就诊频率分类分析：3 类患者对中医湿气的认知程度不相等，其中经常看中医的患者对湿气的认知程度最高，平均分 66.32 分；偶尔看中医的患者认知程度次之，平均分 60.78 分；很少看中医的患者又次之，平均分 44.92 分。受教育程度分类分析：不同文化程度的患者对湿气认知程度不完全一样，其中初中及以下文化程度的患者对中医湿气的认知程度（平均分 54.44）、高中 / 中专 / 高职文化程度的患者对中医湿气的认知程度（平均分 54.31）与本科 / 大专文化程度的患者对中医湿气的认知程度（平均分 55.42）没有明显区别，硕士研究生及以上文化程度的患者对中医湿气的认知程度偏高（平均分 65.19 分）。这说明文化程度只有达到一定的高度（至少研究生）才会对中医湿气有更多的认知。年龄的分类分析：不同年龄段的患者对湿气认知程度不完全一样，其中 18 岁以下年龄组的患者认知程度最低（平均分 49.29 分）；18 ～ 30 岁年龄组（平均分 54.17 分）；31 ～ 45 岁年龄组（平均分 57.24 分）；46 ～ 60 岁年龄组（平均分 62.37 分）与 60 岁以上年龄组（平均分 63.63 分）的认知程度相近，各年龄组依次略有增强。这初步说明随着年龄的增长，患者对中医湿气的认知程度随之增加。

7. 患者对中医治疗湿气的信心评分

《黄帝内经》有言："恶于针石者，不可与言至巧；病不许治者，病必不治，治之无功矣。"若患者对治疗无信心，不仅降低了依从性，而且其心理暗示也不利于疾病的恢复。问卷第六题"您对中医治疗湿气的信心评分？（单项选择）"，结果见表 6。值得提出的是，本调查研究发现患者对中医湿气认知程度的自我评分不高，但是对于中医治疗湿气的信心很高。574 例调查患者对中医治疗湿气信心评分的平均分为 81.32 分（满分 100 分）。在这些调查对象中，有 16 人对中医治疗湿气完全没有信心（0 分），114 人信心十足（100分）。调查组以 60 分为界限，≤60 分表示对中医治疗湿气没有信心，共计193 人，占 33.62%；相反，>60 分表示对中医治疗湿气有信心，共 381 人，占 66.38%。

表6　您对中医治疗湿气的信心评分?

分数段（分）	人数（个）	分数段（分）	人数（个）
0 ～ 10	24	51 ～ 60	67
11 ～ 20	13	61 ～ 70	44
21 ～ 30	19	71 ～ 80	79
31 ～ 40	23	81 ～ 90	76
41 ～ 50	47	91 ～ 100	182

　　患者对中医治疗湿气的信心评分可能会因就诊频率、受教育程度及年龄的不同而存在差异，调查组同样根据就诊频率、受教育程度及年龄进一步分类分析。就诊频率分类分析：3类患者对中医治疗湿气的信心评分不完全一样，其中经常看中医的患者信心评分最高，平均分90.24分，偶尔看中医的患者信心评分（平均分77.34分）与很少看中医的患者信心评分（平均分76.44分）相差不大。这说明经常看中医的患者对中医湿气认知程度偏高，同样对于治疗信心也较高。受教育程度分类分析：不同文化程度的患者对中医治疗湿气的信心评分没有明显差异。年龄的分类分析：不同年龄段的患者对中医治疗湿气的信心评分不完全一样，18岁以下年龄组患者的信心评分（平均分79.36分），18～30岁年龄组（平均分80.42分）、31～45岁年龄组（平均分81.55分）、46～60岁年龄组（平均分82.02分）与60岁以上年龄组（平均分83.25分）的认知程度相近，依次略有增强。这初步说明无论长幼，患者对中医治疗湿气均有信心，年龄60岁以上的患者抱有更大的信心。

三、讨　论

　　2021年2月9日国务院印发的《关于加快中医药特色发展的若干政策措施》把"增强中医药发展动力"作为重要举措之一，这说明了我国对中医药文化的重视。值得提出的是，中医药的快速发展需建立在中医自信的基础上。中医药文化的宣传普及与中医自信直接相关。"湿气"作为中医药文化与群众衔接的重要线索之一，理应首先加大其宣传力度。

　　本次问卷调查结果显示，"大便稀烂""头昏头重"和"四肢酸胀"是患者认为湿气重的主要临床表现。患者认为湿气的性质主要是难愈，这可能与患者反复就诊有关。"大便稀烂"和"通过镜子看舌苔"是患者对病情自我评估的主要方式；服用中药治疗和通过饮食调节是患者比较愿意接受的治疗方式。在自我评分中，患者对湿气的了解程度明显不足，然而却对中医治疗湿气的信心极高。在调查组的分类分析中，经常看中医的患者对中医湿气的认知程度偏高，对应的治疗信心也偏高。值得注意的是，问卷调查的结果初步显示，湿气认知程度越高的患者中医自信越强。因此，我们认为加大中医药文化宣传在坚定中医药自信中发挥重要作用，而中医药文化宣传的大布局应以中医"湿气"的小视角进行"小题大做"。然而，本研究同样存在局限性。本次调查是依托广于湖南中医药大学第一附属医院及湖南省中医院进行，无法代表其他地区的就诊患者，且西医院与中医院就诊的患者认知情况相差较大，因此，本结论仍需要大样本、多中心的调查进一步研究。

（邹孟龙）

参考文献

［1］张莉，肖丽，金菲，等."一带一路"背景下的中医药文化传播［J］.中医药管理杂志，2022，30（5）：5-7.

［2］袁慧玲.浙江建设"一带一路"沿线中医药文化传播"重要窗口"研究［J］.中医药管理杂志，2022，30（17）：1-3.

［3］朱嘉丽，林彬，张书河.文化自信视野下中医文化的传承与发展路径探析［J］.中国中医药现代远程教育，2018，16（23）：47-49.

［4］何清湖.论坚定中医文化自信［J］.湖南中医药大学学报，2020，40（10）：1189-1192.

［5］贾成祥.中医文化的核心价值及其儒学渊源［J］.中医学报，2021，36（2）：243-246.

［6］李隽，井晶.中医药文化科普传播策略研究［J］.现代中医药，2022，42（6）：141-144.

［7］朱文翔，王庆国，王雪茜，等.基于"治未病"理论的《金匮要略》湿病、痰饮病、水气病治则解析［J］.北京中医药大学学报，2017，40（7）：533-536.

［8］邱雪辉，严张仁，王万春. 王万春教授从湿、瘀论治男科病经验［J］. 湖南中医药大学学报，2022，42（4）：676-679.

［9］刘庚鑫，张星，张格第，等. 寒湿发热病机与辨治探要［J］. 中医杂志，2022，63（23）：2207-2212.

［10］陈弼沧，吴秋英，蔡月虹，等. 寒湿内蕴证辨治初探［J］. 国医论坛，2020，35（5）：12-15.

从中医外科丹药论坚定中医文化自信

近年来，中医药发展迎来了天时地利人和大好机遇，然而目前中医药发展也存在着一些问题，如中医理论传承失力、创新发展后劲不足、中医的教育体制困惑、思维弱化、特色优势淡化、"中医废存"百年之争、中医科学与文化关系等问题一直"悬而未决"[1]。这些问题从一定程度上反映出大众对中医药文化自信的缺乏。中医药源远流长、博大精深，是中华文明的瑰宝，充分挖掘中医药文化，有助于更好地继承和弘扬中华优秀传统文化。习近平总书记也指出："推动全党全社会增强历史自觉、坚定文化自信[2]。"因此坚定中医药文化自信是促进中医药繁荣发展的重大工程，中医药的传承创新发展必定离不开中医文化自信。

中医外科丹药在我国历史源远流长，目前仍用于瘰疬、痈、疽、疔、流痰、瘘管等中医外科疾病，并有确切疗效[3]。然而，中医外科之丹药常使用汞炼制，人体吸收后可引起肝肾毒性反应，因而在临床上不仅西医临床执业者摒弃不用，甚至习读中医之士亦"闻丹色变"。丹药临床有效性、科学性与其安全性的问题是中医药常常存在的共性问题，也是因为这些问题，才会导致中医文化自信道路上出现一些阻碍，只有直面这些问题，才能更好地做好坚定中医文化自信工作，故本文从中医外科丹药为切入点，浅论坚定中医文化自信。

一、中医药文化自信来源

1. 中医药文化自信来源于临床疗效

中医药文化自信不是无条件产生的，也不是凭空产生的。中医药文化自信首先便是来源于临床疗效的验证。中医药的核心定位是一种医学，归根结底中医药是在医疗服务基础上而产生的，而医学首先便重疗效，疗效才是硬道理，疗效才是能让广大人民群众信服之所在，是人民建立起中医文化自信的首要条件。中医外科丹药在临床上对于瘘管、褥疮等疾病，其效果较西医学而言，具有价格低、见效快、损伤小，且不易复发的特点，病人接受程度高[4]。且在近代受到西医学发展的冲击和受到肝肾毒性的诟病后，由于丹药出奇的疗效，至今依然存在，外科丹药的良好疗效经住了千年历史的考验。中医药凝聚了中华民族几千年的智慧，帮助了中华人民度过一次又一次的危机，中医药疗效是经过几千年历史验证的。在中国历史上不乏出现天灾、战乱、瘟疫，如此次的新冠疫情，中医药就其中起到了不可磨灭的贡献，正是在这几千年的疗效贡献沉淀中，促使中医药文化自信渐渐深入到民众心中。此外，中医药也是人们养生保健的一个重要手段，随着大众对健康的诉求不断提升，西医学的医疗服务已经不能满足人民的需要，百姓们也深深地感受到中医药带来的"健康红利"，中医药的健康养生理念正在无形地融入民众的衣食住行当中，成为人民生活中不可分割的一部分。因此中医药文化自信来源于确切的临床疗效，来源于老百姓们切身体会到的疗养效果，并且这种源于实践的信心，是稳固的、可靠的，也是中医文化自信的坚实支撑。

2. 中医药文化自信来源于中医药是中华民族的瑰宝

中医药历史源远流长，内容博大精深，是中国文化创新的宝藏，这些宝藏时至今日依然保持着顽强的生命力。中医外科的丹药在古代人们也早就认识了其毒性作用，如外用丹药所致的局部疼痛，古代医家在配制时便会加用一些药物，减轻丹药的不良反应[5]。这种佐制之意，到现代这种制衡之法的思想也得到广泛应用。并且根据创面情况，改变丹药中的成分配比，因人制宜之思想也依然沿用至今。且丹药之毒性正是其起拔毒生肌功效之源。"以毒攻毒"医学学术思想到今日也尚未过时。因此中医药是一个巨大的医学的宝库，具有顽强的生命力。

此外中医药学根植于深厚的中华优秀传统文化沃土之中，"凝聚着深邃的哲学智慧"，同样也是一个哲学思想宝库。外科丹药书籍《参同契》云："若药物非种，名类不同，分别参差，失其纲纪。虽黄帝临炉，太乙降坐，八公捣炼，淮南执火……亦犹如合胶补釜，以砂涂疮，去冷加冰，除热用汤；飞鱼舞蛇，愈见乖张！"明确提出了一定要掌握事物的特性及事物发展的规律，即药剂的性质和配制的关系，单凭个人主观意愿，违反事物本性，却想要完美的成果是不可能的。在一定程度上炼丹术闪耀着辩证的科学思维。此外中医的大医精诚、调和致中的思想到今日的讲仁爱、重民本、守诚信、崇正义、尚和合、求大同的人文思想，其实都是一脉相传[6]。

中医药不仅是中华优秀传统文化的瑰宝，更是一个具有现代科学价值的宝库，现代学者从炼制丹药的材料中提取了三氧化二砷，并且将三氧化二砷应用于难治性血液病和肿瘤疾病[7-8]。并且屠呦呦也从中医药这个宝库中找到了灵感与启发，发现并提取了能有效治疗疟疾的青蒿素。所以中医药文化自信便是来源于中医药本身是一个巨大的蕴含着医学、哲学、科技智慧的宝库，这也是大众对中医药文化自信的一个重要来源。

二、如何坚定中医文化自信

1.充分认知，批判继承

首先，中医人自身要努力钻研中医药文化，了解自身的特色优势，但也要不故步自封，不盲目自信，取长补短，不断完善自身，从而提高中医药文化的认知与大众的认同度。就如中医外科丹药而言，要了解丹药对于哪些疾病是有独特优势的，在这些时候我们要坚定不移地发挥中医药优势，而同时我们也要认识到它毒性的一面，知道毒性是什么，有多大，又要思考如何减少毒性。因此我们需要批判辩证地继承中医药文化，只有在不断批判和完善中，才能把坚定中医文化自信工作做得更好。其次，中医人在宣传中医药文化时，也不能只一味地"照着讲"，还需要"接着讲"，批判地阐释中医药文化，要推陈出新。并且批判中医药的声音浪潮在近代也从未停止，但被批判被否定并不可怕，中医药乃是于几千年前所形成的，必然会带有一些时代的烙印，如强调了功能整体，弱化了对结构的分析；突出了整体性，忽视了对局部的了解[9]。但是没有事物之否定就无事物之发展。这些否定的声音正是推动中医药向前发展的一个动力，让我们对中医药的文化建立起"自知之明"。在建立起文化自觉后，察觉自身的优势与不足，我们才能更好地发扬自身文化优势，改善不足。"不忘本来，吸收外来"，才能更好地面向未来，才能更好地推动中医药文化不断发展，中医药文化才会变得鲜活起来，变得更有生命力，从而让大众坚定认可中医药文化。因此，充分认知中医药文化，批判继承中医药文化是坚定中医文化自信、促进中医文化繁荣的必要条件。

2. 科技支撑，创造转化

科学技术一直以来都是社会发展的重要驱动力，是一种在历史上起推动作用的、革命的力量。要提高中医药文化自信，就一定要结合时代发展的特征，借助当代先进的科学技术进行创造性转化与创新性发展，激发中医药文化蕴藏的现代活力和古老魅力。

首先可以加强多学科联合攻关，利用现代先进的分子生物学、化学、物理学等先进学科推动中医药文化创新性发展。如中医外科丹药，现代学者通过分子生物学方法检测使用了丹药的患者肝肾功能、药代动力学，一来可以控制丹药使用的量与频次，二来向大众证实丹药是可以做到祛邪不伤正，有效性与安全性是可以兼顾的[10-11]。另一方面，现代社会是一个信息化时代，利用好当代新媒体的传播力量，加强中医药优秀软实力的宣传教育。在宣传上，发挥好中医药的"治未病"的能力，宣传中医药的养生理念，让百姓大众亲身体验中医药的文化魅力，让中医药文化理念"内化于心，外化于行"，从而提升中医药文化自信。此外，在教育方面上，中医药的书籍"汗牛充栋"，我们要把中医书籍文献探索与研究同现代先进的科技手段相结合，一来有利于中医文献书籍信息的保存，有利于后人对中医古籍文献的研究，另一方面在医学教育上通过现代科学技术能让更多的中医学子享受优质教学资源，为中医药不断注入新鲜血液。中医药文化的传承创新与创造性转化，更多的是靠一代又一代的中医人不断前行，通过融入科学技术，能培养出更多的优质中医药人才，从而持续推动中医文化创造性转化、创新性发展，从而不断地提高中医文化自信。因此要坚持多角度、多学科、多方位、多层次联合攻关，将中医药文化进行创造性转化，积极将中医药文化推向世界的舞台，如青蒿素，当中医药文化逐渐走向了国际的舞台，中医药文化自信必然会提高。

3. 交流互鉴，营造氛围

从中医药文化发展历史来看，中医药取纳了诸多文化，如道教、儒教文化等，逐渐形成了独具特色的医学主张。从中医几千年历史来看，对于某个事物某些疾病，并不是只有一个声音、一种主张，反而有许多不同的声音，不同的主张，如有"寒凉派"也有对立的"火神派"，中医外科丹药炼丹方法也有不同主张，但是这些交流碰撞逐渐让中医药文化变得更加完善。这些不同的声音并没有让中医药发展出现阻碍，反而让中医药文化在不同的文化交流中焕发出更鲜活的生命力。在当代，各种优秀的文化同样值得借鉴交流，如西方医学，作为现代科学的典范，也更为大众所接受。中西医结合学科便是在此理念下所诞生的产物，以中医为本，西医为翼，推动了中医药文化创造性转化。而交流互鉴是在不改变自身文化基因的前提下，保持着开放包容的心态，辨证取舍，积极吸收外来优秀文化，从而不断完善自身，促进自身繁荣从而提高文化自信。另外交流互鉴能营造出良好的浓厚中医药文化氛围。中医外科丹药之所以在明清时代特别兴起，便是因为丹药文化在明清之时有着浓厚氛围[5]。因此良好的氛围能促进中医药文化的兴起繁荣，而良好的中医药文化氛围在一定程度上也能促进文化交流。二者相辅相成。如目前的中医孔子学院便营造了良好的中医氛围，推动中医文化交流，促进中医药的繁荣，从而让中医药"走出去"，在提升中医药文化实力与国际影响力中，增添更多的中医文化自信。

三、小结

中医药文化是中医药之根本，坚定中医药文化自信是中医药创新发展的关键。笔者认为坚定中医药文化自信首先我们要了解中医药文化自信的来源，中医药文化自信来源于经得住历史考量的临床疗效，也来源于中医药本身便是一个巨大的宝库。在当代中医药思维弱化，特色优势淡化是中医药文化自信的一个阻碍，就如中医外科丹药一样，存在着许多的矛盾，而坚定中医药文化首先便要肯定我们中医药的价值，充分认识中医药的长处与短处，将中医药批判继承阐释我们的中医药文化，并且结合当代科学技术，进行创造性转化，推动交流互鉴，营造良好的中医药氛围，将中医药推向国际舞台，从而增强中医药文化自信。

（邓显光）

参考文献

［1］唐乾利，何清湖.中医发展现状与现代化的若干问题思考［J］.中华中医药杂志，2011，26（11）：2728-2730.

［2］习近平.把中国文明历史研究引向深入 增强历史自觉坚定文化自信［J］.求是，2022（14）：4-8.

［3］何振中，柳长华，王凤兰，等.外丹临床运用的现状与展望［J］.成都中医药大学学报，2014，37（1）：114-117.

［4］徐潇，崔炎.外科丹药——汞制剂丹药的制备与应用［J］.中国民间疗法，2019，27（21）：45-47.

［5］于文忠.外科丹药考略［J］.中医研究，1988（4）：38-39+41.

［6］朱燕.再谈中医药文化自信［J］.中国中医药现代远程教育，2021，19（17）：192-194.

［7］奚曼，李慧波，苏胜，等.三氧化二砷治疗复发及难治性血液病的疗效及作用机制［J］.现代肿瘤医学，2019，27（15）：2795-2798.

［8］丁涛，李腾越，李春宇，等.三氧化二砷对肝癌治疗的新进展［J］.吉林医药学院学报，2018，39（5）：383-385.

［9］张宗明.论中医药文化自信［J］.南京中医药大学学报（社会科学版），2018，19（1）：1-5.

［10］叶媚娜，杨铭，程亦勤，等.偏最小二乘判别分析法在九一丹外用治疗浆细胞性乳腺炎中的安全性分析［J］.中国中西医结合杂志，2015，35（4）：429-433.

［11］曹玉娥，陈小淼，符胜光，等.外用九一丹1个月对家兔血汞、尿汞及肝肾功能的影响［J］.中国中药杂志，2012，37（6）：719-722.

"中西医并重"彰显中医自信

长期以来，中国共产党致力于探索中西医结合发展道路。在不同历史时期，中国共产党有关中西医结合工作也有着不同的指导方针政策，特别是党领导下的"中西医并重"政策对当代中西医结合现代化发展产生了深远影响。

"中西医并重"政策是随着时代的发展，与时俱进不断变化更新的，在共产党建党和新中国建国初期，当时的医疗条件、信息水平、科技手段还比较落后，西方医学进入中国与传统医学碰撞，两种医学采用各自的方法对同一疾病进行诊疗，探索新的诊疗路径；随着中医、西医两种医学在诊疗过程中不断融合，不断实践，党对"中西医并重"政策赋予新的内涵，逐渐开始了"西学中"的热潮，举办全国"西学中"班，两种医学思想互相学习，优势互补，促进诊疗水平提升；伴随现代化科技水平的提高，党不断深化"中西医并重"的方针，要求中西医结合需要现代化发展，建党百年来中西医结合在"中西医并重"政策指导下已经实现理论水平、诊疗方法、新药研发、诊疗模式、医药教育"五位一体"中西医结合现代化创新发展。

一、党领导下"中西医并重"政策发展历程

1. "中西医并重"政策的提出

"中西医结合"的思想是在共产党建党和新中国建国初期一系列医疗实践中逐渐形成的，由最开始的"中医学习西医科学化"到"西医学习中医"政策和展开的中医科学研究工作都蕴含了丰富的中西医结合思想。1960年4月，国家卫生部党组在全国"西学中医"座谈会上，第一次正式提出"中西医结合"的概念，指出"中西医结合"是运用现代科学技术手段对祖国传统医学进行深

入整理研究，中医和西医的研究处于同等重要的地位[1]。

2."中西医并重"政策的确立

1980 年 3 月，卫生部召开了全国中医和中西医结合的工作会议，这次会议明确提出了"中医要逐步实现现代化"的要求[2]，对促进中西医结合发展具有重大的历史意义。这项政策的提出，是符合中国现实国情和科学发展的正确方针，是中西医结合发展的基础。进入 21 世纪，得益于对中医的支持与扶持政策，我国的中西医结合事业在临床、教学和科研方面不断取得新的进展。为了适应新时期的形势特点和国情变化，国家不断出台新的政策和法规保护中医药发展，旨在发扬中医药的科学内涵。

3."中西医并重"政策的发展

党的十八大以来，党中央把中医药发展摆在首要位置，中医药在改革发展中取得了许多成绩。2017 年 1 月，习近平总书记在访问世界卫生组织总部时指出："我们要继承好、发展好、利用好祖国传统医学，用兼容并蓄的理念促进传统与现代医学更好融合。""中西医并重"政策正符合习总书记提出的"促进传统医学和现代医学史好融合"的要求。2017 年 10 月，党的十九大报告对中西医结合做出新的部署，要求指出"坚持中西医并重，传承发展中医药事业"，为新时期推动中西医结合振兴发展提供了遵循原则，指明了新的方向。2019 年 12 月，新冠疫情发生后不久，党中央应对新冠疫情工作领导小组立刻采用中西医结合诊疗意见，指出"诊疗中融入中西医结合思路，促进中医药深度参与诊疗全过程，及时推广有效预防及治疗方药"，采用中西医结合诊疗方案全面参与疫情预防救治全过程，在抗击疫情中发挥重要作用[3]。

二、"中西医并重"模式下中西医结合的创新发展与成就

发展中西医结合事业，必须坚持继承与创新、传统与现代的辩证统一，坚持中医理论为指导，借助现代科学技术，采用"中西医并重"模式进行中西医结合现代化创新研究，通过百年的探索与创新发展取得突破性进展和一系列成就。

1.借助现代化研究手段阐释中医基础理论

用现代科学技术手段对中医抽象的概念进行客观化的物质验证，更加清晰地解释了中医基本原理。

如对肾阳虚的研究，从分子生物学角度探讨其物质基础，认为环核苷酸水平的变化与肾阳有关，环磷酸腺苷含量下降，环磷酸鸟苷含量升高，环磷酸腺苷与环磷酸鸟苷比值降低，以及尿 17-OH-CS 降低与肾阳虚密切相关[4-5]。马秋富教授研究团队通过小鼠实验发现在电刺激"足三里"位置时，会激活一组表达 Prokr2 蛋白的感觉神经元，表达 Prokr2 的神经元受到不同强度的刺激，会激活不同的神经通路，这类 Prokr 神经元的神经纤维有特定的分布区域，从而为电针灸刺激"足三里"起到全身抗炎效果找到了现代神经解剖学的基础[6]。这一发现为穴位的相对专一性做出了一些神经解剖学的解释，也为以后生物电子医学原理解释传统针灸经络循行提供了新的思路。对中医"气"实质的研究中，西旺团队系统阐述了蛋白质复合体与中医理论中的"气"存在一定关联，蛋白复合体的发现使蛋白质系统可以更好阐释气"物质"性与"功能"性的辩证关系[7]。通过现代科学技术手段对中医基础理论进行阐释，使抽象中医的理论更加具体化、科学化。

2.融合多学科构建现代化临床诊疗模式

诊治模式上辨证与辨病相结合，微观与宏观相结合，传统诊法与现代检查相结合，中药和西药联合使用，中西医结合模式都在广泛开展运用。对于许多疾病的治疗，中西医结合的治疗模式较单纯采用中医方法或单纯运用西医方法可缩短治疗疗程，减少医疗成本。中医与西医各有优势，通过优势互补可产生协同增效作用。值得注意的是，要发展好中医，走现代化创新发展是必由之路。但不能脱离中医学自身的方法论，也不能脱离所处时代的新事物，必须要坚持中医自己的发展规律，并保持特色，完全"西化中医"的研究只能断送中医[8]。

新型冠状病毒感染疫情发生以来，中西医结合治疗具有独特优势及明确疗效。对症支持治疗是西医治疗的主要手段，而中医从人的整体出发在改善症状、调整身体状态方面有明显优势。对普通病人，中西医结合可改善症状，缩短疗程，促进康复；对重症、危重症患者，可减轻肺部渗出，控制炎症反应，防止病情恶化；对于恢复期病人，可清除余邪，扶助正气，促进康复进程[9]。对于新型冠状病毒感染预防用药上，中医药"三因制宜"开具不同预防处方，发挥独有的"治未病"优势，与新冠疫苗接种共同形成中西医结合预防体系。

在肿瘤疾病诊疗过程中，中西医结合治疗也能明显提高临床疗效。在肿瘤防治的整个过程中，"扶正祛邪"的总治法贯穿于肿瘤防治的全过程，癌前病变期能有效降低癌变率，早期肿瘤可改善预后，以及减轻放化疗、靶向治疗和免疫治疗中的毒副作用，抑制肿瘤生长，减轻临床症状和延长生存时间，起到增效减毒作用[10]，并且利用现代药理学、信息学、基因学等多学科构建了更具针对性的"药－靶－病"诊疗研究模式。

中西医结合临床诊疗模式中与多学科融合，中医学与循证医学相结合，现代检查手段与传统辨证相结合，现代分子生物学的知识及微观形态学变化研究，在制定具体治疗措施的选择上，使中医的辨证论治更加精确。

3. 借鉴先进仪器与手段探索中药新组分与新剂型

运用先进仪器和技术手段，如网络药理学进行预测，采用液相质谱、气相色谱－质谱联用，通过对中药有效成分提取、药理作用机制研究，揭示了中药作用的物质基础；通过现代中药药理研究，阐明中药进入人体后的吸收代谢过程，阐述药物的作用机制，并对药物质量进行有效控制，利于生产出更加高效稳定的新产品[11]。

中药新药开发，新剂型研发均呈现出百花齐放的态势，随着社会科技的发展和生活节奏的加快，传统汤剂因质量标准不完善、煎煮服用不便、运输和贮存困难等缺点限制了其现代化和国际化发展。中药配方颗粒保留了传统中医药辨证论治、复方配伍、随证加减的优势和特色，同时弥补了传统中药汤剂煎煮费时、储存携带不便等不足，相比中药饮片具有更高的附加值，更能体现中药用药的现代化、规范化和标准化，是对传统中药的重要创新[12]。由此可见，中医药吸取西医学的先进成果，探索出更加利于临床发展的新剂型、新组分，更好地服务于百姓健康。

多年以来，中西医结合的药物科研工作取了很多成果，其中青蒿素和三氧化二砷是较著名的两项来自中药的药物发现，屠呦呦发现的抗疟药物青蒿素和张亭栋发现可以用来治疗急性粒细胞型白血病的砒霜（三氧化二砷）都是借助现代科学的方法获得，遵循科学的标准明确其临床效果的[13]。青蒿素在高温条件下容易被破坏，降低提取温度后才能得到高浓度青蒿素，屠呦呦提取青蒿素温度条件的转换灵感来源于《肘后备急方》中"蒿一抓，水一升，绞汁尽服"的记载，由此可见，中药的现代化创新研究亦离不开中医传统经典理论指导。

明代李时珍的《本草纲目》就详细记载了砒霜的药性，早期也有简单的丹药运用治疗这类疾病，在中医古籍和临床传承的指导下，张亭栋团队通过对"癌灵"组分的筛选发现只要有砒霜就对急性早幼粒白血病（APL）有效，通过改良药物组分研发出"癌灵 1 号"大大降低了对人体副作用并且取得治疗急性早幼粒白血病（APL）90% 的完全缓解率[14]，在中西医并重政策引领下，我国医学科技工作者积极探索中药新组分、新剂型，造福更多患者。

4. 互联网 + 中西医诊疗模式雏形初显

由于我国医疗资源分布不均和技术的缺乏，部分患者无法得到充分的诊疗，随着计算机网络技术的发展，智慧云医疗的出现，使更多人参与慢性疾病的预防和规范化治疗成为可能，云计算是从分布式计算、并行处理、网格计算发展而来的，以互联网为中心，提供安全、快速、便捷的数据存储和网络计算服务[15]。伴随着基因测序的出现，大数据工具的出现，医学已逐渐进入精准医疗时代。精确医疗作为一种新兴的疾病治疗手段，已经成为现代医学研究的热点。精准医疗不但可以实现医疗资源的节约、医疗效果的提高，医疗大数据的分析，还能得到以往抽样数据无法得到的新信息和新成果。对现代医学难治性疾病的治疗而言，中医治未病思想及辨证论治个体化治疗具有一定优势，以个性化治疗与精准医学思维模式为指导，采用临床预测模型，建立中西医结合临床预测模型，提高疾病的预防与早期诊断能力[16]。习总书记说"中医药是打开中华文明宝库的钥匙"，如何打开这个巨大的宝库，运用精准医疗的理念的新型中西医结合诊疗模式或许是一个好的尝试。使病人个体化、全流程诊疗、普及医疗知识、整合大数据分析为一体的新型"互联网 + 中西医诊疗"模式的可能性大大提高[17]。另外 AI 与医疗领域的融合不断加深，AI 技术在中医药范畴内的应用方兴未艾。数字化中医四诊，智能决策系统，中医健康管理及中药理论现代化研究都取得了长足进展。智慧中医的形成离不开大数据、云平台及互联网的鼎力支持[18]。现代科技的发展，使中医诊疗与多学科，多平台交叉融合，推进新型中西医诊疗装备的开发与利用。

5. 侧重临床的新科研教学模式不落窠臼

党的十九大提出实施健康中国战略，坚持中西医并重，传承发展中医药事业，利用好中医药独有的资源。中西医结合的发展离不开人才的可持续培养，通过培养不同层次的中西医结合人才，满足不同层次的医疗保健需求[19]。中医药传统经典课程教学不能局限于课堂理论教学，应做到经典理论与临床实践相结合，如今在现代科技和医学发展的新形势下，随着医院信息化程度不断加深，临床诊疗的数据整合，利用互联网技术，充分运用医疗大数据及信息统计，结合个体化医疗、临床决策支持、疗效观察、远程病人资料存档，对中西医结合诊疗过程中的数据进行综合分析，并通过数据共享与挖掘，极大地提高中医传统经典理论向临床实践转化发展[20]。

大数据技术通过统计分析算法来发现被传统科学方法所忽略的新规律、新知识。在医学研究中，对大数据进行关联分析、聚类分析，可以发现和归纳大量数据中有价值的模型和规律，为进行临床真实世界研究提供前期依据和基础。今天，以大数据为基础的科研分析平台，在临床研究的许多环节中都发挥了切实有效的辅助作用，其优点主要有两个：一是缩短了研究实验周期，二是大大降低了研发费用[21]。如目前中医药防治男性不育相关的研究迅速进展，发表相关文献较为冗杂，但目前缺乏该领域的文献可视化分析研究，对文献的分析利用度不足，对今后的发展缺乏前瞻性，使用 CiteSpace 软件可对该领域研究现状进行动态多元化的挖掘，直观了解中医药防治男性不育的研究进展、今后发展趋势、相关研究机构及核心作者等信息，以信息可视化方式对该领域进行直观的展示，为今后该领域的发展提供借鉴与参考[22]，这种方法为中西医科研开辟新的模式提供思路。

三、小结

从早期"中西医并用"到新中国成立初期的"团结中西医"，最后确立了"中西医并重"的方针，并大力发展传统中医药事业，不同时期的中医政策调整都结合了当时的社会现状和医疗卫生状况，注重发挥中医药的传统优势[23]，传承精华，守正创新。在党的领导下，目前中西医并重政策充分发挥中西医各自优势，为人民健康服务，中西医结合是极具中国特色的一种医学模式，中西医结合充分符合当前国情。在西医学作为主流医学的背景下，中西医结合的发展本着兼容并蓄的原则，既继承了中医经典，又吸收了现代西医理论和技术的最新成果，提高了临床疗效。中西医结合是中医发展的重要途径，是实现中医现代化的重要途径[24]。

总之，在当今科学技术不断发展和普及的时代，"中西医并重"使中西医结合现代化发展呈现多元化、多学科、多体系融合的创新发展，"中西医并重"将是打开中西医结合现代化的一把钥匙。

（李波男）

参考文献

［1］宫正.新中国中医方针政策的历史考察［D］.北京：中共中央党校，2011.

［2］甘霖，陈琦."中西医并重"，为健康护航［J］.大众健康，2021（8）：36–39.

［3］中国中西医结合学会.新型冠状病毒肺炎中西医结合防治专家共识［J］.中国中西医结合杂志，2020，40（12）：1413–1423.

［4］唐维我，张会永，李芹，等.肾阳虚证动物模型造模方法及模型评价［J］.世界科学技术–中医药现代化，2021，23（4）：1317–1324.

［5］李思汉，李书楠，周福，等.关于中医证候动物模型研究的思考［J］.中华中医药杂志，2019，34（8）：3357–3361.

［6］Liu Shenbin, Wang Zhifu, Su Yangshuai, et al. A neuroanatomical basis for electroacupuncture to drive the vagal–adrenal axis［J］. Nature, 2021, 598: 641–645.

［7］西旺，宋楠楠，梁华，等.蛋白质组学在中医"气"实质研究中的应用［J］.中华中医药杂志，2021，36（2）：683–686.

［8］唐乾利，何清湖.中医发展现状与现代化的若干问题思考［J］.中华中医药杂志，2011，26（11）：2728–2730.

［9］刘清泉，夏文广，安长青，等.中西医结合治疗新型冠状病毒肺炎作用的思考［J］.中医杂志，2020，61（6）：463–464.

［10］宋红莉，李宜.中西医结合是中医现代化之路［J］.时珍国医国药，2005（7）：690–691.

［11］饶毅，黎润红，张大庆．中药的科学研究丰碑［J］．科学文化评论，2011，8（4）：27-44.

［12］温雅心，董玲，杨丽，等．中药配方颗粒的发展现状及国际化对策探讨［J］．中国现代中药，2021，23（8）：1319-1325.

［13］徐喆，王哲，赵伟，等．从病证结合角度论肿瘤的中西医结合治疗——贾英杰教授访谈录［J］．天津中医药大学学报，2021，40（3）：273-276.

［14］张亭栋．含砷中药治疗白血病研究——谈谈癌灵1号注射液对白血病的治疗［J］．中国中西医结合杂志，1998（10）：581.

［15］韩韶，战华，孟祥喜，等．大数据时代脑卒中的预防治疗与康复［J］．检验医学与临床，2015，12（21）：3278-3279.

［16］宋博策，刘剑刚，李浩．构建血管性痴呆中西医结合临床预测模型的基本因素和策略构想［J］．世界科学技术－中医药现代化，2020，22（5）：1654-1661.

［17］孙忠人，游小晴，韩其琛，等．人工智能在中医药领域的应用进展及现状思考［J］．世界科学技术－中医药现代化，2021，23（6）：1803-1811.

［18］范美玉，陈敏．基于大数据的精准医疗服务体系研究［J］．中国医院管理，2016，36（1）：10-11.

［19］雷晓明，王国佐，邓奕辉，等．发展中西医结合教育培养中西医结合人才［J］．中国中西医结合杂志，2018，38（12）：1418-1419.

［20］王倩．论"互联网＋"和大数据背景下的中医经典课程教学改革［J］．卫生职业教育，2020，38（4）：56-57.

［21］崔树娜．大数据时代中西医结合创新人才的培养［J］．南京中医药大学学报（社会科学版），2019，20（4）：288-290.

［22］梁景辉，朱闻，买鹏宇，等．基于CiteSpace对中医药防治男性少弱精子症的可视化分析［J］．世界科学技术－中医药现代化，2021，23（6）：1915-1923.

［23］李剑，张晓红．从"中西医并用"到"传承精华、守正创新"——中国共产党发展中医药道路的百年探索［J］．南京中医药大学学报（社会科学版），2021，22（2）：87-95.

［24］何清湖，张冀东．发展中医药要走中西医结合的道路［J］．中国中西医结合杂志，2021，41（6）：645.

怎样让马王堆医学文化鲜活起来？

有着"秋风万里芙蓉国"之称的湖南，历史底蕴深厚、文化遗存璀璨。1972年，湖南长沙马王堆西汉古墓的发掘是20世纪的重大考古发现，引起国内外的广泛关注。马王堆出土了三千多件医学相关的文物古籍，其医学理论圆融、规范标准，是真正完善的自然科学，经得起循证检验。马王堆医学文物和文化遗产承载着中华民族的基因和血脉，是不可再生、不可替代的中华优秀文明资源[1]。因此，我们应该做好马王堆医学文化和文物研究成果的宣传、推广、转化工作，加强对出土文物和遗址的研究阐释和展示传播，让马王堆医学文化"活"起来。

一、积极推动马王堆医药文化传播，挖掘文物和文化遗产的多重价值

马王堆医学是古中医的源流，为中医学起源研究作出了原创性贡献，对研究和传承中医药有重要的历史意义和借鉴作用。我们应该积极推进马王堆医药文物的保护利用及文化遗产的传承，挖掘文物和文化遗产的多重价值，传播更多承载中华文化、中国精神的价值符号和文化产品[2]。马王堆出土的医药相关古籍包括帛书医书、养生典籍、食物药材等。从文物及其内容来看，汉代之前的医学领域覆盖了经络学、脉学、养生学、方剂学、诊断学、导引气功、妇产科学等多门学科[3]。如我国最早的论述经脉学说的著作《足臂十一脉灸经》和《阴阳十一脉灸经》，书中全面记载了人体经脉的循行、所主疾病等内容；最古的医方书《五十二病方》，书中记载的五十二种疾病涉及内、外、妇、儿、五官科等，现存医方283首；最早的气功理论和操练术式《导引图》，图上描绘了呼吸运动、躯体运动和器械操等四十多种养身体育运动；最早的养生学文献

《养生方》，以养生方药为主要内容，如一般补益方、女子用药方等；还有最早的妇产科文献《胎产书》等。目前，马王堆出土的文物被湖南省博物馆收藏，并对外展示了大多数出土的文物。2022 年时值马王堆汉墓发掘五十周年，苏州博物馆联合湖南博物院在苏州博物馆举办了"回眸五十年马王堆汉墓出土文物精品展"，展览的精品文物中就包括医药文物《导引图》。类似的两地联合展览会有利于推动中医药文化传播，扩大湖湘中医药文化影响力和感召力，今后我们可以借鉴类似的两地联合展览会的经验，积极推动马王堆医药文化的传播。

马王堆出土的古医方及王室养生典籍体现了中医药的博大精深，具备极高的中医研究价值，值得深入挖掘。20 世纪，在湖南省政府的组织下，李聪甫、刘炳凡、欧阳锜等一批著名老中医对出土的《五十二病方》《养生方》等古医书、古汉方进行精心研究和深度发掘，先后研发了养心定悸膏、玉蓉补肾口服液、西汉古酒等一系列具有汉方医药特色的汉方中药。1985 年省委组织部创办湖南省马王堆制药厂，专营生产马王堆系列汉方中药。马王堆医药文物是不可再生、不可复制的文化资源，推动马王堆医药文物"活化"利用，要健全马王堆医药文物保护政策法规，在现有法律政策的基础上，编制出台马王堆医药文物管理、保护和利用的地方性法规或技术性指导文件，提高政策法规的针对性和执行力，使马王堆医药文物"活化"工作的相关各方有章可循。对马王堆医药文物的"活化"利用，要基于科学标准进行严格地评估，确保其在承受能力范围内合理开发利用，实现医药古籍的"活"态传承和永续利用。

二、广泛宣传马王堆医学文化成果，增强马王堆医药文化的认同感

积极营造传承马王堆医学文化的浓厚社会氛围，不仅有利于马王堆医学文化研究成果的宣传，还可以提高人民群众特别是青少年对马王堆医学文化的认识和认同感，增强做中国人的文化自信心[4]。

开展形式多样的马王堆医学文化科普宣传活动是提升社会群众对马王堆医学文化认知的重要方式。在推进马王堆医学科普文化宣传中，我们需要始终坚持以服务群众为中心的工作导向，通过不断创新宣传载体，引导市民健康生活方式。可以定期在社区、学校图书馆开展马王堆医学大讲堂活动，向市民宣传中医养生保健等科普常识[5]。可以根据专家的科普宣讲内容，印制马王堆医

学大讲堂汇编相关内容的书籍，免费赠送给市民，也可以编辑出版马王堆医学的白话版谈健康养生相关内容的书籍；同时，组织开展中医药文化惠民工程相关系列活动，把科普讲座、义诊活动、建立社区中医科普馆、文艺演出等宣传形式，与"在职党员服务日"、科普宣传日、我国传统节假日等相结合，弘扬我国优秀传统中医药文化；注重加强与媒体的合作，在电视等媒体开设了马王堆医学专栏，让百姓在家中就能真切体会到中医药文化给人家健康生活带来的益处。

当今时代，随着文化的多元化及网络的普及，传统文化遭受了巨大的冲击，青少年对于马王堆医药文化的认知更是受到局限。我们应该注重加强对青少年学生的马王堆医学文化宣传，积极开展马王堆医学文化进校园活动，可以开展具有鲜明特色的"马王堆医学文化之旅"体验项目，主要包括博物馆之旅：参观马王堆博物馆，并制作马王堆医学文化流动博物馆，在全市各中小学校园布展；还可以让青少年亲身体验中医药文化的魅力：参观长沙市中医类医院制剂楼，感受中药代煎药的生产流程；百草园之旅：参观湖南中医药大学药植园，在中药房认识中药饮片，让学生做个"小药师"，并且可以让志愿者带领中小学生采集中草药并制作标本。

一种文化的传承、创新需要来自各方面的大力支持。因此，各级领导干部都要敬畏历史、敬畏优秀传统文化，重视文物保护利用和文化遗产保护传承工作，为历史和考古工作者开展研究、学习深造、研修交流提供更多政策支持[6]。为了让世界更多地了解马王堆医学文化，可以以巡展的形式，形象生动地向世人展示马王堆医学文化特色；派出医务人员赴国外开展中医特色治疗工作，并在当地媒体进行中医科普讲座，比如疫情情况下，可以将"引导图"中练习操式通过媒体等方式让世人学习，以达到强身健体的目的；同时，应该进一步开放马王堆医学文化文献的阅读权限，让能在更多的不同学科领域的学者们了解马王堆医学文化，促进学科交叉，增大马王堆医学文化的受众范围。

三、加强马王堆医学文化产品的开发和转化

加强马王堆医学文化产品的开发和转化，是推广和让马王堆医药文化"活"起来的窗口。马王堆出土的医药古籍中有很对关于中医养生的理论和方法，如《养生方》《导引图》等。近年来，由于生活环境、工作压力及不良的

生活作息等,我国亚健康人口的数量越来越多。在此背景下,中医养生应运而生,广受社会各年龄层次的欢迎。我们可以通过对这些养生古籍进行挖掘、整理,以文创产品的形式传承、传播马王堆医药文化,既可以满足人们的养生保健需求,又可以促进马王堆医药文化的发展、造福全人类。马王堆文化产品的开发和转化可以参考以下建议:第一,产品的开发要立足马王堆养生文化特色。众所周知,青年群体不仅是养生消费的主力军,更是马王堆医药文化的传承者和推广者。比如,产品的外在设计上可以在马王堆文物的原始色彩、图形上加入个性化元素,使产品既保留原始文物气息又不缺乏时尚元素,满足年轻人对审美与健康的多重追求[7]。同时,还可以将原始的马王堆医药文化特色与长沙当地的民俗、生活相结合,增加文创产品的趣味性,马王堆医药文化在人们的生活中潜移默化。第二,规范文化产品的宣传。将马王堆医药产品与湖南省旅游服务结合,利用长沙"网红城市"的头衔吸引全国各地的游客。政府应该出台相关政策鼓励湖南省旅游业带动马王堆医药产品的宣传,同时规范管理如微信公众号、微店、短视频等宣传渠道,让医药文化产品的传播处在健康、积极向上的环境中。

马王堆汉墓出土的医学典籍是中国传统文化的证明人之一,是湖湘医药文化的代表。保护和传承马王堆医学文化是一项长期的、系统工程,需要我们作出不懈的努力,坚持不断地开拓与创新。我们坚信,只要脚踏实地、创造性地推进马王堆医学文化建设的实践,让马王堆医药文化"活起来"中医学的优秀文化就能更加兴盛繁荣。

(蔺　婷)

参考文献

[1]田燕.加强非物质文化遗产的数字化保护与利用[N].湖南日报,2022-08-23(004).

[2]习近平在中共中央政治局第三十九次集体学习时强调把中国文明历史研究引向深入 推动增强历史自觉坚定文化自信[J].旗帜,2022(6):6-7.

[3]长沙马王堆中医药文化[N].中国技术市场报,2018-07-31(007).

[4]习近平.把中国文明历史研究引向深入 增强历史自觉坚定文化自信[J].中国民政,2022(14):4-6.

［5］潘军，姚月明．浅析加强中医药文化宣传的探索与创新［J］．中国卫生产业，2017，14（36）：195-196．DOI：10.16659/j.cnki.1672-5654.2017.36.195．

［6］习近平：把中国文明历史研究引向深入 推动增强历史自觉坚定文化自信［J］．中国民族博览，2022（10）：4-5．

［7］邱丽婷，易阿恋，姚爽，等．关于马王堆养生文创产品开发现状的思考［J］．湖南中医杂志，2022，38（3）：4．

关于"治未病"在慢性疾病防治体系的构建中坚定中医文化自信的思考

当前我国社会和经济呈现快速发展的趋势，但与之并行的却是人口加速老龄化、环境问题升级和饮食模式变化。慢性疾病的患病情况日益严重及慢性病死亡率不断攀升，对我国的医疗、经济体系均造成重大影响。据统计，以恶性肿瘤、心脏病和脑血管病为代表的慢性疾病成为我国居民的主要死亡原因，其导致的死亡人数占比甚至达到87%，无疑是巨大的疾病负担，这也意味着我国慢性疾病的防治现状不容乐观[1]。众所周知，人民健康与社会政治高度相关。中国共产党顺应人民群众对于健康的要求，将人民健康放在优先发展的战略地位。国家卫生健康委员会于2008年启动并深入实施健康中国战略，针对慢性疾病对我国居民健康构成的威胁，我国正在逐渐完善慢性疾病综合防控体系的建设。《健康中国"2030"规划纲要》中明确指出：应当把降低重大慢性疾病死亡率作为一项重要的指标，并提到中医药在慢性疾病的防治中大有作为[2]。

春秋战国时期中医学已形成"治未病"理念，针灸、药膳及养生锻炼等多种措施丰富了其内涵[3]。事实证明，中医药在慢性病防治中确实具有独特优势，也备受国家和社会的关注。2016年中医药防治慢性病甚至于被作为国家发展战略提出，成为我国现有公共卫生体系不可缺失的一部分。但目前仍存在着系列困境：中医药防治慢性疾病的相关研究仍较为欠缺，并且中医药人才缺失、中医药投入占比低及人民群众对于中医药的认识不足都严重限制了中医药的传承和发展。扭转该困境的根本措施在于充分发挥中医药文化的支撑作用。习近平总书记将中医药比喻为"瑰宝"和"钥匙"，并提出了"中医药文化自信"这一理念，将其作为中医药事业发展的强大动力[4]。因此，在构建和完善慢性疾病防治体系中，如何促进中医药防治慢性疾病成果转化和创新性发展及如何坚定中医药文化自信成为其中的关键部分。"治未病"的理论和实践是中医药文化自信的内在基础。中医药文化根植于优秀的传统文化，作为中医学特色之一的"治未病"思想是天人合一整体观的典型代表，针对未病、已病和愈后的主要状态及人与自然、社会的多方位联系，具有多层次的含义。"治未病"理论在历经数千年的演绎和发展后形成了一套关于养生、预防和治疗的贯穿疾病发生、发展全过程的医疗体系，对于当前的慢性疾病管理仍具有十分重要的指导意义。

一、"治未病"理论的文化渊源——中医文化自信的源泉

中医药蕴含着博大精深的道、儒、释等传统文化，在"治未病"理论中也有诸多体现。三者学术思想可谓相差甚远，但实则理学相通互融，为"治未病"理论的创造提供了扎实的基础。道家认为天道是世间万物的本源和主宰，提出天人合一、形神一体的思想，这与中医"治未病"诸多观点不谋而合，正如《灵枢·本神》中指出"智者之养生也，必顺四时而适寒暑"。而注重仁爱、强调养性的儒家不仅提出"仁者寿"的养身目标，还将医术提升为仁术的道德境界。在此要求下，医者须知天文、晓地理和通人事。释家对中医学的影响在于其将过度的情绪作为对人体造成重大伤害的病因，并且提出修心内省及定、慧、戒的防治要求[5]。由此可见，"防"始终是突出的重点，也成为"治未病"理论的核心。本文通过对"治未病"理论起源的追溯，发现中医文化自信的根本在于中国优秀的传统文化。

二、"治未病"的理论内涵及其与慢性疾病防治的相关性 ——中医文化自信的理论根据

自"治未病"理论提出以来，后世医家便不断对其进行补充和发展。目前普遍认为其包括未病先防、既病防变和愈后防复三个方面，这与慢性疾病的三级预防原则高度一致。未病先防，即是顺应气候动态变化、保持思想恬静、饮食有度和适当进行体质锻炼以提高人体正气从而抵御外邪，所谓"正气存内、邪不可干"。而这正与一级预防中提到的对一般人群和高危人群进行健康指导教育和健康状况监测以控制危险因素来防止疾病发生的要求相吻合。既病防变，即是重视疾病先兆，并尽早采取干预手段避免疾病进一步发展和传变。疾

病从皮毛、肌肤至筋脉乃至脏腑，又或是由卫、气、营入血，抑或从太阳、阳明、少阳、太阴、少阴、厥阴的六经传变，反映了疾病由表入里、由浅及深和由轻到重的发展过程。但随着疾病的逐步发展，疗效往往难以显著。所以在慢性疾病的筛查和治疗管理中，既病防变、二级预防显得尤为重要，两者均体现出尽早诊治、防微杜渐的理念。慢性疾病患者在得到有效的治疗后将达到病情稳定的状态，但此时仍需要重视自我管理，以免疾病复发，而这即是愈后防复的内涵。很多患者缺乏坚持长期、规范治疗的意识，然而实际上，病后的调摄、连续规范的治疗和康复训练对于人体恢复气血阴阳平衡和生命活动功能意义重大，所以，在慢性疾病的防治中应当重视三级预防[6-7]。上述内容总结了"治未病"理论的内涵，体现了医学和人文社会科学及自然科学的和谐统一。同时，"治未病"理论对于病因和发病的认识、生理病理变化规律的阐述，对于慢性疾病的防治均具有重要的参考价值，体现了中医药文化的理论自信和科学自信。

三、"治未病"理论对于慢性疾病防治具有临床和社会 意义——中医文化自信的实践基础

慢性疾病以发病原因复杂、病程周期漫长、病情严重、难以治愈以及花费昂贵成为西医学的棘手问题。但是，单纯依靠现代医疗技术并无法走出当前的困境。中医药源自优秀的传统文化，拥有五千多年的实践经验，以其简、便、廉、验的优势和内在逻辑成为慢性疾病防治的新希望。"治未病"理论体现了灵活的临床思维模式和对疾病形成、发展、演变的全程把握，涵盖了多种养生疗法及针对疾病的个体调养的多种防治措施，如中医体质辨识、饮食调养和运动调养等[8]。体质辨识作为中医学的精髓之一，也是"治未病"中"因人制宜"的重要依据。多数研究表明，体质偏颇将增加高血压、糖尿病等慢性疾病的易感性，而"治未病"与中医辨证施治相结合将优化该部分患者的管理[9]。另外，"治未病"理论认为慢性疾病管理中要重视饮食和运动的调养以降低慢性疾病的发病风险和疾病进展概率。郭茜茜等发现调理原发性高血压中加入中医食疗不仅能够减少降压药的用量，还可以提高患者的生活质量[10]。刘涛等证实长期进行太极拳运动可有效改善患者的血压升高情况，改善血液流变学指标，有利于减少并发症，对于控制心脑血管危险因素起到了良好的效果[11]。

除此以外，膏方、针刺、推拿等中医适宜技术也以确切的疗效得到了广泛的认可。当今时代，人们对于健康的追求意愿越来越强烈，随着医学模式和医学理念的转变，"治未病"理论的社会意义也愈发凸显，主要体现在全面提升民众的健康意识和增强国民的健康素质以促进国力的发展。同时，也减轻了国家的医疗负担，推进了健康中国建设。中医药理论指导下的诊疗实践，包括丰富多样且简单易行、经济实惠的个性化治疗和手段，已经被证实具有明确的临床效益和社会效益，体现了中医药实践自信和优势自信。

四、总结

所谓中医药文化自信，是指"对中医药文化生命力的高度认同，对中医药文化价值的坚定信念和对中医药文化发展前途的坚定信心"，包括中医药传统文化自信、理论自信、科学自信、实践自信、优势自信等。本研究就"治未病"在慢性疾病防治体系构建的背景下从起源、理论和实践的优越性层面探讨了中医文化自信：从"治未病"理论起源来看，其折射出道、儒、释等多种优秀传统文化对于复杂的病因和疾病过程的卓越认识和化零为整的先进思想；而对"治未病"理论内涵的阐述和意义的解读，则反映出中医药文化的现实价值；其对于慢性疾病防治体系的构建具有临床指导意义：在以中医药文化为导向的中西医结合之路上，中医药防治慢性疾病的实践正是中医文化自信的内在动力。"治未病"理论在继承和弘扬中医药传统文化的基础上推陈出新的过程，也彰显出了中医文化自信的效能。

（戴思思）

参考文献

[1] 胡世莲，王静，程翠，等. 中国居民慢性病的流行病学趋势分析 [J]. 中国临床保健杂志，2020，23（3）：6.

[2] 魏晓瑶，杜然然，杨渊，等. 十八大以来健康中国战略的实施历程与成效 [J]. 医学研究杂志，2022，51（10）：1-5.

[3] 祁文辉. 中医"治未病"理论在慢性病防治中的应用 [J]. 临床医学研究与实践，2016，1（7）：57.

［4］智广元，张建华.论中医药文化自信［J］.中国医学伦理学，2021（6）：668-674.

［5］赵军，杨广源，李国华，等.中医"治未病"中的道、儒、释中国传统文化探微［J］.中医药管理杂志，2022，30（2）：4-6.

［6］李忠原，李斌，常存库，等.中医治未病思想与慢性病防治原则的相关性探讨［J］.新中医，2012，44（6）：181-2.

［7］何泽民，何勇强.中医学"治未病"理论内涵及其指导意义［J］.中医杂志，2015，56（22）：1900-3.

［8］杨璐.中医"治未病"在慢性病健康管理中的应用［J］.中国现代医药杂志，2017，19（5）：2.

［9］汤红丽，李世钊，刘夏，等.中医体质辨识在慢性病防治中的应用进展［J］.临床合理用药杂志，2020，13（21）：2.

［10］郭茜茜，任晓红，刘晓萍.原发性高血压常见中医体质的中医食疗研究进展［J］.临床医药文献电子杂志，2019，6（94）：185.

［11］刘涛，黄起东，刘伟忠.太极拳运动对老年高血压患者血压、血液流变学及远期生活质量的影响［J］.中国老年学杂志，2018，（6）：1396-1398.

中医文化创新性发展对恶性肿瘤安宁疗护的意义

当前，我国恶性肿瘤发病率和死亡率逐年上升，恶性肿瘤的专科治疗虽然取得较大进展，但总体有效率并不高，尤其对终末期肿瘤患者的治疗相当棘手[1]。终末期恶性肿瘤患者基数增加，给社会和家庭带来巨大压力。终末期恶性肿瘤的安宁疗护在我国起步不久，目前在北京、上海、成都、广州等地试点，取得了一些成绩，同时也面临诸多问题和挑战[2]。例如安宁疗护在终末期肿瘤患者中的运用缺乏指南指导，质量评价体系缺乏权威标准，从业人员素质参差不齐等。因此，寻求创建更加有效、合理、安全的终末期恶性肿瘤安宁疗护体系意义重大。

一直以来，中医药防治恶性肿瘤发挥了积极作用，中医药的许多特色疗法结合西医治疗在肿瘤防治过程中起到了解毒增效作用，尤其在缓解终末期肿瘤患者的相关症状方面具有特色优势[3-4]。中医文化历史源远流长，是中华传统文化的优秀载体，也是伟大中医学的重要组成部分[5]。其中包含的许多生命价值观对我们正确看待生命、认识健康、调理身心有重要意义。基于此，本文拟从安宁疗护的临床需求入手，以中医文化应用于安宁疗护为切入点，分析探讨中医文化创新性运用于终末期恶性肿瘤安宁疗护的巨大潜力，为创建中西医结合肿瘤安宁疗护体系提供新思路和参考。

一、中医文化中的"善终"

《黄帝内经》总结人类生命进程的自然规律是"生长壮老已"，即正常的人生之旅都要依次经历出生、成长、壮盛、衰老、死亡的五个过程，而其中最痛苦、最艰难、最需要医疗护理、最需要关怀照顾、最需要护卫终极尊严的，是人生的第五个过程：死亡。中华传统文化则将安详、尊严、自在、舒缓地离开人世称作"善终",故《书经·洪范》将"善终"载明为"五福"之一。

二、中医文化认识"安宁疗护"

人类越来越清醒认知和越来越高度重视"善终"的伦理意义与社会价值。近年来,我国人口老龄化进程不断加速,尤其是恶性肿瘤的发病率及死亡率持续上升,已跃居为威胁人民健康的主要杀手[6-7]。针对以晚期肿瘤患者为主、相当部分目前无法治愈的患者,临床应尽可能关注其形(身)、神(心)需求,有效控制其不适症状、适度满足其心理和社交等精神渴望,提高其生命存活质量,使患者能安详地、无憾地、有尊严地走完人生之路,这就成了日益增强的社会共识及强烈需求。于是,针对现代确定不可治愈的患者如何实施"安宁疗护",日益成为临床医学必须攻克的重要课题,并将成为我国卫生保健体系的重要组成部分。

世界卫生组织(WHO)于2015年12月13日提出"安宁疗护"应由医生、护士、志愿者、社会组织共同完成,基本原则:维护生命,把濒死认作正常过程;不加速也不拖延死亡;减轻濒死者疼痛和其他痛苦症状;为临终者提供身体上、心理上、社会上和精神上的支持,直到他们去世;在患者重病及去世期间为家属提供必要的抚慰和其他帮助。中华传统文化中早已具有相关的理念和措施,其源头可追溯到两千多年前的春秋战国时期,当时就有对老人和濒死者由官府统一照护的记载;北宋时期已出现医疗照护性质的机构,如"安乐堂""养济院"等[8]。因此,基于"天人合一""形神合一"的以人为本的中医学,对构建和实施"安宁疗护"具有极其重要的地位与作用。

三、中医文化指导"安宁疗护"

中医是我国五千年璀璨文明的瑰宝,中医学是自然科学的主体,与人文科学、社会科学相融合,并吸收古代哲学与儒道等宗教的思想及观念,对人体生老病死有着独特的理解。中医学的理论和经验与中国古代哲学,如阴阳理论、精气学说、气化学说相融合,在理论基础上揭示了生命的内涵。中医认为生命质量是最可贵的,注重生活、人与自然的和谐,这是一种以人为本的生命观念。中医学蕴含的中医文化完全符合"安宁疗护"的基本指导思想。与传统的医疗模式相比，"安宁疗护"是重视生命质量、维护患者生命尊严及权利的全人照顾，因此对患者多进行非药物舒缓治疗，可使患者的身体舒适、情绪放松，也可以通过传统的医疗手段，如针灸推拿来减轻病痛，舒缓身心。

中医传统文化源远流长、博大精深。几千年中医理论和中医文化指导下的中医药疗法内容丰富、手段多样，在安宁疗护中发挥独特的优势与特色，具有很高的临床应用价值，可通过整合中医药资源，构建具有中医药特色的安宁疗护体系。中医适宜技术在安宁疗护实践中，不断形成和发展了一些综合运用中医哲学思维的简、便、验的适宜技术，主要包括外治疗法、内治疗法、综合疗法，在治疗恶性肿瘤患者的癌因性疲乏、失眠及疼痛控制、皮肤护理、便秘、恶心、呕吐等方面应用广泛[9-11]。目前主要的中医服务项目共50余项，涉及贴敷、点穴、穴位注射、中药涂擦、中药封包、熏洗蒸浴、针刺、拔罐、灸法、推拿、刮痧、气功等，在安宁疗护领域均发挥重要作用。美国国立综合癌症网络发布的恶性肿瘤临床实践指南中明确推荐针灸疗法缓解癌症相关疼痛和疲劳；中药敷脐和针灸均能止呕；针刺、穴位敷贴、中药热罨包、温通刮痧法、中医定向透药、耳穴贴压是镇痛常用护理技术。对于无法正常服药或身体不便的患者，药浴是一种缓解病痛的有效疗法。在实施按摩、抚触疗法时，专业服务人员需采取柔和的手法，同时向患者及家属讲解、答疑，使其感觉舒适、满足。有研究显示，部分患者在感受气功的过程中，能够积极适应生活，心灵得到慰藉和满足，甚至产生对气功的信仰。艾灸联合穴位敷贴、艾灸联合推拿、艾灸联合桃核承气汤、穴位贴敷联合推拿能有效治疗腹胀便秘；中医五行音乐疗法联合药膳、针刺、耳穴压豆等能够有效改善癌症患者的失眠、抑郁症状。

中西医结合安宁疗护在恶性肿瘤患者的治疗中优势显著，具有很好的临床推广前景。为不断提高安宁疗护服务质量、推进中医与安宁疗护的融合，需完善政策、组建团队、开展培训、创新服务模式；安宁疗护中体现的中医特色和安宁疗护中国模式将为世界安宁疗护发展贡献智慧和宝贵经验。

四、中医文化创新运用于"安宁疗护"的途径

一是提高认识，完善制度。晚期恶性肿瘤安宁疗护管理的需求越来越大，但目前主要集中在西医策略的干预上。在我国，中医文化和中医药运用于晚期

恶性肿瘤安宁疗护尚在起步阶段，提高对中医文化和中医药自身优势的认识，完善其运用于晚期恶性肿瘤安宁疗护的相关制度十分重要。首先，在国家大力弘扬中医文化的大背景下，要加大中医文化在广大群众中的宣传，在全社会营造一个浓厚的中医传统文化氛围；其次，各省、市可根据当地发展实际，研究制定与本区域实际情况相符的中西医结合恶性肿瘤安宁疗护的政策法规，为实施安宁疗护提供制度保障；再次，鼓励有实力的三级中医医院开展恶性肿瘤安宁疗护服务，医院研究制定推动促进本院安宁疗护发展的路子。

二是培养人才，加快学科发展。建议在国家级、省级的中医药学会中成立安宁疗护分会，以学会的力量推动中西医结合安宁疗护事业的发展。学会建立中西医结合安宁疗护的学术管理和指导体系，定期召开年会推广经验，定期以授课、培训、验收等方式加快各中医医疗机构安宁疗护人才的培养。同时，组织广泛调研，协调实力雄厚的中医医疗机构联合攻关，研究制定中西医结合肿瘤安宁疗护的标准和指南，引领中西医安宁疗护学科的规范化发展。

三是加快试点，突出中医文化特色的应用。各级卫生行政主管部门可根据实际情况，给予开展安宁疗护的中医医院相关的政策和资金扶持，加快试点，积极推动将中医文化贯穿安宁疗护的始终，注重中医文化元素对患者及家属身心的积极影响。中医医疗机构及时总结安宁疗护的中西医结合策略并推广。

总之，随着社会文明的进步和人们认知水平的不断提高，开展晚期肿瘤的安宁疗护越来越被认可，建立中医文化指导下的"中西医结合肿瘤安宁疗护体系"是社会发展的必然趋势，也是党和国家"以人为本"理念的很好体现，更是造福广大患者家庭的利好举措。

（王理槐）

参考文献

［1］蔡仕良，蒲蕊，柳东红，等.筛查在三类恶性肿瘤精准预防策略中的意义［J］.上海预防医学，2022，34（7）：705-711.

［2］赵敬，张艳，王昱，等.安宁疗护试点病房护士工作体验研究［J］.护理学杂志，2020，35（11）：56-59.

［3］王磊，陈悦，徐钰莹，等.清血颗粒配合放射疗法减毒增效的中医学认识及临床证据［J］.中华中医药杂志，2022，37（7）：4108-4112.

［4］刘学伟，娄彦妮，冯哲，等．从国家自然科学基金资助项目浅谈中医药在恶性肿瘤治疗中的增效减毒作用研究现状［J］．中国中药杂志，2022，47（1）：253-258.

［5］刘艳华，郭晶．中医内科学结合中华优秀传统文化进行课程思政教育［J］．光明中医，2020，35（10）：1592-1594.

［6］高蓓，初海超，芦文丽，等．2004-2019年中国恶性肿瘤死亡趋势及预测分析［J］．中华肿瘤防治杂志，2022，29（9）：630-634.

［7］杨秀敏，付素红．2015-2019年河北省沧州市运河区肿瘤发病流行病学分析［J］．预防医学论坛，2022，28（4）：295-298+301.

［8］许艺帆，荆丽梅．关于中医与安宁疗护融合发展的哲学思考［J］．中医药管理杂志，2022，30（11）：1-4.

［9］宫一菁，曹芳．中医外治法治疗乳腺癌相关并发症概况［J］．河南中医，2022，42（5）：806-810.

［10］杨群柳，全建峰．中医外治法治疗恶性肿瘤及其相关病症的研究进展［J］．江苏中医药，2022，54（2）：77-81.

［11］苏晓琳．中药联合中医外治法对晚期非小细胞肺癌中医症状及免疫功能的影响［J］．中外医学研究，2021，19（24）：155-157.

基于中医文化自信探讨中医理论
在歌唱养生中的应用

在建党 95 周年庆祝大会上习近平总书记指出，文化自信是中国特色社会主义继道路自信、理论自信、制度自信之后的"第四个自信"[1]。中医药文化是中华优秀传统文化的瑰宝，是经过中华几千年的历史文化的沉淀，文化自信是社会主义市场经济发展的内驱动力，增强中医药文化自信，可以促进中医药及相关产业的成长[2]。音乐与中医在我国均由来已久，中医在五行学说的基础上将五音与五脏相结合，在临床诊疗中取得了不错的效果。然而现今将中医理论运用于歌唱养生技巧中的研究尚少。因此，作者基于中医文化自信，将中医理论相关知识与歌唱养生技巧方法等结合，从中医角度认识歌唱艺术，结合古籍及检出文献对中医理论在歌唱养生中的应用进行探讨，以求提高歌唱养生效果，并更好地传播中医文化自信。

一、中医药文化自信的本质内涵

中医药文化自信源于对符合人类社会发展一般规律的中医药理论体系，中医药发展历史和中医药现实作用的认同和确信。

1. 中医药文化的理论自信

中医药文化是中华优秀传统文化的瑰宝，是经过中华几千年历史文化的沉淀，中医的理论经得起推敲，同时中医在几千年的实践应用中，积累了丰富的临床经验[3]。

2. 中医药文化的现实自信

当前，中医的发展得到了国家的大力支持，党和政府十分重视传统中医文化的继承和发展，制订了一系列的方针和政策。《中共中央 国务院关于促进中医药传承创新发展的意见》的发布和《"健康中国2030"规划纲要》的发布开启了新时代中医药文化发展的广阔前景[4]。所以中医人应当抓住机遇，坚定中医文化自信，促进中医药弘扬发展。

一、歌唱的概念及发声机理

歌唱是由个人或团队，经专业训练后，借由声带发出悦耳动听的声音。发声机理是歌唱者吸气后肺部饱满，屏住呼吸后声门关闭，达到胸腔稳定状态，再经不同速度呼气振动声带进行发声和歌唱[5]。歌唱由呼吸、共鸣、咬字三部分组成，并讲究呼吸、发声、共鸣协调统一。呼吸器官主要为肺，是发声的动力；振动器官为声带，是发音源；共鸣器官有鼻腔、头腔、胸腔等，对声音起美化和扩大作用；咬字器官有唇、齿、舌等，起吐字发音清晰作用[6]。以上环节缺一不可，在歌唱中影响重大。

三、歌唱在养生中的作用

歌唱是人类的一种自然本能，有益于平衡生活情绪，排忧解愁。美国歌唱教师协会曾列举出十二项理由说明非职业性歌唱活动有益之处，其中与健康相关的有6项：①促进深呼吸，利于血液循环，对健康有益；②锻炼形体和姿态；③活跃思维；④增强自信心；⑤增强记忆力好锻炼思想的集中；⑥有助于情感的通畅和个性表达的形成，自娱自乐，锻炼精神。

"养生"一词最早于春秋时期由庄子提出，不仅强调人类要"顺之以天理""应之以自然"，更重要的是"调理四时，太和万物"。后秦汉时期《黄帝内经》提出"法于阴阳，和于术数"的养生总原则，并总结出了"治未病"的养生理念和中医学的预防思想，包括未病先防、既病防变和愈后防复[7]。歌唱在中医养生中的作用，着重体现在以下两个方面。

1. 歌唱与未病先防

歌唱过程，可概括为人体气的运行。气在人体内升降出入变化是歌唱的基础，气体交换多为深呼吸，腰背胸腹的肌肉均会发力，可知歌唱也是一项有氧运动，能改善呼吸系统功能、心血管系统功能、精神活动等。首先歌唱能改善呼吸系统功能，因肺为歌唱用到的最主要的呼吸器官，长期歌唱锻炼可增加肺活量，减少呼吸系统疾病的发生；歌唱改善心血管系统功能是因"气行则血行"，气能推动体内血的运行，有助于血脉流通，经脉通畅。精神活动可结合"七情"理解，人的情感影响歌唱，歌唱也影响人的情绪，积极欢快地歌唱可使人精神舒畅，情志调达。

唐代孙思邈著《备急千金要方·卷二十七养性·调气法第五》中"若患心冷病，气即呼出，若肺病即嘘出，若肝病即呵出，若脾病即唏出，若肾病即呬出"，专门论述不同音节能刺激相应内脏，比如唱"呼"音刺激心，唱"嘘"音刺激肺，唱"呵"音刺激肝，唱"唏"音刺激脾、唱"呬"音刺激肾等[8]。"呼""嘘""呵""唏""呬"这五个音的振动频率和人体五脏相应，在声母与韵母的发音形状，声音的振动规律、独特色彩、变化节奏和声音的振动频率等方面，细微而又精妙地震动着人的五脏六腑，促进气血运行，达到养生的效果。正如《史记·乐书》所云："故音乐者，可动荡血脉，通流精神而和正心也。故宫动脾……羽动肾。"

2. 歌唱与既病防变

《幼幼汇集（上）·听声验病诀》载有："乐声乱，则五音不和，人声乱则五脏不和。"又《黄帝内经·灵枢集注目录·忧恚无言第六十九》中云："审其有音声而语言不清者，当责之心肝，能语言而无音声者，当责之脾肺，不能语言而无音声者，此肾气上逆也。"根据歌声判断病位，即有声无音，病在心肝；有音无声，病在脾肺；二者全无，病位在肾。

中医耳鼻喉学科创始人干祖望教授认为："音调属足厥阴，凭高低以衡肝之刚怯；音量属手太阴，别大小以权肺之强弱；音色属足少阴，察润枯以测肾之盛衰；音域属足太阴，析宽窄以蠡脾之盈亏；语言属手少阴，辨清昏以知心之正常与失常。"[9]不仅将歌唱（音调、音量、音色、音域、语言）与五脏（肝、肺、肾、脾、心）对应，还根据音调高低、音量大小、音色润枯、音域宽窄、语言清昏等判断五脏的生理功能状态，于中医治未病而言，意义重大。故疾病初期，可经歌唱中音与声、音调、音量等初步诊断并判断病位，了解五脏生理功能状态，以达早期诊断、早期治疗、防患于未然的目的。

四、中医理论在歌唱养生中的应用

中医理论全面系统地阐述了人体的生理和病理现象，并用于指导临床诊疗和养生保健活动，与之相关的诸多理论知识都可运用到歌唱养生领域中去。

1. 中医的五音理论

《黄帝内经》最先将五音与医学相结合。关于五音文字记载颇多，《灵枢·经别》中言："人之合于天道也，内有五脏，以应五音、五色、五时、五味、五位也。"从"天人一体观"这一角度将五音纳入五脏诊疗体系；唐代王冰注《素问·阴阳应象大论》："角谓木音，调而直也。徵谓火音，和而美也。宫谓土音，大而和也。商谓金音，轻而劲也。羽谓水音，沉而深也。"《灵枢·五音五味》中详细记载宫、商、角、徵、羽 5 种不同音阶调治疾病的内容，并将其与人的五脏（脾、肺、肝、心、肾）和五志（思、忧、怒、喜、恐）等多方面内容运用阴阳五行学说联系在一起[10]。《灵枢·邪客》云："天有五音，人有五脏，天有六律，人有六腑。"认为五音六律对应人的五脏六腑，在歌唱人体发出音律的同时，五脏六腑可相应的感应到。《灵枢·小针解》言"五脏使五色循明，循明则声彰"，说明五音内在基础是五脏之精气。

干祖望教授对五音理论补充有："无形之用者，心为声音之主；肺为声音之门；脾为声音之本；肾为声音之根。有形之质，声带属肝，得肺气之冲而能震颤；室带属脾，得气血之养而能活跃。会厌、披裂属于阳明，环杓关节隶乎肝肾。"[11]五音的发出与心神正常、肺脾气盈、肝肾之气充盛、阳明经循行相关。现代音乐中，以 do re mi fa so la si 为基本音，中医五音中宫对应 1（do）、商对应 2（re）、角对应 3（mi）、徵对应 5（so）、羽对应 6（la）[12]。这不仅是中医五音在现代的研究进展，也赋予现代音乐基本音更深层次的意义。

2. 肺主气司呼吸与宣降

《素问·五脏生成》言"诸气者，皆属于肺"，肺不仅仅吸清呼浊，吐故纳新，肺还主一身之气的生成和运行。于歌唱体现在调控气息流动，使呼吸节律有条不紊地吸入和呼出。歌唱的三个共鸣部位（头腔、口腔、胸腔）都与肺相关。《灵枢·五阅五使》云"鼻者，肺之官也"，肺开窍于鼻，肺主呼吸，鼻为呼吸的通道，鼻腔、鼻咽腔、鼻窦等也是歌唱时头腔共鸣发生的主要部位，头腔共鸣可使高音时更加明亮宏大，震撼人心。此外喉为肺之门户，喉的通气与发音有赖于肺津的滋养和肺气的推动，肺津充足，肺气充沛，则声音洪亮，是歌唱中音的主要发声部位。胸腔共鸣位置在支气管和肺，为低音的主要发声位置，该位置可使声音浑厚有力，支气管中空有腔，可产生共鸣，肺产生共鸣的主要原因在肺泡，中医里支气管与肺同属肺系器官，故胸腔共鸣仍与肺相关。因此，歌唱者可经深呼吸法、静呼吸法、浅呼吸法、运动呼吸法等方式调控气息，增强呼吸能力，学会保持高位置、放松面部表情、放低喉头、深气息等方式进行随时随刻地训练。

3. 肾主藏精与纳气

肾主藏精，肾为先天之本，所贮藏先天之精所化生的先天之气是人体之气的根本。齿由肾中精气充养，《杂病源流犀烛·口齿唇舌病源流》言"齿者，肾之标，骨之本也"。若肾精、肾气不足，牙齿失于滋润濡养，轻则牙齿干燥，重则松动及脱落，于歌唱即表现为口齿不清，漏风，气息不稳。另有《灵枢·脉度》言"肾气通于耳，肾和则耳能闻五音矣"，故而肾精、肾气盛衰还与歌唱时听觉灵敏度密切相关。

《素问·脉要精微论》曰"腰者，肾之府"。肾位于腰脊柱两侧，肾主纳气，保持吸气深度，防止呼吸表浅。歌唱者高音时除腰背胸腹肌肉发力外，还需源源不断的气，肾所纳入的气这时伴随着高音呼出，即是高音时，腰部酸胀感原因所在。唐代音乐理论家段安节《乐府杂录》载"善歌者必先调其气，氤氲自脐间出"，指肺吸进来的气应下沉至腹部，使气下沉，呼吸支点稍做下移，即所谓气沉丹田。从中医理论角度思考，歌唱不仅要做到气沉丹田，更要意守丹田，将意识下沉至腰腹，使呼吸深长调匀，即所谓"气沉丹田，方能贯通于顶"，从而产生更宽广的音域，可调控的音量，清晰的咬字，持续地耐久力，以及丰富的声音表现技巧等。

4. 脾胃为生气之源与升降相因

脾胃是人体之气的主要来源，食入的饮食水谷，经脾胃运化受纳后形成的水谷精气，与肺吸入的自然界清气和先天之精气组成全身之气。脾胃之气与自然界清气共同构成的宗气与人体的呼吸、语言和发声紧密相关，《读医随笔·气血精神论》说:"宗气者,动气也。凡呼吸、语言、声音,以及肢体运动,筋力强弱者,宗气之功也。"且脾胃同居中焦,为脏腑气机上下升降枢纽,歌唱活动中,脾与胃对气的运动起主要协调作用。再者,脾开窍于口,脾经"连舌本,散舌下",若脾失健运或脾气虚弱,口中黏腻,有碍发声。故脾胃为生气之源,脾胃运化功能正常,气机升降相因,则气血生化泉源不竭,呼吸之气通畅调匀,发声正常。

5. 肝主疏泄

歌唱活动在肝,主要与其疏泄功能相关,中心环节是调畅气机。歌唱过程,就是气的运动过程,气体由演唱者口鼻吸入,经肝的疏泄作用畅达全身,使脏腑经络之气运行无阻,升降出入运动协调平衡,再经不同速度呼气振动声带进行发声歌唱。此外,歌唱呼吸,气的呼出有赖于肝气升发。《素问·刺禁论》曰"肝生于左,肺藏于右",这是对肝肺气机升降特点的概括。肺气以肃降为顺,肝气以升发为宜,二者组成龙虎回环,呼吸调匀,则歌唱发音和谐有律。

6. 心主神明

《素问·灵兰秘典论》曰:"心者,君主之官也,神明出焉。"心具有主宰五脏六腑、形体官窍等生命活动和意识、思维等精神活动的功能。人体脏腑各有不同功能,但都必须在心神主宰和调节下完成,心在各脏腑功能活动中居重要地位,因此《灵枢·邪客》称心为五脏六腑之大主。歌唱发声在心的主宰下,以肺为门,以脾为本,以肾为根,各脏腑协调呼吸吐纳,气机升降出入而成五音。《灵枢·忧恚无言》还载有"舌者,音声之机也",心开窍于舌,心功能正常,则吐字清晰自然,若心火上炎,口舌生疮,或痰蒙心窍,舌体僵硬,则歌声美感大幅下降。所以心主神明功能正常,是协调全身上下,正常歌唱发声活动的关键。

7. 脏腑之气的协调运动

歌唱过程动用全身之气,其生成运行有赖全身各脏腑综合作用,与五脏生理功能协调合作关系密切。气的生成与肺、脾胃、肾有关。肺为生气之主、脾胃为生气之源,肾为生气之根,诸多脏腑功能协调,密切配合,则人体之气充足旺盛。气的运动，推动和激发全身脏腑各种生理活动，全身脏腑、形体、经络、官窍是气的运动场所。心肺在上，其气宜降；肝肾在下，其气宜升；脾胃属土，居中央，脾气升而胃气降，斡旋四脏之气升降运动。脾气升则肾肝气之气升，胃气降则心肺之气降，故为脏腑气机升降之枢纽。另三焦通行元气，运行津液，可调控声音明亮圆润。故歌唱活动不单与某个脏器相关，还需脏腑之间相互协调、密切配合。

五、小结

综上可知，中医基础理论有着深厚的历史底蕴，中医文化不仅有理论自信，更有现实自信。中医理论在歌唱养生中应用广泛，歌唱活动可养生保健、强身健体，及初步诊断疾病和判断病位，了解五脏生理功能状态。中医理论中心主神明、肝主疏泄、脾胃为生气之源与升降相因、肺主气司呼吸与宣降、肾主藏精与纳气等认知在歌唱中均有体现和应用，任一功能失常，便牵一发而动全身，使歌唱艺术效果大打折扣。所以坚定中医文化自信，在歌唱活动中结合中医理论来有目的地训练是行之有效且有必要的。

（施　敏）

参考文献

［1］张书河，曹越，王萧，等.基于中医药文化自信指数的中药产业发展研究［J］.中医药管理杂志，2021，29（24）：1-4.

［2］崔芳.踏上新征程，中医药要有新作为［N］.健康报，2022-11-16（001）.

［3］李怡.论"中医药走向世界"的理论自信［J］.办公自动化，2019，24（3）：27-33.

［4］王琳.中医与健康中国2030年［J］.管理观察，2017（33）：9+13.

［5］沈晓兰.意到气到力到——论歌唱气息与经络穴位之联系［J］.黄钟（中国.武汉音乐学院学报），2006（S1）：109-112.

［6］息行雨.浅析歌唱的发声［J］.黄河之声，2017（11）：92-93.

［7］郑洪新.中医基础理论［M］.北京：中国中医药出版社，2016.

［8］韩彦婷.歌唱养生初探［J］.艺术教育，2017（Z7）：163-164.

［9］干祖望.闻［J］.江苏中医，1996（8）：35.

［10］牛兵占译注.难经译注［M］.北京：中医古籍出版社，2004.

［11］梁辉，李艳青，李明.中医五音认识浅议［J］.江苏中医药，2010，42（1）：5-8.

［12］周振惠.歌唱中呼吸、发声、共鸣的协调统一研究［J］.艺术教育，2019（9）：73-74.

浅谈互联网与中医文化创新性发展

中医药诞生于中华文化之中，深烙中华文化之印记，能够体现中华民族特有的医学智慧。二十大报告再次强调中医药的传承与创新，因此应当结合时代特点，深入探究中医药学背后代表的人文观念、思维方式等，准确提炼并阐明中医药文化精髓与时代价值。

互联网作为 20 世纪最伟大的发明之一，其相关技术正在推动中医药学朝着符合时代背景的方向不断创新发展，如互联网中医医院、大数据分析、人工智能问诊、物联网可穿戴设备等[1]。上述技术能够更好地帮助人们获取所需的中医药服务资源。因此将互联网、人工智能、大数据等技术应用于中医药学各个领域，对提升中医药行业发展的稳定性与持久性具有重要意义。

以互联网相关现代科技为支撑，将中医药学相关的各个方向延伸至中医医院智能化建设、线上问诊、智能开方、大数据分析、数据安全与物联网可穿戴设备等具体领域，打造成熟的"互联网＋中医药"数字化、智能化、现代化中医新模式，扩大受众层面，满足不同群众不同程度的中医药需求，进一步提升中医药对中华民族的文化价值，是未来中医药学创新发展的必然方向。

一、互联网与中医药结合的创新性发展方向

1. 互联网中医医院的进一步发展

随着经济发展和人口老龄化速度不断上升，人民群众对中医相关的健康诊疗服务需求程度越来越高，尤其是在新冠病毒感染流行阶段，许多人的身体健康受到不同程度的侵害。当人们想要寻求中医相关的医疗帮助时，可能会因为医疗资源紧张而无法及时得到相应的医疗指导。此外，由于新冠病毒的传染

性，医院本身可能也成为风险偏高的场所，群众所需承担的线下就医风险进一步增加。

近日，国家中医药管理局印发的《"十四五"中医药信息化发展规划》中也指出，未来需要加强中医医院智能化建设，并进一步促进中医健康诊疗服务与互联网的深度融合。该规划的出台，进一步说明政府鼓励发展互联网中医医院、远程医疗服务等创新性方向[2]，更加证实了互联网中医医院能够更合理化地分配医疗资源、减少人员聚集同时尽量满足每个人医疗服务需求的优点[3]。

2. 物联网设备与中医诊疗结合

当今线上问诊的需求日益增加，这得益于线上问诊不仅可以降低风险，而且可以大幅减少医生和大众在问诊阶段花费的时间和精力成本。然而中医诊疗离不开"望闻问切"，因此诊疗仪等相关可穿戴物联网设备势必成为中医药发展的方向之一。目前相关仪器已有舌诊仪、脉诊仪、经穴探测仪、电针仪、特定电磁波谱治疗仪、按摩仪和自动煎药机等[4]。中医相较于西医有着"治未病"的显著优势，而这些仪器能够更好地帮助大众进行便利的问诊和治疗，更加及时地根据医生的诊疗结果对自己的身体保持正确、科学的判断，尽量避免错过最佳治疗时机。同时也可以促进中医药学从以治病为中心到以人民健康为中心的过渡转变，即在还未发生或刚出现轻微症状时，通过相关仪器及互联网医院进行线上诊断，并根据诊断结果对其进行干预，从而控制疾病发展的方向和状况。因此，物联网设备与中医诊疗结合能够更大地发挥中医药学的优势，促进中医药学由"疾病医学"到"健康医学"的良好发展。

3. 大数据分析与中医药研究结合

目前中医药研究主要方向分为中医临床诊疗、中医临床方法研究、中医临床方法应用、中医临床管理等[5]。其中中医药临床治疗疾病主要依据"病症结合"的方法，即"辨症"和"辨证"，该方法在中医诊疗手段中占据主导地位。临床方法研究一般是先由领域前沿的专家提出一个"先验性假设"，再对该假设进行相关实验并验证其真伪。然而上述方法存在一些局限，"辨症"和"辨证"诊疗结果的优劣很大程度上取决于问诊医生过往经验和专业水平，诊疗结果中主观因素占据较大部分，在病人症状与经验不匹配的情况下，往往不能够给出准确的诊疗结果。而前瞻性临床研究同样存在主观因素占比较大的缺点。这种基于"先验性假设"的研究方法，往往投入大量的人力物力后，并不一定能取得相应成果。同时前瞻性研究过程中的数据收集、数据分析等也容易受到人力物力等其他因素的影响，例如样本数量较少，因此并不能得出准确的结论[6]。

大数据技术可以很好地避免上述缺点，实现中医药数据的数字化、规范化，对历代中医药临床数据进行归档整合，以此进行规范化处理，并按照相关规范进行合理分类。此外，还能实现中医药数据的结构化、知识化。结构化能够方便地提取历史信息，即从众多信息中找到相关规律，有利于数据的长期保存和共享利用。而知识化能够对数据展开关联分析，构建真实世界中医药知识模型，获取通过传统分析无法得到的宝贵信息[7]。大数据技术能够帮助中医药研究更透彻地揭示临床规律及其知识关联情况，以真实世界的知识模型代替基于"先验性假设"的研究方法，并且基于大数据技术所形成的数据规范及数据标准更有利于中医药技术的传承。因此大数据分析和中医药研究结合也是中医药创新性发展的方向之一。

4. 人工智能技术与中医药学结合

近年来，随着计算机硬件和大数据技术的发展，人工智能技术日益成熟。中医药学与人工智能技术的结合也迎来新的机遇[8]。例如，图像处理技术被用于舌诊、面诊等领域[9]，自然语言处理技术被用于医案和古籍的数据挖掘[10]，无监督学习被应用在药理分析等领域[11]。

目前中医药的认可度在全球范围内尚不及西医，主要原因是缺少大量的临床数据支撑和可解释的理论体系。此外，中医语言描述较为模糊，理论知识较难理解，医案众多且未结构化，治疗思维较为抽象，这些特点也阻碍着中医由主观化到客观化的转变，而人工智能恰好能够弥补中医上述不足。聚类算法和无监督理论能够将方剂和证候根据不同维度划分为不同的关联簇，从而进一步分析其内部关系[11]；自然语言处理技术和文本挖掘能够进一步规范中医语言，减少其模糊性[10, 12]；知识发现方法能够将中医背后繁杂的关系转变为不同属性在不同空间的各种数学关系[13]。上述方法能够更好地将中医药背后庞大且复杂的理论体系具象化，从而被更多人接受，进而更好地传承中医药，对于目前中医药临床数据库的建立也具有良好的推进关系。

综上，中医药与人工智能相结合，从中医理论标准化、临床诊断准确性、教学传承规范性等都有较大受益，因此人工智能技术和中医药研究结合是中医药创新性发展的方向之一。

二、总结与展望

中医药文化作为中华民族传承的瑰宝，要坚持传承不泥古、创新不离宗，注重用现代科学解读中医药学原理，推动传统中医药和现代科学相结合、相促进。守中医内涵规律之正，吸收同时代科技文明成果，提升中医药理论与实践的时代应用价值与活力，切实把中医药这一祖先留给我们的宝贵财富继承好、发展好、利用好。

互联网作为当今改善人民生活的伟大技术之一，对发扬中医药传统文化具有很大帮助，同时为中医药的创新性发展指明了具体方向。在当今及可预见的未来中，中医药研究必然会与互联网技术紧密结合，从而帮助大众更方便、更快速地获取所需的中医药服务资源。随着中医药背后蕴藏的药物作用机理逐渐被揭示，中医药势必会被越来越多人所接受，在原有的方剂基础上衍生出覆盖病症更多、更有效、成本更低的治疗方式。因此，中医药当今及未来的创新性发展离不开互联网技术，而互联网技术能够更好地发挥中医药特色优势、满足广大人民对中医药服务的需求。

（程　宁）

参考文献

［1］秦怀金.关于加快推进新时代中医药科技创新的若干思考［J］.中医药管理杂志，2022，30（22）：1-4.

［2］胡铁骊，周博翔，凌志，等.互联网中医医院建设现状与发展趋势研究［J］.医学信息学杂志，2022，43（9）：7-11.

［3］魏升，林朝阳，钟光辉.中医医院自主建设互联网医院的实践与思考［J］.中医药管理杂志，2022，30（10）：74-76.

［4］宋思敏，郭扬，郭义，等.中医诊疗仪器的发展与思考［J］.中医药导报，2021，27（8）：71-74.

［5］宋淑洁，毛树松，张盼，等.基于大数据知识工程的中医临床研究新

模式构建研究［J］.时珍国医国药，2022，33（9）：2297-2299.

［6］符宇，邵明义，燕树勋，等.真实世界研究与中医临床疗效评价［J］.中医杂志，2019，60（7）：546-550.

［7］Duan YY.，Liu PR.，Huo TT, et al. Application and Development of Intelligent Medicine in Traditional Chinese Medicine［J］. Current medical science, 2021, 41（6）：1-7.

［8］李明珠，李静然，储成顶，等.人工智能在我国医学科技领域的研究现状及趋势分析［J］.中国医学装备，2022，19（2）：176-180.

［9］王玲，林依凡，李璐.智能诊疗在舌象研究中的应用进展［J］.中华中医药杂志，2021，36（1）：342-346.

［10］冯梅，王颖，柏冬，等.基于数据挖掘的中医处方分析方法研究进展［J］.世界中医药，2022，17（23）：3411-3416.

［11］刘福栋，姜晓晨，王桂彬，等.机器学习方法在中医学传承研究中的应用及思考［J］.中医杂志，2022，63（8）：720-724+738.

［12］Cheng N, Chen Y, Gao WQ, et al. An Improved Deep Learning Model：S-TextBLCNN for Traditional Chinese Medicine Formula Classification［J］. Frontiers in Genetics, 2021, 12（807825）：1-10.

［13］汪南玥，刘佳，宋诗博.基于人工智能的中医多诊合参技术研究现状与展望［J］.中华中医药杂志，2022，37（1）：41-44.

2013—2022 年我国中医文化自信道路研究的回顾与展望
——基于 CiteSpace 软件可视化分析

一、研究背景

中医文化是中华优秀传统文化的重要组成部分，是世界上已知最古老的系统存在而且持续发挥造福人类作用的医药科学和文化。随着科学技术的飞速发展，当今世界正经历着复杂而深刻的变化，习近平总书记站在世界百年未有之大变局历史和时代的制高点上提出了引领人类文明发展的文明交流互鉴思想[1]。在文化交流空前活跃，文化交融日益加深，文化交锋复杂尖锐的背景下，中医药文化作为文明交流互鉴的重要载体，具有兼收并蓄的特点和切实的疗效，蕴含着巨大的经济价值与人文价值[2]。推动中医药文化的交流互鉴，对加快中医药文化的传承与发展、提高我国文化软实力、增强文化自信，为构建人类健康命运共同体贡献独特的健康智慧和诊疗手段具有重要理论和现实意义。

二、研究方法

数据来源自中国知网数据库，本文收集自 2013 年 1 月 1 日至 2022 年 12 月 21 日，以"中医"和"文化自信"为主题的文献检索，共计收录论文 379 篇，CiteSpace V 是一款可进行数据可视化分析的软件，可联系知识点之间的关系，并可回顾历年热点、预测今后研究趋势，具有操作简便、可信度高，逐渐成为国内外文献研究热门工具[3]。本文将数据导入 CiteSpace V 6.1.R4，并通过对关键词、作者、机构及文献发布时间进行整理，获得数据内部联系，客观且系统地对学术研究热点和现状进行阐述。

三、我国中医文化自信道路研究现状

1. 文献产出量分析

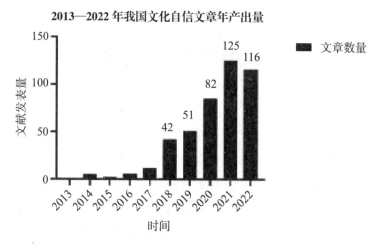

2013—2022 年我国文化自信文章年产出量

图1　2013—2022 年我国中医文化自信文章产出量

文献年度产量反映出 2013—2022 年近 10 年以来，中医文化自信道路的研究发展趋势，由图 1 可以发现，2013 年我国对中医文化自信接近空白，自 2013 年后对于中医文化自信道路的研究逐渐变多。针对"中医文化道路自信"的热点研究是从 2018 年开始，发文量在 2021 年达到顶峰。但 2022 年可见发文趋势有所减退。该趋势印证了与党的十八大以来政策，我国以习近平同志为核心的党中央高度重视中华优秀传统医药文化的传承发展，明确提出"着力推动中医药振兴发展"，并从国家战略的高度对中医药发展进行全面谋划和系统部署，明确了新形势下发展中医药事业的指导思想和目标任务，为推动中医药振兴发展指明了方向、提供了遵循[4]。

2. 机构分析

将机构分析设置为 CiteSpace V 节点，运行分析数据后得到机构分析图（图 2），其中"N=179，E=190"N 为节点，图 4 共有 179 个发文机构，机构字号越大，表示机构出现的频次越多，E 表示连线，连线数值越多，说明机构之间关系越紧密。从图中可以得出近 10 年研究中医文化自信道路的机构绝大多数为各级高校。其中北方山西中医药大学、天津中医药大学等几所学校联系最为密切。但南北高校之间的交流有待加强[5]。并在此例举发文数量最多前十名的机构见表1。由图表可知，山西中医药大学、湖南中医药大学在中医文化自信道路方向研究得较为深入。

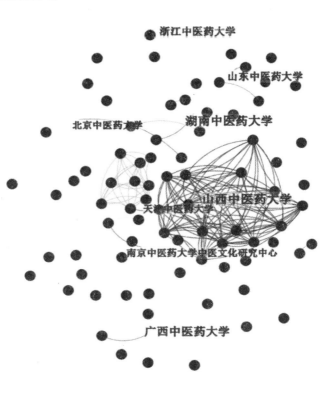

图 2 机构分析图

表 1 中医文化自信研究领域发文量前十名的机构

序 号	机 构
1	山西中医药大学
2	湖南中医药大学
3	广西中医药大学
4	山东中医药
5	浙江中医药大学

续表

序 号	机 构
6	天津中医药大学
7	南京中医药大学中医文化研究中心
8	北京中医药大学
9	山西中医药大学健康人文研究中心
10	山西中医药大学基础医学院

3. 作者分析

将作者分析设置为 CiteSpace V 节点，运行分析数据后得到作者分析图谱（图3），其中"N=200，E=126"N 为节点，表示一共有200个作者。作者在379条文献中出现的频次与作者字号相等，字号越大，说明出现的频率越高。E 表示连线，连线数值越大，说明作者之间合作关系。以何清湖教授为例，可

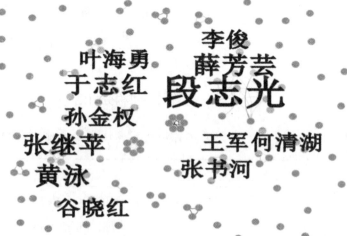

图3 作者分析图谱

看出何清湖、刘子毓之间在该领域存在紧密合作关系[6]。图片密度为0.0063，低于正常水平0.1.s说明图片呈现散点分布，提示我国研究"中医文化自信道路"的作者分布零散，这将阻碍"中医文化自信"的社会研究，当加强之间的联系。从图中可以看出陕西中医药大学段志光教授团队为发文量最多作者，共计发表论文10篇[7-9]。在该领域的研究中以单核心发展模式为主。以 系列专家作为核心人物进行发散。此处在表2列举在该领域影响力最大的前10名作者。

表2　中医文化自信研究领域影响力前十名作者

序号	发文量	作者	初始发表年份
1	10	段志光	2019
2	4	薛芳云	2019
3	4	于志红	2019
4	4	黄　泳	2021
5	4	张继萍	2021
6	3	李　俊	2019
7	3	王　军	2019
8	3	张书河	2019
9	3	叶海勇	2019
10	3	何清湖	2018

4. 热点分析

将关键词设置为CiteSpace V节点，运行分析数据后得到文献聚类图谱（图4），在379篇文献资料中，将文献聚类后得到"文化自信""课程思政""中医药学""人才培养"等高频词汇，提示为当前研究热点。其中，Q代表的是聚类模块值，通常Q值在0.3以上代表聚类结构具有较强的显著性。S代表的是聚类平均轮廓值，S的值超过0.5，那么就意味着聚类具有较强的合理性；本研究中得到Q=0.0818、S=0.06631，说明本研究聚类合理，具有客观性。

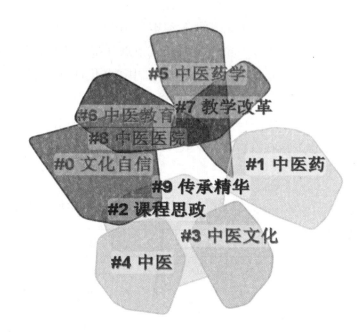

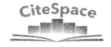

图 4 文献聚类图

5. 时间图谱分析

CiteSpace 的时间共线图谱（图 5）中关键词的密度体现了某一时间范围内的研究成果数量的多少，也代表着这一课题的研究热度。从图中可以得出，我国中医文化自信道路的研究大致分成三个阶段：第一阶段萌芽期 2013～2017 年，我国中医文化自信道路研究节点少热度低，但可以看到图中部分节点和近几年节点有前后联系，说明之前的研究为后续研究奠定了基础[10]。第二阶段高峰期 2017～2021 年，进入到快速发展。这一时间段呈现出多领域研究，包含政治、医疗、高等教育等多个方面[11]。第三阶段平稳期 2022 年至今，可见到热点有所回落，但相较于 2013～2017 年，整体呈现上升趋势。该阶段研究更加聚焦，凸显出社会问题，比如价值观引导，疫情下防控，也体现出学科特点，如临床效果、专科建设等[12]。

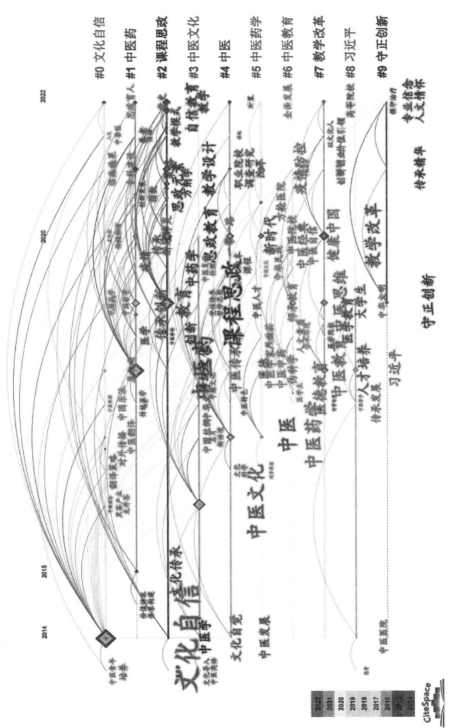

图 5　时间共线图谱

6. 研究前沿趋势

CiteSpace 软件可实现突现性检测（Burst De-tection）功能。突现词指其运用频次在某一节点内突然上升或下降，通过分析突现词可反映特定时间段内的研究前沿及其随时间发展的历史演变情况，从近 10 年热点词汇突现图（图 6）可得出近 10 年来研究重心的变化与我国国情息息相关[13]。"新冠肺炎""健康中国""中华民族"突现从 2020 年持续至 2022 年，如 2019 年新型冠状病毒疫情暴发后，中医药在抗疫情过程中，发挥重要的作用[14]。中医药全程介入医治工作，广大中医药工作者奋勇当先，主动投身疫情防控斗争。在支援湖北的医务工作者中，有来自全国 29 个省（自治区、直辖市）的 4900 余名中医药人员，约占援鄂医护人员总数的 13%[15]。"健康中国""中华民族"与目前我国倡导的振兴中华民族、建立健康中国的理论相符合，符合中国特色社会主义发展道路。

Top 15 Keywords with the Strongest Citation Bursts

Keywords	Year	Strength	Begin	End	2014—2022
文化自觉	2014	2.1	2014	2018	
中医医院	2014	1.4	2014	2018	
中医发展	2014	1.22	2014	2019	
中医文化	2016	4.23	2016	2020	
医德教育	2018	1.47	2018	2020	
传承发展	2018	0.88	2018	2020	
教育	2019	1.8	2019	2020	
医学教育	2019	1.59	2019	2020	
中医思维	2019	0.99	2019	2020	
中医教育	2018	0.9	2019	2020	
医学	2019	0.79	2019	2020	
习近平	2018	0.69	2019	2020	
新冠肺炎	2020	1.27	2020	2022	
健康中国	2020	1.01	2020	2022	
中华民族	2020	0.51	2020	2022	

图 6 近 10 年热点词汇突现

四、中医文化自信道路展望

通过CiteSapce V软件分析，我们对既往十年，我国中医文化自信道路的文献研究进行回顾。将我国中医文化道路自信的文献研究分成了萌芽期、高峰期、平稳期。并列举出发文数量最多作者与机构，对近10年每年的热点变化进行了追踪。然而本文献研究仍有不足之处，2013年文献未收录完整，关键词选定过多，产生交集性文章较多。基于对既往文献研究回顾，我国中医文化自信研究也要进行相应的创新，构筑具有中国特色社会主义道路的研究范式和研究体系。第一倡导多元主体学术合作，比如开展高校与政府合作，进行中医进校园活动。扩大中医影响范围，可加强高校之间的联系，提升中医文化自信研究力量协同性。第二倡导多层视角拓展理论，提升中医文化自信道路研究内容创新性。针对中医文化自信，对内要深入到社会各阶层，对外要借鉴其他优秀传统文化传播经验。树立具有中国特色社会主义旗帜的中医文化，成为与世界交往的一张名片。第三倡导多种方法的应用，因此在研究方法上，研究人员既要实事求是，依据客观事实进行研究，还可以借助田野调查、多学科交叉引用方法等手段，进行技术革新。随着大数据时代的到来，人工智能、5G、云计算等新一代科学技术的发展，中医文化自信发展道路将越来越宽阔。

（胡晓妹）

参考文献

［1］李杰，陈超美. CiteSpace：科技文本挖掘及可视化（第二版）［M］.北京：首都经济贸易大学出版社，2017：2.

［2］严冬. 习近平文明交流互鉴思想与中医药文化国际交流传播研究［D］.昆明：云南中医药大学，2021

［3］何清湖，刘子毓，严暄暄.探索头脑风暴法在中医文化学课程教学改革中的运用［J］.中医教育，2018，37（5）：26-29.

［4］张秀峰，段志光.中医药自信融入高等中医药院校思政课程的探索与实践［J］.医学教育管理，2022，8（1）：75-81+86.

［5］田松，段志光.基于置信专业活动构建中医药自信教育评价体系的探

索［J］.中医教育，2022，41（1）：28–31.

［6］王军，段志光，刘星，等."四个自信"视域下我国中医药自信院校教育模式研究与实践［J］.中国高等医学教育，2022（1）：1–3.

［7］毛海飞，樊卫兵，段志光，等.中医药自信影响因素调查分析［J］.基础医学教育，2021，23（7）：496–501.

［8］郝慧琴，赵雨薇，高玉亭，等.坚定中医药自信，培育高质量人才［J］.山西中医药大学学报，2021，22（2）：153–157.

［9］段志光.论大学生中医药文化自信教育［J］.医学教育管理，2019，5（6）：485–489.

［10］薛芳芸，段志光，王军，等.着力中医药文化认同 坚实中医药文化自信基础［J］.医学教育管理，2019，5（6）：490–496.

［11］李俊，段志光，王军，等.中医思维：中医药文化自信的内在逻辑［J］.医学教育管理，2019，5（6）：497–501.

［12］王军，段志光，刘星，等.大学新生中医药文化自信集中教育探究［J］.医学教育管理，2019，5（6）：502–506.

［13］段志光.时、空、人三个维度的中医发展之观察——兼论融合共生型现代中医人才之培养［J］.医学与哲学，2019，40（3）：13–16.

［14］孙金权，于志红，王延隆.疫情防控常态化下中医院校的中医药文化自信教育［J］.文化学刊，2021（5）：180–182.

［15］张伯礼.中医抗疫的文化自信［J］.中国科技奖励，2021（4）：58–61.